왜? 어떻게?
Why & how

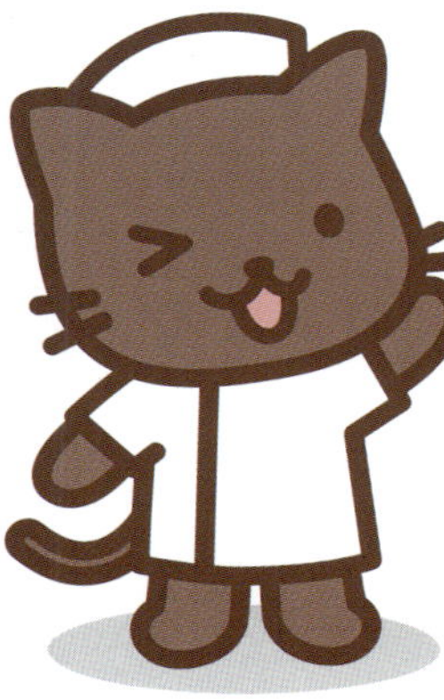

6

성인간호

응급간호 · 수술간호
암간호 · 가정간호

머리말

"왜? 어떻게? 시리즈"는 현장의 간호사 선생님과 이야기를 나누면서 배울 수 있는 기본적 구성 외에 의사, 전문간호사, 임상검사기사 등 다양한 전문지식을 가진 전문가에 의한 강의를 통해 깊이 있게 학습할 수 있도록 짜여 있다.

매일의 임상실습에서 다양한 의문에 직면하는 간호학생과 뭐든지 알고 있는 간호사의 대화를 읽어 가는 중에 간호사국가시험을 풀 수 있는 지식을 자연스럽게 익혀 나갈 수 있다.

또한 현장의 간호사나 의료사무, 의료관계자에게도 충분히 도움되는 정보를 풍부하게 다루고 있어 실무에 큰 도움이 될 것으로 확신한다.

간호 공부가 어려운 학생들에게 특히 안성맞춤인 아주 재미있는 책이다. 마음의 여유를 가지고 편안하게 읽어보기 바란다.

왜? 어떻게? 시리즈 활용법

질환과 간호를 파악한다!

실습 전 예습과 실습에서 접할 수 없었던 질환 학습에!

“왜? 어떻게? 시리즈”는 실습 현장을 무대로 이야기가 전개되고 있으므로 앞으로 실습에 참가할 학생이라면 실습 전에 꼭 읽어보기 바란다. 실제로 “실습 전에 읽었더니 지도 선생님의 질문에 대답할 수 있었다”, “국가시험 전에 읽기 시작했는데 만약 실습 전에 읽었더라면… 하는 아쉬움이 있다” 등의 의견이 있었다. 또 실습에서 접할 수 없었던 질환에 대해서도 “왜? 어떻게? 시리즈”를 통해 유사체험을 해 두면 질환이나 간호를 이해하는 데 도움이 될 것이다.

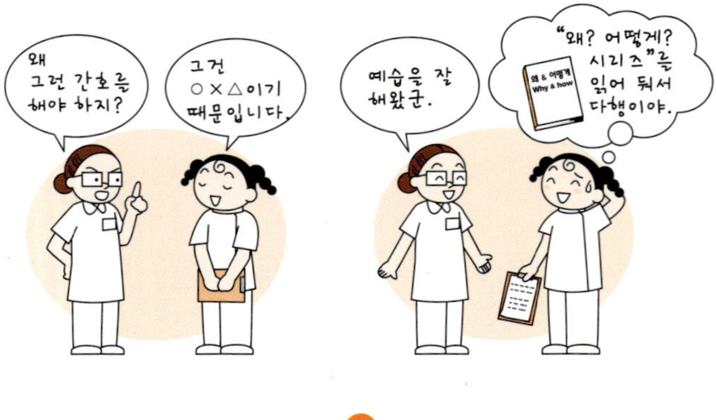

정기시험 · 국가시험 대책에!

읽기만 해도 문제가 풀리도록 이야기가 전개!

"왜? 어떻게? 시리즈"는 국가시험에 대비할 수 있도록 구성되어 있다. 그래서 "왜? 어떻게? 시리즈를 읽었더니 모의시험 성적이 올랐다!"라고 하는 의견이 많은 것도 당연하다. 그리고 임상실습의 현장감을 느끼면서 읽을 수 있으므로 기존의 암기 위주 공부법과는 달리 근거에 따른 지식이 기억에 오래 남는다. 정기시험 전에는 반드시 시험 범위를 읽어 두자. 그리고 시험에 틀렸던 부분은 반드시 "왜? 어떻게? 시리즈"로 반복하는 습관을 들이도록 하자.

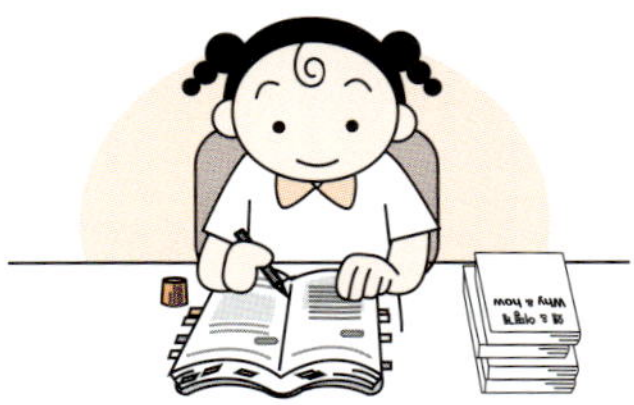

국가시험 직전에!

읽고 풀기를 반복하여 모르는 문제가 없도록!

"왜? 어떻게? 시리즈"는 읽기만 해도 문제가 술술 풀리도록 쉽게 구성되어 있다. 따라서 우선 "왜? 어떻게? 시리즈"를 읽고 → 문제를 풀고 → 풀지 못한 문제가 있으면 다시 한 번 읽도록 한다. 이것을 반복하면 풀지 못하는 문제가 깜짝 놀랄 정도로 줄어들 것이다.

※ 이 책의 사용법

point!	반드시 외워야 하는 중요한 요점을 정리하였다.
Comment	관련 사항을 comment 형태로 곳곳에 배치하였다.
Mini Memo	함께 외워 두면 좋은 유용한 정보를 수록하였다.
Hot News	관련된 최신 정보, 뉴스 등 다양한 내용을 수록하였다.
표시 방법	**간호사 국가시험 예상문제를 물결선으로 표시!** 물결선이 있는 부분은 과거 간호사 국가시험에서 관련 내용이 출제되었거나 출제가 예상되는 부분이다. 특히 중요한 곳은 빨간색으로 표시하였다.
Chapter Review	각 장의 끝에 Chapter Review 코너를 마련하였다. 복습에 이용하기 바란다.
Plus···	본문 내용과 관련된 지식을 추가하여 수록하였다.
▶	본문 내용과 관련된 용어 및 질환에 대한 설명을 추가하였다.

"왜? 어떻게? 시리즈" × "for nurse REVIEW BOOK"으로 국가시험을 대비!

2권이 서로 관련 페이지로 연결되어 있어 효율적으로 많은 내용을 학습할 수 있다.

◀ RB–참조페이지
: "for nurse REVIEW BOOK"의 해당 페이지를 참조

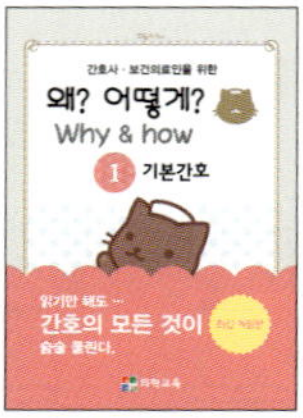

'근거'를 이해!

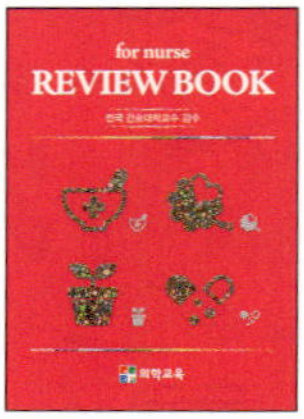

'지식'을 축적!

CONTENTS

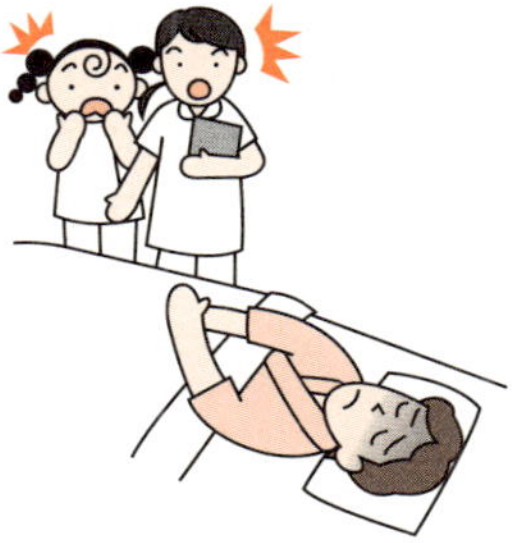

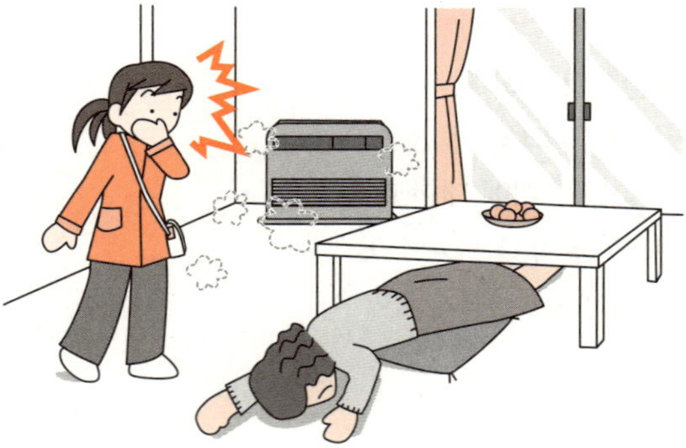

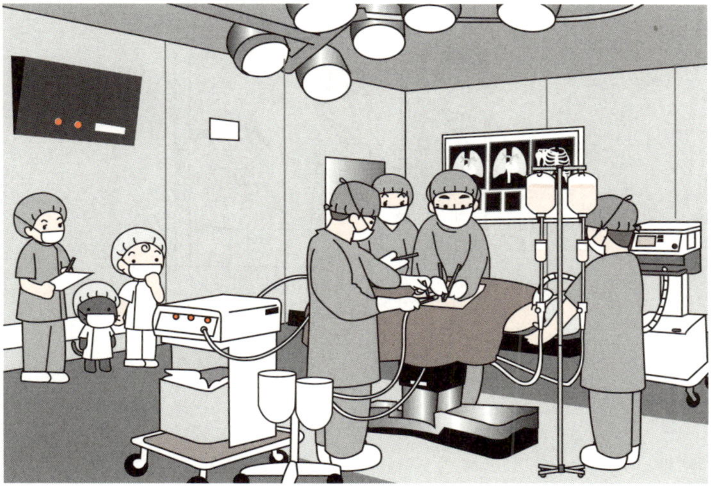

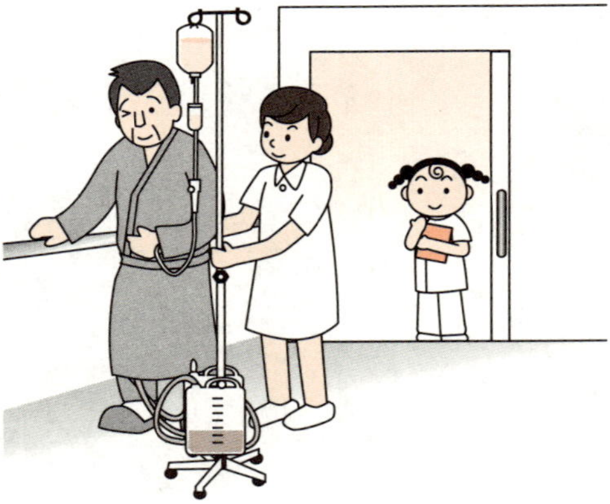

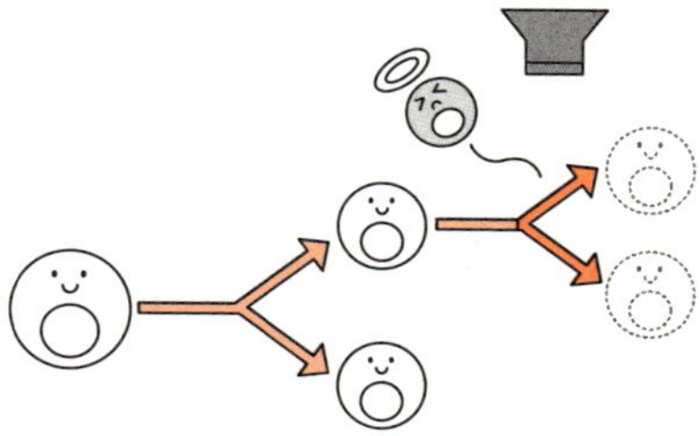

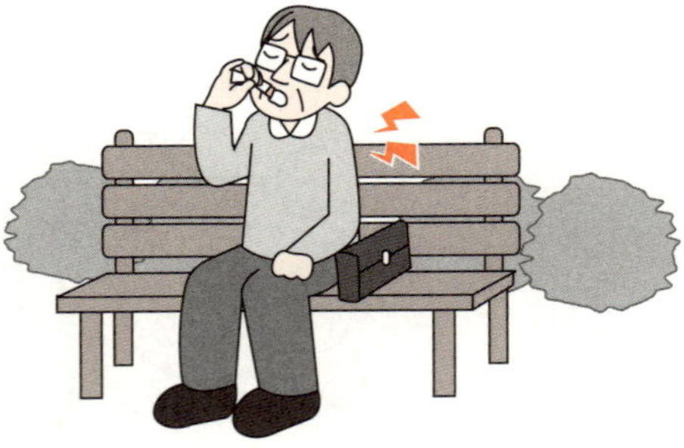

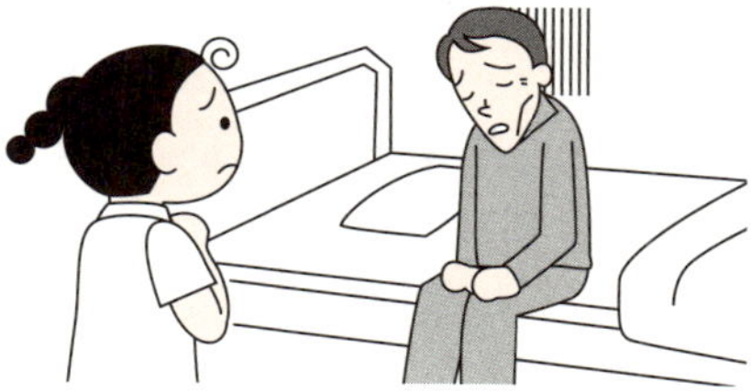

10 요점정리 379

찾아보기

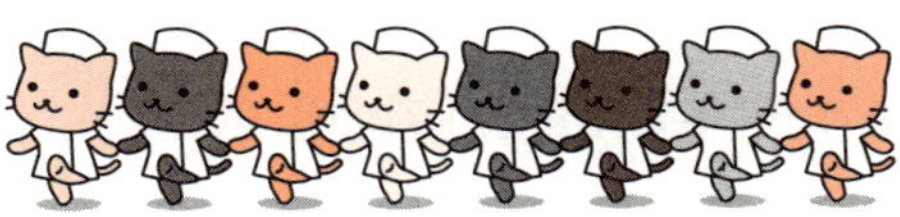

제 **1** 장

RB-809

기본소생술

만일 의식이 없고 심장정지 상태인 사람을 발견했다면 우선 무엇부터 해야 하는지 알고 있는가? 언제 그러한 상황에 맞닥뜨려도 문제가 없도록 필요한 지식을 확실하게 익혀 두도록 하자.

핵심어 심폐소생술(CPR), 척수손상, GCS(글래스고혼수척도), 머리속압력항진, AED(외부형 자동잔떨림제거기), 가슴압박, 기도확보, 인공호흡, 잔떨림제거(제세동)

응급환자의 의식 확인

CONSCIOUS, UNCONSCIOUS?

무슨 일 있어?

금방 **심장정지 환자가 소생**되는 걸 봤어요.
간호사가 얼마나 잘하던지 감동을 받아서….

오호~. 훌륭한 장면을 봐서 좋았겠구나.
어떤 상황이었는데?

제 담당 환자와 같은 병실을 쓰는 윤소생 씨가
호흡이 없는 걸
마침 거기 있던 간호사가 발견한 거예요.
사람을 곧바로 부르고 하면서
심장마시지를 하고…. ◀ RB-809

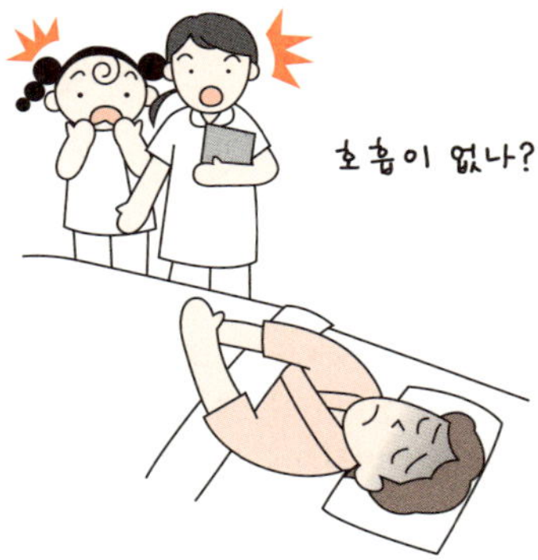

그걸 보고 감동했구나.

저도 의사 선생님 불러오라는 지시를 받고
쌩~하니 다녀왔어요.

생명을 구해서 참 다행이었네~.
그걸 봤으니 너도 이제 똑같이 할 수 있겠지?
당장 여기에 호흡이 멈춘 환자가 있다 해도
바로 대응이 가능하겠지?

예!
우선, 그러니까 간호사 호출?
심장마사지? …에게?

흠…. 역시나 마음이 들떠서
아무것도 관찰하지 못했군.
순서대로 다시 한 번 복습해 보자고.

네~에!

Comment

심폐소생술(cardiopulmonary resuscitation, CPR)은 미국심장병학회(American Heart Association, AHA)가 중심이 되어 지침을 규정하고 있다. 최근 발표된 AHA2010에서는 가슴압박(심장마사지)을 더 중요시하는 개정이 이루어졌다. 구체적으로는 기본소생술(basic life support, BLS, p.19 참조)의 순서가 변경되어 먼저 가슴압박을 시행하게 되었다. 또 압박 속도가 더 빨라지고(약 100회/분 → 100회 이상/분) 깊이도 더 깊어졌다(성인에서 4~5cm → 5cm 이상, p.24 참조).

▶ 심폐소생술(cardiopulmonary resuscitation, CPR)

호흡이나 심장박동이 멈추었을 때 인공적으로 호흡과 혈액 순환을 유지시키는 응급처치법이다. 심폐소생술은 심장이 마비된 상태에서도 혈액을 순환시켜, 뇌의 손상을 지연시키고 심장이 마비 상태로부터 회복되는 데 결정적인 도움을 준다.

응급환자의 의식수준
CONSCIOUS LEVEL

처음 봤을 때는 어떤 상황이었어?

간호사가 "**괜찮으세요**?"라고 하면서
말을 걸었어요.

◀ RB-809

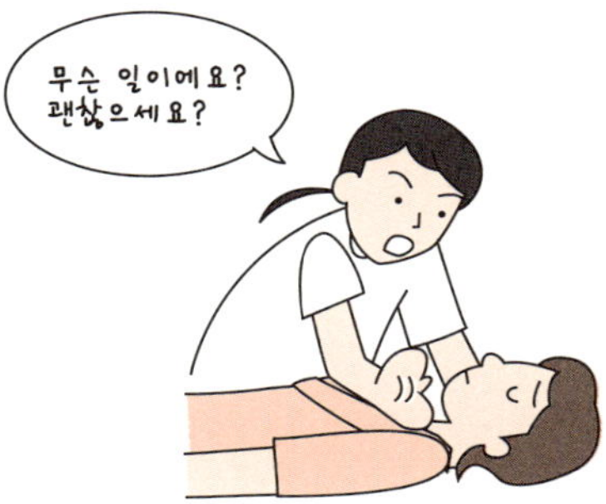

아마 호흡이 정지된 듯한 느낌이었겠지.
하지만 눈으로 보기만 해서는
정말 숨을 쉬고 있는지 잘 모르니까
우선은 말을 거는 게 중요해.

그래서 일어나면 괜찮은 거네요?

만일 목소리가 나오면 기도가 열려 있는 거니까
숨을 쉴 수 있다는 뜻이야.
그리고 말을 할 수 있다는 건
의식이 있어서 어느 정도 혈압이 유지되고 있다는
걸 의미해.

point! 말을 걸어서 확인할 수 있는 것

① 목소리가 나온다. → 기도가 열려 있다.
② 말을 할 수 있다. → 의식이 있고 혈압이 어느 정도 유지되고 있다.

우와~. 목소리가 나와서 말을 하는 것만으로도
그렇게 많은 정보를 얻을 수 있군요.

그럼, 윤소생 씨는 그래도 안 일어났다는 거네?

네. 전혀 안 움직였어요.
그래서 어깨 주위를 두드리더라고요.

간호국시 예상문제

의식수준을 관찰할 때 가장 먼저 하는 것은?

① 신체를 흔든다.
② 빛반사를 본다.
③ 환자를 부른다.
④ 통증자극을 준다.
⑤ 의사를 호출한다.

정답 : ③

빗장뼈(clavicle, 쇄골) 주위였지?
의식을 확인할 때는 **빗장뼈 주위를 살짝 두드리거든**.

빗장뼈요?

자신의 빗장뼈를 한번 두드려 봐. 어때 몸이 울리지?

정말이다.

쓰러진 사람을 우연히 발견했을 때
그 환자가 쓰러진 상황을 잘 모르는 경우에는
함부로 움직이면 척수손상(spinal cord injury, vol.5 p.160 참조)을 일으킬 우려도 있어.
세게 흔들거나 머리나 목 부분을
심하게 움직이면 안 돼.

네~에.

간호국시 예상문제

입원 환자가 병동 복도에서 쓰러져 있었다. 가장 먼저 해야 하는 것은?

① 안전한 장소로 환자를 이동한다.
② 신체를 흔들어 반응을 본다.
③ 심장마사지를 한다.
④ 큰 목소리로 부른다.
⑤ 기도를 확보한다.

정답 : ④

point! 의식 확인

① 빗장뼈(clavicle, 쇄골) 부근을 두드린다.
② 세게 흔들지 않는다.

그럼, 만약 그때 환자가 깨어났다면 어떻게 할까?

그럼, 잘 된 거죠. 뭐.

쯧쯧…. **의식수준을 확인**해야지.
이후 치료에 필요한 정보가 되니까.
GSC(Glasgow coma scale, 글래스고혼수척도)에
대해서는 알고 있지?

에구구. 그게 뭐였더라?

국제적인 기준으로 사용되고 있고,
우리나라에서도 가장 많이 활용되는
의식장애 지표잖아.

▶ 의식수준(level of consciousness, LOC)

의식수준은 주변의 일을 어느 정도 알고 있느냐에 따라 표시된다. 그것을 정확하게 판단하기는 어렵지만, 수의적 운동, 반사, 자율신경기능을 관찰하고 통증이나 접촉자극, 시각자극 등에 대한 반응을 통해 판단하며 뇌파소견 등을 참고한다.

어떻게 하면 되죠?

간단해.
먼저 3가지 반응으로 구분해서 관찰하는 거야.
개안반응, 언어반응, 운동반응 이렇게.
먼저 개안반응을 확인해.

▼ 개안반응(best eye response, E)

4점 : 자발적으로 눈을 뜬다.
3점 : 부르면 눈을 뜬다.
2점 : 통증자극을 주면 눈을 뜬다.
1점 : 전혀 눈을 뜨지 않는다.

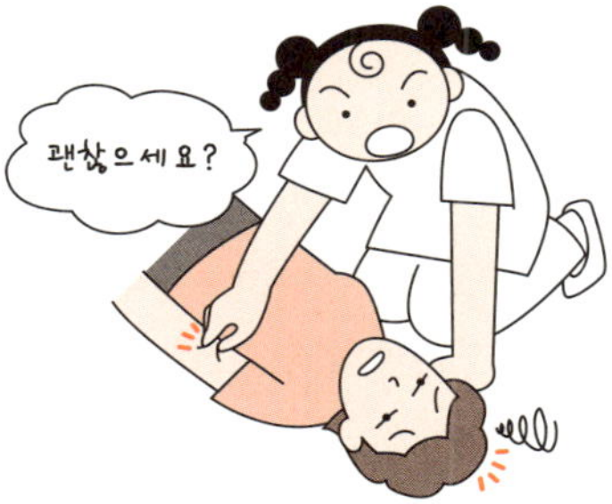

통증자극에 겨우 눈을 뜬다(2점).

꼬집거나 해서 겨우 깨어나면 2점이란 거네요?

그렇지.
자극을 줘도 깨어나지 않는 상태는 1점이야.
그다음이 언어반응.

▼ 언어반응(best verbal response, V)

5점 : 방향감이 있다.
4점 : 의미 없는 이야기를 한다.
3점 : 의미 없는 단어를 말한다.
2점 : 단어가 되지 않는 소리를 낸다.
1점 : 반응이 없다.

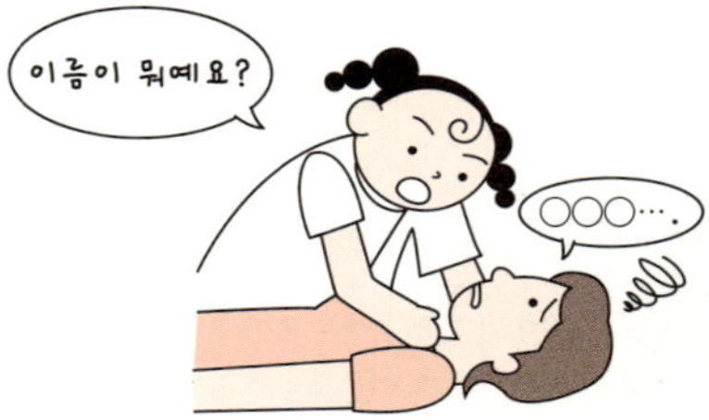

이름이나 생년월일을 말한다(5점).

이름과 생년월일을 말하면 5점이네요.

그렇지. 그리고
말을 전혀 못하면 1점, 말을 해도
'바~', '으어~', '머머~' 같은 이해하지 못하는 소리를 내면
2점으로 기록하지. 그다음이 운동반응.

▼ 운동반응(best motor response, M)

6점 : 명령에 따른다
5점 : 통증부위를 움직인다.
4점 : 자극을 피한다.
3점 : 병적으로 굽힌다.
2점 : 비정상적으로 편다.
1점 : 반응이 없다.

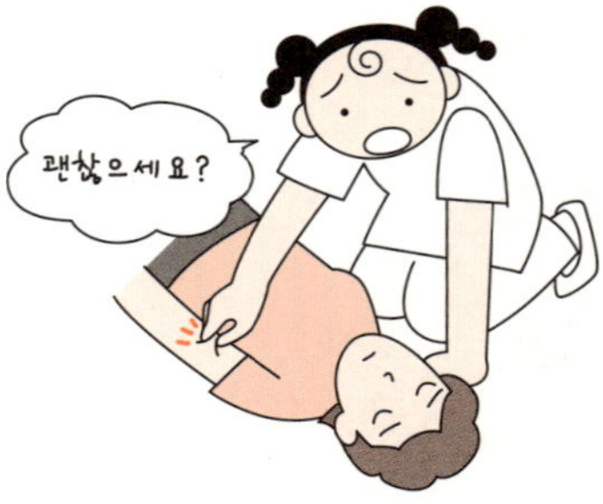

통증자극에 전혀 반응하지 않는다(1점).

전혀 반응이 없는 상태가 1점이군요.

point! GCS(글래스고혼수척도) 관찰항목

① 개안반응(best eye response, E)
② 언어반응(best verbal response, V)
③ 운동반응(best motor response, M)

그래 맞아.
GCS의 최고 점수는
4점 + 5점 + 6점 = **총 15점**이야.
이 3항목의 합계 점수가 **낮을수록 의식장애 정도가 심각하다고 평가**되지.
합계 점수가 8점 이하이면 심각한 상태로 간주해.
3~4점인 환자의 97%가 식물인간이 되거나
사망했다는 연구 결과도 있고….

Comment

GCS는 1974년 영국의 글래스고대학에서 발표한 것으로 개안 · 운동 · 언어기능의 3분야를 평가한 것인데, 신경외과 영역에서 흔히 사용된다.

그러고 보니 그때 간호사 선생님은
의사 선생님이 왔을 때 '**GCS 4점**'
이라고만 말했어요.

◀ RB-514

응급 시에 의식이 전혀 없을 때는
그런 식으로 간략하게 말하는 경우가 많아.
그 밖에도 짧은 시간 안에 해야 할 일들이 많으니까.

그렇구나…. 전 4점이 뭔가 했어요.
의식이 가물가물한 환자에게
어느새 시험까지 보게 했나 싶더라고요~.

나 원 참….

Comment

생명의 위기와 관련된 병태 중 하나로 머리속압력 상승(increased intracranial pressure, 두개내압 항진, vol.5 p.23 참조)이라는 것이 있다. 종양이나 혈종, 뇌부종 등으로 인해 머리속압력이 높아진 병태로, 전신의 혈압상승, 느린맥(쿠싱현상, vol.5 p.25 참조), 빠르고 얕은 호흡과 체인-스토크스호흡(vol.1 p.198 참조) 등의 증상이 나타난다. 또 외상성 출혈성 병변으로 인한 뇌장애가 있는 경우 외상을 입을 당시에는 증상이 없어도 수일~수개월 후에 의식장애, 편마비, 언어장애 등의 증상이 갑자기 나타나기도 한다.

간호국시 예상문제

의식수준을 평가하는 것은?

① 크레펠린검사
② 표정척도
③ 로샤검사
④ 글래스고혼수척도
⑤ MMSE검사

정답 : ④

의식 없는 환자에 대한 대처
CALL FOR HELP!

자, 그럼 환자를 부르거나
빗장뼈(clavicle, 쇄골)를 두드려도 반응이 없었다는 거네?
그다음으로 간호사는 어떻게 했지?

간호사 호출기로
"의식이 없는 환자가 있으니 빨리 와 주세요."
라고 말하던데요? 저는 옆에 있었는데
저보고 "의사 선생님 불러와."라고 하셨고요.
그래서 얼른 다녀왔죠.

의식이 없는 환자를 발견하면
사람을 부르는 게 우선이야. ◀ RB-809

심장마사지보다 먼저 사람을 불러요?

그래. 혼자서는 할 수 있는 게 정해져 있고 실제로
필요 장비가 없으면 생명을 구하지 못하는 일도 종종 있거든.
'**사람과 장비를 모을 것!**'. 이게 기본이야.

point! 환자에게 의식이 없다는 판단이 서면
사람과 장비를 모은다.

만약 간호사 호출기가 없는 곳이라면 어떻게 하죠?

그럴 때는 큰 소리로 사람들을 불러야지.
그리고 만일 병원이 아닌 곳에서 쓰러진 사람이나
의식 없는 사람을 발견하면 어떻게 해야 하는지
응급구조사 선생님께 설명을 들어 보자.

네~에!

Lecture

병원이 아닌 장소에서 의식 없는 환자를 발견하면

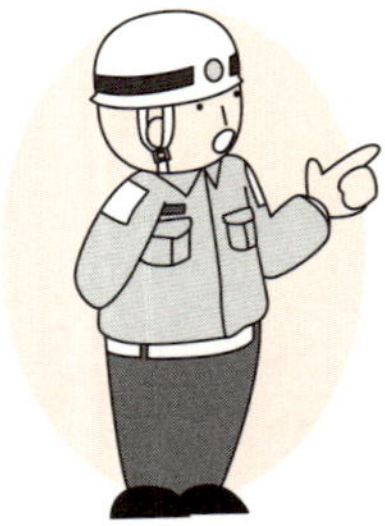
응급구조사

쓰러져 있는 사람을 발견한 순간부터 정보 수집이 시작된다. '어떻게 쓰러져 있는가?', '외상은 없는가?', '여성인가 남성인가? 나이는? 복장은?', '피부색은? 식은땀은?', '움직임은? 경련은?' 등 가능한 한 많은 정보를 수집하도록 한다.

엎드린자세(복와위)이면 바로누운자세(앙와위)를 바꿔야 하는데, 목뼈(경추)골절이나 탈구 등이 의심되는 경우에는 골수손상에 따른 사지마비가 생길 위험이 있으므로 사람을 불러 목을 보호하면서 체위를 바꾸도록 한다.

병원이라면 즉시 간호사 호출기를 이용하여 사람을 모으면 되지만, 사고현장이라면 특히 자신에게 위험이 닥칠 가능성은 없는지부터 먼저 확인하도록 한다. 만일 위험하다면 본인이 두 번째 부상자가 될 가능성도 있기 때문이다.

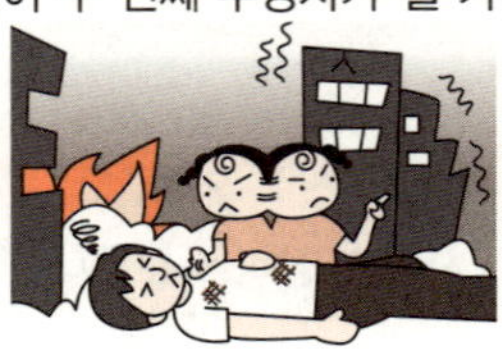

또 위험한 물건이나 감염원이 될 만한 것이 주위에 없는지 확인하고 **표준예방지침** (vol.1 p.62 참조)에 따라 자신의 몸을 지키는 것도 잊어서는 안 된다.

저는 의사 선생님을 부르러 가서 못 봤는데
사람이 모이면 뭘 해 달라고 하죠?

각자에게 **사람과 장비를 모아 오도록** 해야지.
넌 의사 선생님을 부르러 갔잖아?
아마 다른 사람들은 장비를 모아 왔을 거야.

Mini Memo

비상사태일 때에는 모인 사람들도 긴장하거나 흥분상태에 빠지게 된다. 제일 먼저 환자를 발견하여 사람들을 불렀다면, 각자에게 "잔떨림제거기(제세동기)를 가져오라.", "응급카트를 가져오라."라고 하며 구체적인 지시를 내려야 한다. 그렇지 않으면 여러 사람이 같은 물건을 가지러 가는 등 시간을 낭비하게 되기 때문이다.

장비라니요?

만일 심정지 상태라면
잔떨림제거기(defibrillator, **제세동기**)가 있으면
소생할 수 있을지도 모르고 ◀ RB-153
응급카트의 도구나 약을 쓰면 도움되겠지?

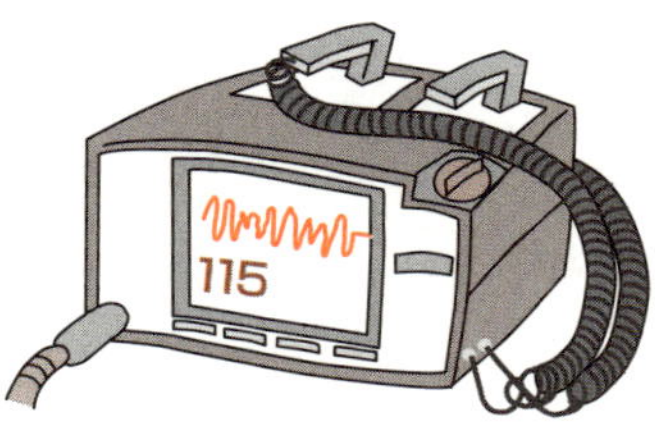

잔떨림제거기(제세동기)

아! 그렇군요.

이전에는 의료인이 없으면
잔떨림제거(제세동)를 할 수 없었는데,
지금은 일반 시민도 AED(automatic external defibrillator, 외부형 자동잔떨림제거기)를
의사의 지시 없이 사용할 수 있어(p.30 참조).

AED요?

전원을 켜서 전극을 붙이기만 하면
잔떨림제거가 필요한 상태인가를 자동으로 판단해서
필요하면 시행 버튼을 누르도록
음성으로 가르쳐 주는 뛰어난 장비야.
지하철역이나 공공시설 등에도 설치되어 있어.

▼ AED(잔떨림제거기)

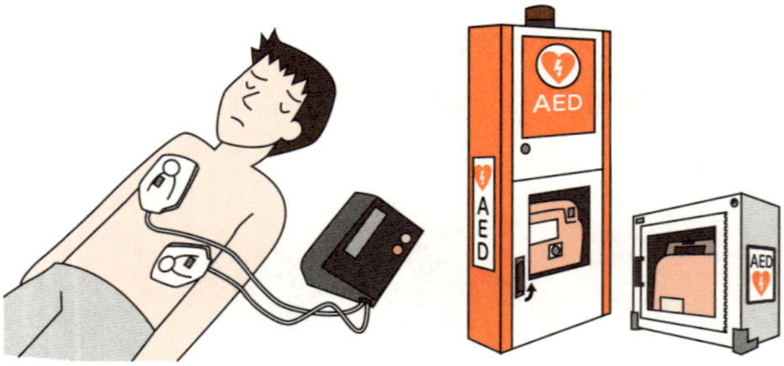

지하철역이나 공공시설 등에도 잔떨림제거기가 설치되어 있다.

우와~. 대단한데요?

이러한 것이 병원 안팎의 어디에 있는가를 알아두는 게 중요해. 그리고 **응급카트에 들어 있는 물품도 항상 점검**해 둬야겠지?

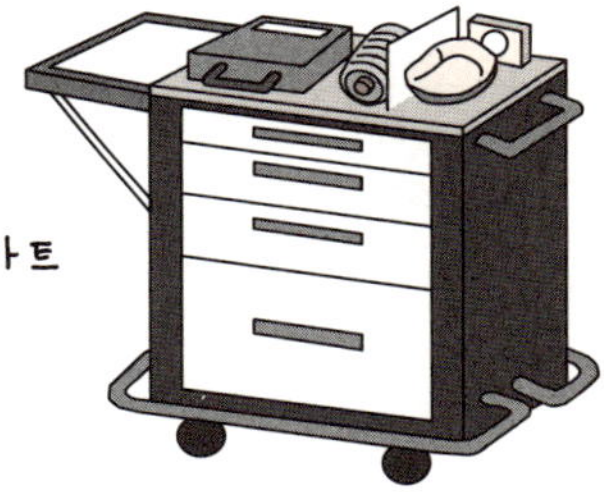

point! 응급상황에 대비해서

① 응급카트나 잔떨림제거기(제세동기)의 설치장소를 알아 둔다.
② 응급카트의 내용물은 정기적으로 확인 및 보충한다.

Comment

응급카트 안에는 약품이나 앰부주머니(ambu bag, vol.5 p.138 참조), 기관삽관세트, 리도카인(lidocaine) 젤리 및 스프레이, 봉합세트 등 응급소생에 필요한 물품이 갖추어져 있다(카트의 내용물은 의료기관이나 병동에 따라 다르다). 소모품이 제대로 보충되어 있는지를 정기적으로 점검하여 만일의 경우에 당황하지 않도록 준비해 두자.

그리고 가장 먼저 환자를 발견한 사람은 **그 자리를 떠나지 않도록** 해야 해!

왜 그렇죠?

상태가 갑자기 변할지도 모르잖아.
예를 들어, 혀가 기도를 막아 버리거나….
그럴 때 누군가가 있으면 도와줄 수 있잖아.

point! 가장 먼저 환자를 발견한 사람은
환자 곁을 끝까지 떠나지 않고 계속 관찰한다.

아! 그렇구나.

게다가 **환자의 상태 변화를 의사에게 보고하기** 위해서라도
누군가가 눈을 떼지 말고 지켜볼 필요가 있어.
만약 병원 밖이라면 옆에 있으면서
그 사람을 지켜줄 수도 있고 말이야.

오호~. 그러네요.
아까도 처음 발견한 간호사가 계속 환자 옆에 있으면서
떠나지 않았어요.

Mini Memo

병원 방송을 통해 긴급하게 사람을 찾는 경우 일반적으로 'doctor hurry', 'code blue', 'staff call' 등의 호출 메시지가 이용된다.

간호국시 예상문제

AED의 기능으로 올바른 것은?

① 지혈 ② 잔떨림제거(제세동) ③ 기도확보 ④ 정맥확보 ⑤ 호흡확보

정답 : ②

기본소생술의 C→A→B
CIRCULATION, AIRWAY, BREATHING

그럼, 네가 사람을 부르러 간 사이에
그 간호사는 뭘 했을까?

심장마사지요!

맞았어. 그런데 지금은 **가슴압박**(흉부압박)이라고 해.
'심장마사지'라고 하면
"가슴을 눌러서 혈액을 순환시킨다."라는 의미를
연상하기 힘들다고 해서 명칭이 변경되었어.

그렇구나!

우선 순환확보가 중요한데,
기본소생술은 C → A → B의 순으로 시행하지. ◀ RB-810

간호국시 예상문제

입원 중인 환자가 침대 위에서 심폐정지상태가 되어 있었다. 발견한 간호사가 1명인 경우의 대응으로 적절한 것을 2개 고르시오.

① 가족에게 연락한다.
② 의사를 부르러 간다.
③ AED를 가지러 간다.
④ 가슴압박을 시작한다.
⑤ 간호사 호출기로 의료진을 부른다.

정답 : ④, ⑤

point! 기본소생술은 C → A → B

① C = Circulation(순환확보)
② A = Airway(기도확보)
③ B = Breathing(인공호흡)

Mini Memo

잔떨림제거(defibrillation, 제세동)를 추가하여 C → A → B (+ D)라고 하기도 한다.

C → A → B요?
왜요? ABC가 더 외우기 쉬운데.

AHA(p.4 참조)의 지침이 2010년에 새롭게 개정되어
ABC에서 CAB로 바뀌었어.

왜 바뀌었죠?

다양한 연구가 이루어져 **기도확보보다 우선은 가슴압박(순환확보)을 시행해야 한다**는
견해가 발표되었거든.

그렇구나~. CAB라…. 알겠어요.

▶ 잔떨림제거(defibrillation, 제세동)

심실잔떨림(ventricular fibrillation, 심실세동) 또는 심방잔떨림(atrial fibrillation, 심방세동)을 정상조율로 되돌리는 것을 말한다. 약물에 의한 방법과 전기적으로 직류 또는 교류 자극으로 실시하는 방법이 있다.

Comment

심폐소생술에는 의사가 아닌 사람도 가능한 기본소생술(basic life support, BLS; 순환확보, 기도확보, 인공호흡)과 의사나 충분한 훈련을 받은 사람이 의사의 지시하에 기구와 약품을 사용하여 시행하는 전문심장소생술(advanced cardiac life support, ACLS)이 있다.

심폐정지 후
3~5분 이내에 심폐소생술을 하지 않으면
뇌의 괴사(necrosis)가 시작된다고 해.

우와. 그렇게나 빨리요?

5분이 지나면 살려낼 확률이 현저히 줄어든다고 해.
만일 살아나더라도 **뇌에 장애**가 남을지도 모르고.

point! 심폐소생술의 유효시간

심폐정지 후 3~5분에 뇌의 괴사가 시작되어
5분이 지나면 살아날 확률이 현저히 줄어든다.

뇌에 장애가 남아요?

응. 그래서 **반응이 없거나 또는 호흡을 하지 않거나**
심정지 호흡(agonal respiration)이 관찰되면
즉시 심폐소생술을 시행하는 거지.

심정지 호흡이 뭔데요?

숨가쁨(gasping)이라고 해서 '흑흑' 하고 흐느끼는 듯이 불규칙한 호흡을 말해.
임종기에 관찰되는 **체인-스토크스호흡**과 같은 것으로 이게 관찰되면 **심장정지**(심정지)**의 가능성이 높아**.

무서워요!
그래서 바로 심장마사지…가 아니라 가슴압박을 하는 거군요?

그래. 즉시 혈액을 순환시켜서 전신에 산소를 보내 줘야 하거든.

Comment

예전에는 호흡을 '보고, 듣고, 느껴서' 확인하는 것으로 되어 있었으나 AHA2010의 개정에 따라 이 순서는 생략되었다. 호흡 확인은 심장정지 확인의 일부로서 간단하게 시행하며, 최대한 빨리 가슴압박을 한다.

Mini Memo

육안으로 알 수 있는 호흡이상에는 그 밖에도 COPD(chronic obstructive pulmonary disease, 만성 폐쇄폐질환, vol.4 p.266 참조) 등에서 관찰되는 '입오므리기호흡', 호흡보조근이 피로해져 가슴운동의 협조성이 없어져서 숨을 들이쉴 때 배가 함몰하고 숨을 내쉴 때 돌출하는 '역설호흡(paradoxical breathing)', 폐기종 등에서 가로막(횡격막)의 움직임이 제한되면서 호흡보조근으로 호흡함으로써 숨을 들이쉴 때 아래 갈비사이(늑간)가 함몰되는 '후버징후(Hoover's sign)' 등을 들 수 있다.

그럼, 바로
가슴압박 방법을 공부해 보자.

네~에.

난 고양이라서 할 수 없지만
손은 이렇게 잡아서

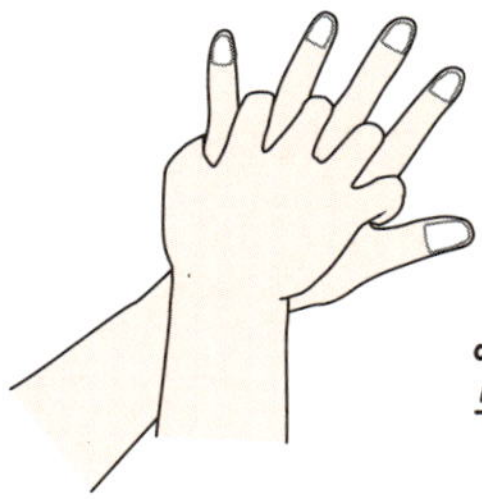

이렇게요?

그래.
그리고 **복장뼈**(sternum, 흉골)를 압박하는 거야.
부위는 가슴 중앙의 **유두와 유두 사이**.
더 아래는 배와 가까우니까 심장에서 너무 떨어져
의미가 없을 뿐만 아니라
칼돌기(xiphisternum, 검상돌기)가
간에 닿아 **간이 손상될 수 있어**.

▼ 가슴압박(심장마사지)

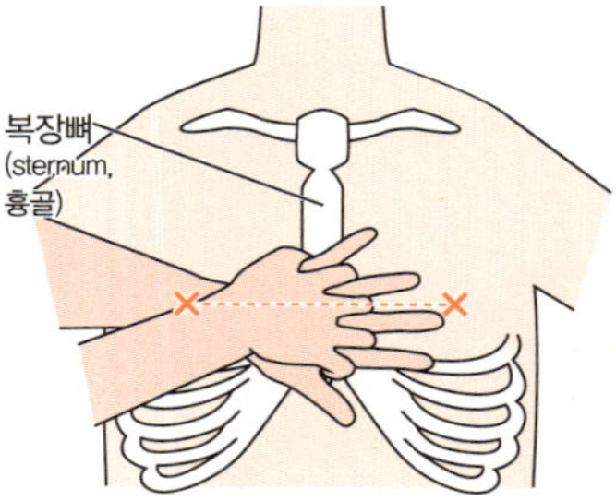

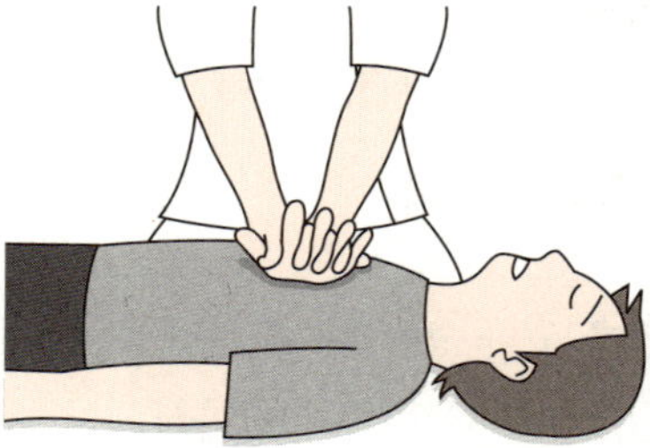

Mini Memo

영아는 위에서 설명한 위치보다 다소 발 쪽(복장뼈 하반부)을 손가락 2개로 압박한다. 소아는 한 손으로 압박한다.

point! 가슴압박(심장마사지)의 위치

좌우 유두 사이를 잇는 선의 중앙(복장뼈 위)

이 부근이죠? 어느 정도 누르면 되죠?

손꿈치(손목 끝) 부분으로 ◀ RB-811
성인이면 5cm 이상 깊이로 잘 눌러야 해.
팔꿈치를 펴서 수직으로 누르면 체중이 잘 가해져
장시간 압박해도 쉽게 **피곤해지지 않아**.

Mini Memo

영아는 약 4cm, 소아는 가슴 두께의 1/3 정도(약 5cm) 누른다.

아하~. 이렇게 하면 쉽게 피곤해지지 않는구나.
넵! 1, 2, 3…, 근데 몇 번 하나요?
어느 정도의 빠르기로 누르죠?

1분간 100회 이상의 속도로 우선은 30회!

네~에!

간호국시 예상문제

성인의 기본소생술에서 압박부위를 그림으로 나타내었다. 올바른 것은?

①
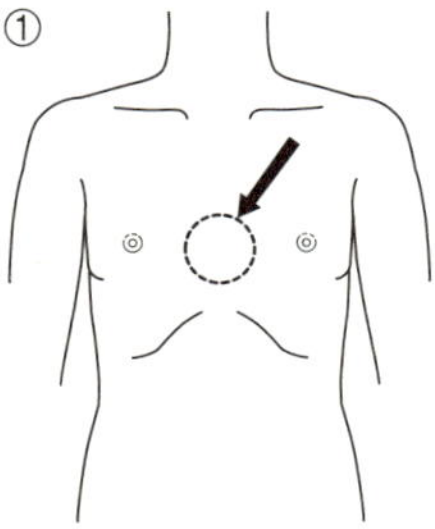

②
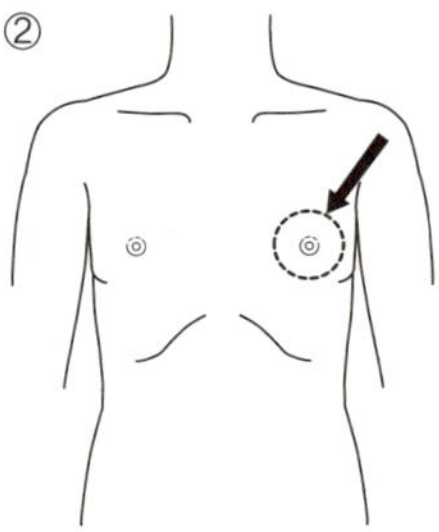

③
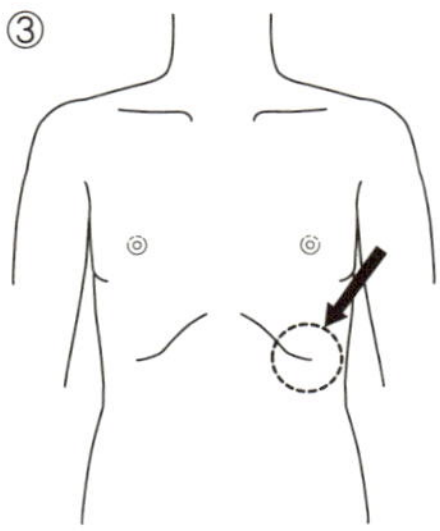

④
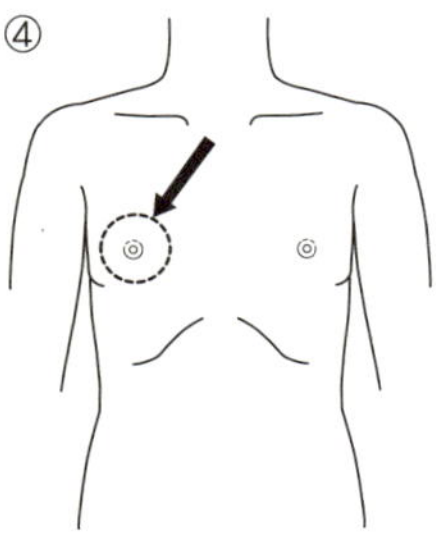

⑤
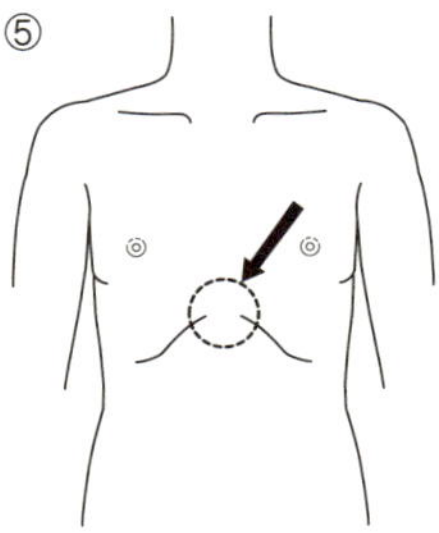

정답 : ①

Comment

1분 동안 100회라고 하면 떠올리기 상당히 힘든 속도이지만, 1, 2, 3 사이에 '와/과'라는 조사를 넣어서 1과 2와 3과…라는 식으로 리듬을 타면 거의 정확한 속도를 유지할 수 있다고 한다. AHA2010(p.4 참조)에 따르면 유아와 성인 모두에게 가슴압박 30회, 인공호흡 2회 시행하고 그 사이의 상태 평가는 불필요하다고 보고 있다.

그러면 다음은 **A인 기도확보**야.
의식이 없는 경우에는 혀가 목 안으로 막혀 있거나
기도에 이물질이 있어서 ◀ RB-821
질식할 우려가 있으니까
그것을 제거해야 해.

어떻게요?

마침 모형이 있으니까
실제로 해 보자고.
머리를 뒤로 젖히고 턱을 올린(head tilt-chin lift maneuver)
상태로 만드는 거야.

▼ **기도확보**

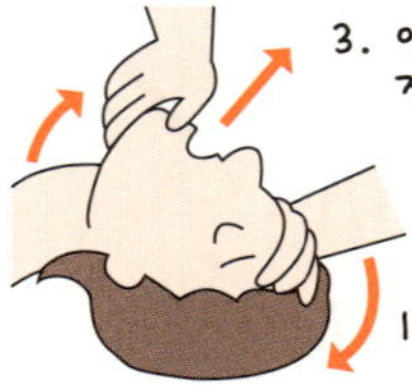

인공호흡은 머리를 뒤로 젖히고 턱을 올린 상태에서 시행한다.

Comment

기도를 확보할 때의 원칙은 머리를 뒤로 젖히고 턱을 올려야 하지만, 목에 상처를 입었을 가능성이 있는 사람은 척수손상(spinal cord injury, vol.5 p.160 참조)을 방지하기 위하여 머리를 뒤로 젖히지 않고 턱을 올리는 방법을 취하기도 한다.

음. 됐어요!
다음은 **B인 인공호흡**이죠?

그래. 기도를 확보한 상태에서
환자의 **코를 잡고 입으로** 공기가 새지 않도록
천천히 1초간 숨을 불어넣는 거야.
가슴압박 30회 후에 2회.
환자의 가슴이 부풀어 오르는 걸 확인하도록 해.

▼ 인공호흡

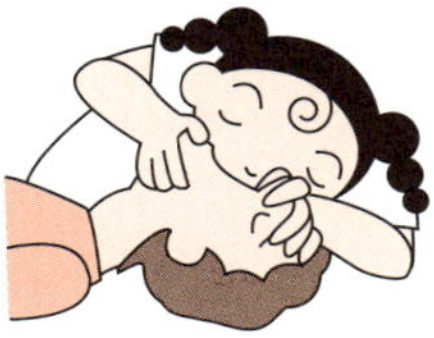

코를 잡고 입으로 새지 않도록
해서 천천히 숨을 불어넣는다.

point! 인공호흡

기도를 확보해서 코를 잡은 다음 입에서 새지 않도록
천천히 1초간 숨을 불어넣는다.
가슴압박 30회 후에 2회 시행한다.

왜 천천히 불죠?

환자의 허파가 부풀어 오르는 것보다
네가 숨을 더 빠르게 불어넣으면
허파로 들어가지 못한 공기가 식도를 타고 위로 들어가서
위가 공기로 가득 차거든.

그럼, 어떻게 되는데요?

그럼, 환자가 **토할 수** 있어. 의식이 없는 환자라면
그걸 **폐흡인**(pulmonary aspiration)하게 되어
기도를 막아 버릴 위험도 있단 말이야.
만일 환자가 토하면 얼른 얼굴을 옆으로 돌리고.

그럼, 어느 정도의 양을 불어넣으면 되죠?

너무 많이 불어넣으면 공기가 위 속으로 들어가거나
허파가 손상을 입게 돼. 그러니 적당히 해야겠지?
네가 **평소에 숨을 내쉬는 정도**면 돼.

네~에.
그런데 갑자기 모르는 사람에게 인공호흡을 한다는 건
용기가 좀 필요하겠어요….

그렇지.
입대입 인공호흡은 감염 위험도 있으니까
AHA2010에는 **감염방어 도구**를 사용해야 한다고 되어 있어.

▼ 감염방어 도구의 예(휴대용 인공호흡용 실드)

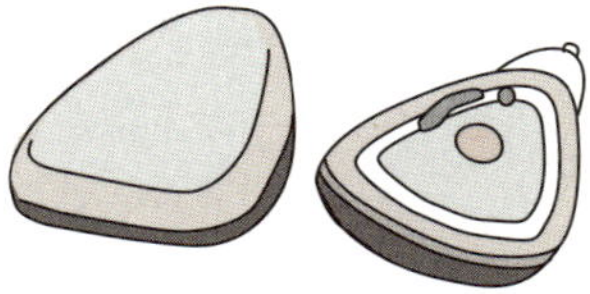

중앙의 비닐실드를 제거하여
입에 대고 숨을 불어넣는다.

이런 게 있구나~.

그리고 마찬가지로 AHA2010에는 입대입 인공호흡을 시행할 수 없거나 시행하기 어려운 경우에는 **생략해도 된다**고 되어 있어.

네? 안 해도 된다고요?

감염에 대한 불안이나 심리적 저항으로 인해 BLS 자체를 주저하게 되는 것보다는 가슴압박만으로 BLS를 시행하는 것이 구명 효과가 높다고 해.

그렇구나~.

Comment

위에서 설명한 이유로 BLS 시에는 적극적으로 입대입 인공호흡을 하지 않아도 된다. 감염방어를 할 수 없을 때는 무리하게 인공호흡을 하기보다는 가슴압박을 확실하게 시행하도록 한다.

이걸로 C → A → B의 흐름은 완벽해!

여기에 추가해서
도중에 AED가 도착하면 바로 장착하도록 해.
가슴압박이 중단되지 않도록 최대한 빠르게 해야겠지.
AED에는 심전도모니터 기능도 있으니까
파형을 확인할 수도 있어.

네~. 그런데 어떻게 사용하죠?

사용법은 AED가 음성으로 안내해 주는데,
흐름은 이런 식이야.

▼ AED 사용법(안내 내용)

① 전원을 켠다.
② 2장의 패드를 아무것도 걸치지 않은 가슴에 심장을 사이에 두고 붙인다.
③ 패드와 기계를 연결하면 자동으로 해석이 시작된다.
④ 잔떨림제거(제세동)가 필요한 경우는 경고가 울리므로 주위 사람은 환자에게서 떨어진다.
⑤ 잔떨림제거 준비가 갖추어지면 버튼을 눌러서 잔떨림제거(전기쇼크)를 한다.

그렇군요.
④에서 주위 사람이 환자에게서 떨어지는 건 왜죠?

감전 위험이 있으니까 그렇지!
시행 버튼을 누르기 전에는
아무도 환자와 접촉해 있지 않은 것을 반드시 확인해야 해.
AED를 사용할 때의 주의점을 다음과 같이 정리해 봤어.
잘 기억해 둬.

네~에!

▼ AED 사용 시의 주의점

① 귀금속류(손목시계, 목걸이 등)를 벗긴다.

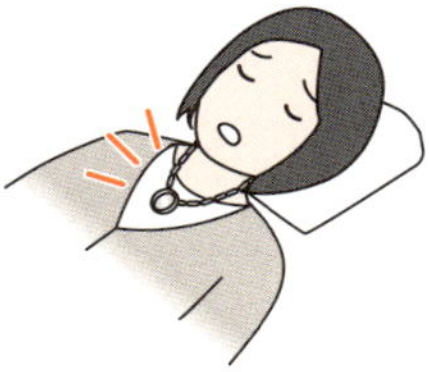

② 피부에 붙이는 패치(소염진통제, 천식제, 강압제, 마약성 진통제 등)가 붙어 있는 경우는 떼어 낸다.

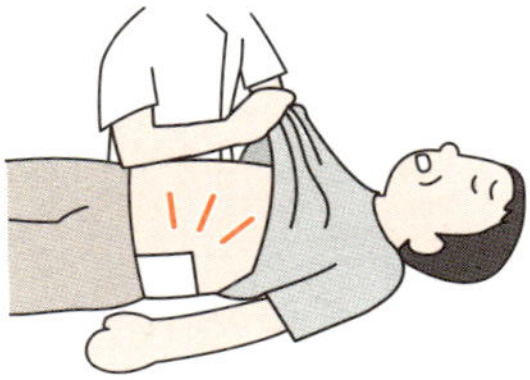

③ 이식형 잔떨림제거기(제세동기)나 인공 박동조율기를 사용하고 있는 경우에는 그곳에서 2.5cm 정도 떨어뜨려 패드를 붙인다.

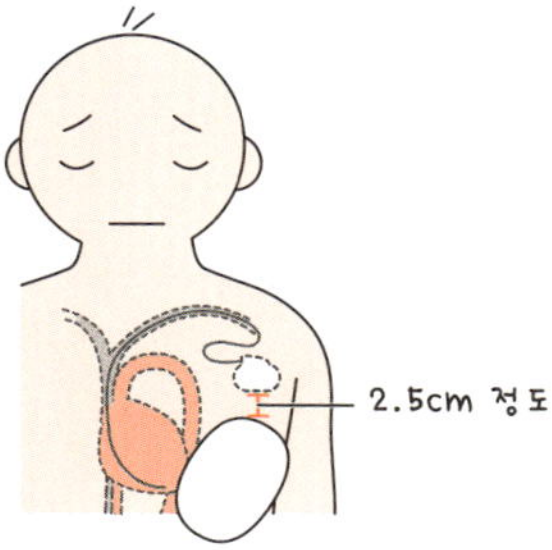

④ 가슴에 털이 많아 패드를 피부에 밀착시켜 붙이기 어려운 경우에는 예비 패드를 사용하거나 가위, 면도기로 제모한다.

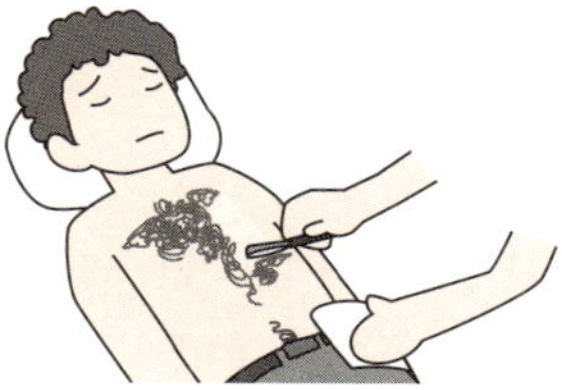

⑤ 패드를 붙이는 장소가 젖어 있으면 수건 등으로 물기를 확실히 닦아 낸다.

⑥ 가슴의 면적이 좁아서 2장의 패드를 붙일 공간이 없는 경우는 2장째는 등에 붙인다. 8세 이하의 소아는 전용 소아용 패드가 있으면 그것을 사용한다. 만약 소아용 패드가 없다면 성인용 패드를 사용해도 된다. 1세 미만의 영아에게는 AED를 사용할 수 없다.

⑦ 시행 버튼을 누르기 전에는 반드시 아무도 환자와 접촉해 있지 않다는 것을 확인한다.

이걸로 기본소생술의 흐름은 이해했겠지?
그런데 환자는 어땠어?

의사 선생님이 오셔서
잔떨림제거(제세동)를 했더니 맥박이 되돌아왔어요.
그래서 순환이 어느 정도 안정되어
ICU로 이송했어요.

빨리 알아차려서 적절한 처치를 했기 때문에
생명을 구할 수 있었어.
너도 이제 그 간호사처럼 할 수 있겠지?

아마 할 수 있을 거예요.
우선 의식이 없는 사람을 보면
① 주위의 안전을 확인
② 말을 걸고 빗장뼈(clavicle, 쇄골)를 두드려 의식 확인
③ 의식이 없으면 사람과 장비를 모은다.
④ 가슴압박
⑤ 기도확보 → 인공호흡
의 순서면 되죠?

맞아. 그리고 AED가 도착하면 바로 장착하고.
기억만 하지 말고
제대로 실천할 수 있도록 해!

네~에!

point! 기본소생술의 정리

① 주위의 안전을 확인
② 말을 걸고 빗장뼈(쇄골)를 두드려 의식 확인
③ 의식이 없으면 사람과 장비를 모은다.
④ 가슴압박
⑤ 기도확보 → 인공호흡
⑥ AED가 도착하면 바로 장착 !

간호국시 예상문제

스포츠대회에 참가한 성인 남성 심정기 씨가 갑자기 쓰러져 심폐정지상태가 되었다. 대회 보건관리 담당인 간호사가 인공호흡과 가슴압박(심장마사지)을 시행하고 있다.

이 시점에서 간호사가 주위 사람에게 내리는 지시로 우선되는 것은?

① "심정기 씨를 큰 목소리로 불러 보세요."
② "심정기 씨에게 AED를 장착해 주세요."
③ "심정기 씨 가족에게 연락해 주세요."
④ "심정기 씨의 혈압을 측정해 주세요."
⑤ "빨리 구급차를 불러주세요."

정답 : ②

Chapter Review

기본소생술

☐ 의식이 없는 환자를 발견하면 우선 말을 건다. 목소리가 나오면 **기도**가 열려 있으며, 말할 수 있다면 **의식**이 있음을 의미한다(p.6).

☐ 글래스고혼수척도(GCS)에서는 언어반응(V)을 **1~5**점, 개안반응을 **1~4**점, 운동반응을 **1~6**점으로 나타내고 이들 3가지 항목의 합계 점수로 환자의 의식수준을 평가한다. 합계 점수가 낮을수록 환자는 심각한 상태이다(p.9~11)

☐ 머리속압력 상승이란 종양이나 혈종, 뇌부종 등의 원인으로 머리속압력이 높아진 병태이며, 전신의 혈압**상승**, **느린**맥, **체인-스토크스**호흡 등의 증상이 관찰된다(p.12).

☐ 환자에게 의식이 없음을 파악했다면 **사람**과 **장비**를 모은다(p.13).

☐ 병원이 아닌 곳에서 의식이 없는 사람을 발견한 경우 **엎드린자세**라면 **바로누운자세**로 바꿔야 하는데, 목뼈(경추)골절이나 탈구 등이 의심되는 경우 사람을 불러 **목**을 보호하면서 체위를 바꾼다(p.14).

☐ AED(외부형 자동잔떨림제거기)는 전극을 붙이기만 하면 **잔떨림제거**(**제세동**)가 필요한 상태인지를 판단하여 필요하면 시행 버튼을 누르도록 음성으로 가르쳐 준다. 현재는 일반인도 사용할 수 있다(p.16).

☐ 의식이 없는 사람을 제일 먼저 발견한 사람은 그 현장에서 **떠나지 않는다**(p.17).

☐ 기본소생술은 C(**circulation = 순환확보**), A(**airway = 기도확보**), B(**breathing = 인공호흡**)의 순으로 시행한다(p.20).

Chapter Review

☐ 심폐소생술에는 의사가 아니라도 시행할 수 있는 **기본소생술**(BLS)과 의사나 충분한 훈련을 받은 사람이 의사의 지시하에 기구와 약품을 이용하여 시행하는 **전문심장소생술**(ALS)이 있다(p.21).

☐ 심폐정지 후 3~5분 이내에 심폐소생술을 하지 않으면 뇌의 괴사가 시작된다(p.21).

☐ **반응**이 없거나 또는 **호흡**을 하지 않거나 **심정지 호흡**이 관찰되면 즉시 심폐소생술을 시행한다(p.21).

☐ 가슴압박은 **좌우 유두**를 연결한 선의 중간 위치에서 1분간 **100**회 이상의 속도로 시행하고, **30**회마다 인공호흡을 **2**회 시행한다(p.23~25).

☐ 기도확보는 **머리를 뒤로 젖히고 턱을 올린** 상태에서 시행한다. 인공호흡도 이 상태로 시행한다(p.26, 27).

☐ 인공호흡에서는 **기도**를 확보하고 코를 잡고 입으로 새지 않도록 해서 **1**초에 걸쳐 숨을 불어넣는다. 이것을 가슴압박 30회 후에 **2**회 반복한다(p.27).

☐ AED는 아무것도 걸치지 않은 가슴에 2장의 패드를 **심장을 사이에 두고** 붙인다(p.30).

☐ AED를 장착할 때에는 **귀금속**을 빼고 첩포제가 붙어 있는 경우는 **제거한다**. 또 가슴 털이 많아 패드를 붙일 수 없는 경우에는 **제모**한다(p.31).

제 2 장

RB-819

다양한 응급질환 (중독 · 열중증 · 화상)

응급실에는 일각을 다투는 환자들이 많이 찾아온다. 이 장에서는 다양한 중독과 열중증, 화상에 대해 살펴보도록 하자.

핵심어 급성 약물중독, 일산화탄소중독, 살모넬라, 장출혈성 대장균, 캄필로박터, 장염비브리오, 황색포도알균, 보툴리누스균, 열중증, 패혈증, 다발성 장기기능상실, 쇼크, 기도화상, 수액

중독의 종류

POISONING! WHAT POISONING?

큰일 났어요. 큰일!
좀 있다가 **중독**(poisoning) 환자가
실려 온대요! 뭘 준비하면 되죠?

무슨 중독인데?

그건 잘 모르겠는데
어쨌든 중독이래요!

중독이라고 해도 **유독가스중독**, **약물중독**,
급성 알코올중독, **식중독** 등
여러 가지가 있잖아!
중독의 원인물질에 따라 처치방법이 다르고
준비할 물품도 달라지니까
연락이 들어온 시점에 확인했어야지!

에구구….

물질에 따라서는 병원이 오염되는 경우도 있을 거고
의료진이 방호장비를 갖추어야 하는 경우도
있단 말이야!

point! 중독의 정보수집

① 중독일 때는 정보수집이 중요!
② 언제, 무엇을, 얼마나, 마셨나(흡입했나, 먹었나, 쬐었나) 하는 내용(중독물질, 노출량, 노출 경과시간)을 파악한다.
③ 응급진찰 시에는 약이나 중독물질의 빈 봉투 · 빈 병도 함께 가져오게 한다.

▶ **중독**

중독에는 독으로 지칭되는 유해물질에 의한 신체증상인 중독(intoxication; 약물중독)과 알코올, 마약과 같은 약물남용에 의한 정신적인 중독이 주로 문제되는 중독(addiction; 탐닉, 의존증)이 모두 포함된다.

▼ 주요 중독의 원인물질

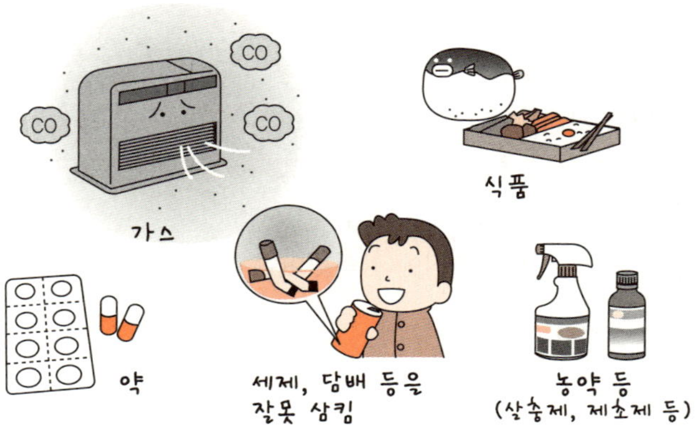

그럼, 우선 중독에 대해 좀 가르쳐 주세요.

그래야겠구나. **유독가스중독**은 말 그대로
해로운 기체를 흡입해서 일어나는 중독이야. ◀ RB-820
원인물질은 **일산화탄소**(CO), **황화수소**(H_2S),
이산화탄소(CO_2) 등이 있지.
유해가스는 아니지만 **산소결핍증**도 생각할 수 있어.

Comment

최근 일본에서는 인터넷에 떠다니는 정보 등을 입수하여 황화수소에 의한 자살이 급증하여 인근 주민이나 경찰관이 중독증상을 일으키는 등의 피해가 있었다. 황화수소는 고농도인 경우 후각마비, 눈손상, 호흡장애 등을 일으킨다. 조금이라도 증상이 있는 경우, 기침 · 가래의 증가, 호흡 고통 등 폐부종 증상이 나중에 나타나는 경우도 있다. 폐부종 증상은 농도 100ppm의 황화수소에 노출되었을 때는 약 48시간에, 300ppm에서는 약 1시간에, 600ppm에서는 약 30분에 나타난다. 경과관찰은 48시간 동안 한다.

네.

급성 **약물중독** 대부분은 자살을 목적으로
대량으로 복용하기 때문이야.
의약품뿐만 아니라 농약이나 화학물질을
마시는 경우도 있어.
아이가 잘못해서 담배 등을 삼키는 경우도 있고.

각성제 중독도 있잖아요.

맞아.
마약, 불법약물 등의 만성 약물중독도
사회문제가 되고 있지.
이들은 약물의존이지만
다양한 의미에서 '중독'이라는 말이 사용되고 있어.

으~. 무서워….

또 음식을 잘못 먹고 배탈이 난 건 **식중독**이야. ◀ RB-413
구급차로 실려 올 정도로 심하지 않아서
내과 외래나 응급실에
스스로 찾는 환자가 많은데,
개중에는 **복어중독**(p.41 참조)으로 호흡곤란 같은
중증의 중독증상이 나타나는 경우도 있으니까 주의해!

그렇구나~.

그리고 아연이나 수은 등에 의한 **금속중독**,
직업과 관련하여 일어나는
유기용제중독 등도 있어.

유기용제요?

기름이나 고무, 수지 등 물에 녹지 않는 것을
녹이는 화합물이야.
도료나 드라이클리닝 용제로 사용되는 거지.

네에~.
중독에도 여러 가지가 있네요.

Comment

유기용제는 지용성이므로 지질이 많은 뇌와 신경에 쉽게 침착하고 중독 증상을 일으켜 두통, 구역질 등의 신경증상을 일으킨다. 유기용제에는 가솔린에 포함된 벤젠, 시너의 주성분인 톨루엔, 도료나 세정제에 포함된 트리클로로에틸렌 등이 있다.

그래도 원인이 무엇이든 우선은
기본소생술!(p.19 참조) ◀ RB-809
순환과 호흡을 확보해서
갑작스러운 변화에 대처할 수 있는 상황을 정비하면서
신속하게 원인물질을 찾아 치료를 진행해야 해.

point! 중독의 초기 치료

기본소생술을 최우선시하면서 원인물질을 찾는다.

아! 구급차가 온 모양이에요! 다녀올게요!

방해되지 않게 조심해서
정확하게 배우고 오라고~!

Mini Memo

복어독인 테트로도톡신(tetrodotoxin, TTX)은 근육과 신경세포로 가는 나트륨이온의 투과성을 억제하여 호흡근을 포함한 가로무늬근(striated muscle, 횡문근)을 마비 및 이완시킨다. 잠복기는 30분~수 시간으로 짧고 말초부의 저림과 구토에서 시작하여 호흡근마비에 의해 사망할 확률이 높아서 인공호흡에 의한 신속한 호흡관리가 필요하다. 회복 후 후유증은 남지 않는다. 테트로도톡신은 열에 강하기 때문에 가열처리는 효과가 없어 중독예방은 되지 않으며, 중독을 방지하려면 섭취 전 유독부위(난소, 간, 창자, 피부 등 복어의 종류에 따라 다름)를 완전히 제거할 필요가 있다.

간호국시 예상문제

도장공사를 하던 작업원이 두통을 호소하며 구토하고 의식을 잃어 병원에 이송되었다. 이 상황에서 생각할 수 있는 것은?

① 사린중독
② 보툴리눔중독
③ 파라콰중독
④ 트리클로로에틸렌중독
⑤ 일탄화탄소중독

정답 : ④

가스중독의 처치
GAS POISONING

다녀왔어요~.
힘들었지만 공부는 됐어요.

결국 무슨 중독이었니?

일산화탄소중독이었어요. ◀ RB-820
가스난로를 쓰던 방에서 70세 여성이
거의 의식을 잃은 상태에서
귀가한 가족이 발견했대요.

▼ 일산화탄소중독

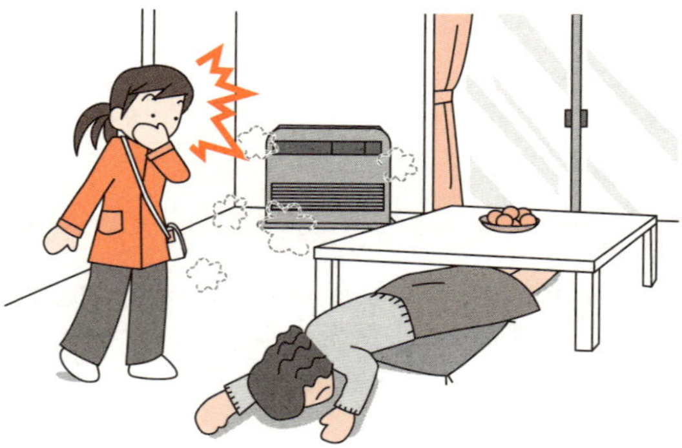

난방기구 등의 불완전연소로 일산화탄소가 발생한다.

방문을 닫아 놓았던 모양이구나.
환기가 충분하지 않은 곳에서 가스난로나 연탄 등의 난방기구를 불완전연소시키면 일산화탄소가 발생해.
공기 중 농도가 0.1% 정도만 되어도 혼수, 호흡기능상실, 사망 등의 심각한 증상을 일으키는 아주 무서운 유독가스야.

0.1%!
왜 그렇게 낮은 농도에서도 증상이 나타나나요?

일산화탄소는 산소의 250배나 헤모글로빈과 잘 결합해. 일산화탄소와 결합한 헤모글로빈 (carboxyhemoglobin, CO–Hb, 일산화탄소헤모글로빈)은 **산소를 운반할 수 없거든.**

point! 일산화탄소중독의 원인

환기가 충분하지 않은 장소에서 난방기구가 불완전연소되면 일산화탄소가 발생한다.
일산화탄소의 헤모글로빈 결합력은 산소의 250배이다.

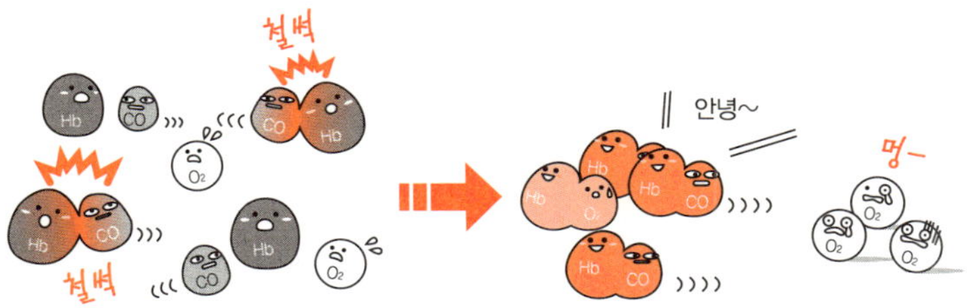

CO는 Hb와 잘 결합해서… CO–Hb는 O_2를 운반하지 못한다.

신체의 조직에 산소가 부족해지는 거군요.
하지만 실려 온 그 환자 혈색도 좋고
가스중독으로는 전혀 안 보였는데….

생각해 봐.
피부색이 파래지는 **청색증**(cyanosis)은
왜 일어났지?(vol.2 p.214 참조) ◀ RB-146

음, 그러니까…. 산소든 뭐든
결합하지 않은 헤모글로빈(**환원헤모글로빈**)이
혈중에 5g/dL 이상이 되면
피부색이 **환원헤모글로빈색인 암자색**이 되어서….

그렇지. 그럼, 일산화탄소중독인 경우는?
일산화탄소가 조금이라도 있으면
바로 헤모글로빈과 결합해 버리잖아?

어? 그럼 아무것도 결합하지 않은 환원헤모글로빈도
바로 일산화탄소가 결합하는 거예요?
그래서 일산화탄소헤모글로빈(CO–Hb)이 증가하고요?

그렇지. 잘 맞혔어!
일산화탄소중독인 경우
혈중에는 환원헤모글로빈이 거의 없으니까
피부색이 파래지지(청색증) 않아.
그 대신 증가하는 **일산화탄소헤모글로빈은 선홍색을 띠지**.

그래서 피부가 선홍색이었구나~.

point! 일산화탄소중독 소견

일산화탄소중독 시에는 피부색이 선홍색이 된다.

그래서 어떤 치료를 했어?

마스크로 산소를 투여하면서 실려 왔는데
응급실에서 다른 병실로 옮겨져서
SF 영화에서나 나올 법한 큰 캡슐에
환자를 넣더라고요! 깜짝 놀랐어요.
어? 저게 뭐지? 무슨 치료를 하는 거지? 싶었어요.

고압산소요법이야. 좋은 공부했구나.
마스크 등으로 100% 산소를 투여하는 것보다
더 높은 농도의 산소가 필요한 치료에 사용하지. ◀ RB-820

100%보다 높은 농도의 산소요?

이건 의사 선생님께 여쭤보자.

▶ 가스중독(gas poisoning)

일산화탄소, 이산화탄소 등의 유독가스를 흡입하여 중독을 일으키는 것을 말한다. 증상으로는 두통, 현기증, 구토, 안면홍조, 호흡 · 맥박 미약 등을 일으켜 졸음이 오고 가사상태에 빠지거나 심하면 죽음에 이른다.

Lecture

고압산소요법

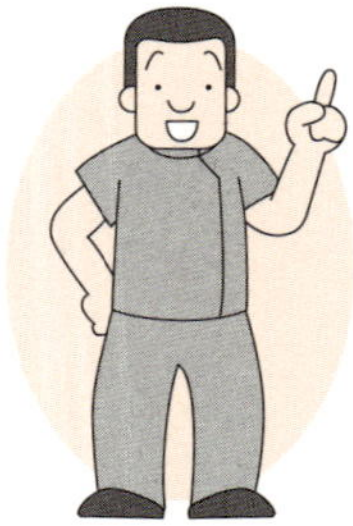

신경과 전문의

고압산소요법(hyperbaric oxygen therapy)이란 대기압(1기압)보다 높은 압력으로 산소를 채운 탱크형 치료기기 안에 환자를 수용하여 압축된 산소를 흡입하게 하는 치료이다. 대부분 2~3기압, 1회에 수십 분~수 시간 정도 치료한다.

▼ 고압산소요법

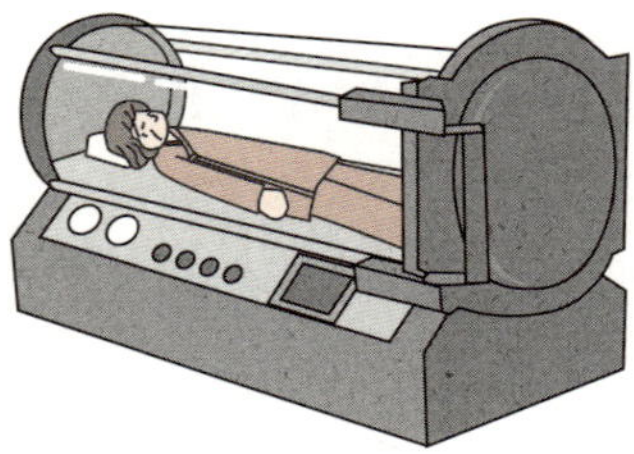

2~3기압의 산소가 채워져 있다.

대상 질환은 일산화탄소중독 등의 가스중독, 감압병, 뇌혈전, 뇌부종, 심근경색증, 망막중심정맥폐색증, 창자막힘증(장폐색증), 가스괴저, 골수염, 돌발난청 등이다. 혈중 일산화탄소헤모글로빈이 절반으로 줄어들 때까지의 시간은 일반적인 공기흡입으로는 4시간, 일반적인 100% 산소흡입으로는 80분이 걸리지만, 3기압의 고압산소요법을 쓰면 20분 정도까지 단축할 수 있다.

고압산소요법은 선천성 폐낭종(자연공기가슴증의 과거병력), 임신, 정신질환(폐소공포증) 등에는 적용 금기이다.

우와~. 효과가 확실한데요?

산소요법 때 필히 조심해야 하는 건 **화기**야.
산소를 꽉꽉 압축해 놓은 고압산소요법에서는
정전기가 살짝 생기기만 해도 폭발할 수 있거든.

폭발!

가정산소요법(home oxygen therapy, HOT)에서도
환자나 산소발생기 주위는 **화기엄금**이고(p.356 참조),
산소텐트 안에 일회용 손난로를 가지고 들어갔다가
화재가 발생한 사고도 있어.

에구구~.
학생이나 간호사들 중 손난로 쓰는 사람이 있던데.
조심해야겠네요.

point! 일산화탄소중독 치료

고압산소요법이 효과적!

간호국시 예상문제

일산화탄소중독에 대해 올바르게 설명한 것은?

① 피부가 창백해졌다.
② 저산소혈증은 되지 않는다.
③ 치료로 저유량 산소를 흡입한다.
④ 일산화탄소는 산소보다 헤모글로빈과 잘 결합한다.
⑤ 임신 중인 환자에게는 고산소요법이 적절하다.

정답 : ④

식중독의 처치
FOOD POISONING

선생님! 이번에는 60세 정도의 남성이
가족들에게 부축받아 응급실에 왔어요.
설사가 멎지 않는다며
본인은 굴 먹고 체했다고 하는데….
이거 **식중독**(food poisoning)인가요? ◀ RB-413

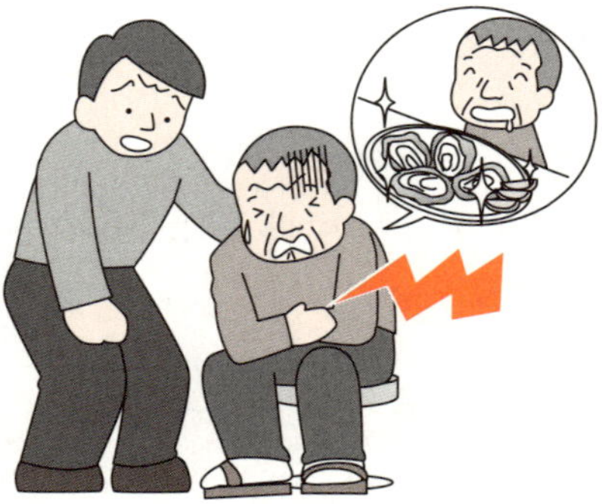

굴 먹고 체했다…?

▶ 식중독(food poisoning)

식중독이란 섭취한 음식물의 독성물질 때문에 발생하는 감염성 또는 독소형 질환을 말한다. 위창자염(gastroenteritis, 위장염)의 경우도 대부분 음식 섭취와 관련이 있어서 식중독과 따로 구분하기는 어렵다. 식중독은 그 원인에 따라 세균 자체에 의한 감염이나 세균이 생산한 독소에 의해 증상을 일으키는 세균성 식중독, 자연계에 존재하는 동물성 혹은 식물성 독소에 의한 자연독 식중독, 인공적인 화학물질에 의해 증상을 일으키는 화학성 식중독으로 나눌 수 있다.

아마 그렇겠지.
식중독 유사 증상(설사, 복통, 구토)을 호소하는 사람에게는
먹은 음식이 뭔지, 증상이 어떤지,
언제부터 증상이 나타났는지 등을 문진하지.
우선은 그걸로 **원인음식이나 원인균을 추정**하는 거야.

어떤 음식이 문제를 일으키기 쉽나요?

설익은 닭고기 · 계란, 생굴이나 회, 생우유,
시판 도시락 등이 있지.

point! 식중독 원인음식

설익은 닭고기 · 계란, 생굴이나 회, 생우유, 시판 도시락 등

각각 원인균이 다른가요?
닭고기나 계란은 **살모넬라균**(*Salmonella*)이란 걸
들은 적이 있는데.

분명 닭고기로 인한 살모넬라균중독은 자주 발생하지.
그래도 설익은 닭고기는 **캄필로박터**(*Campylobacter*)라는
균에 의한 식중독이 원인이 될 수 있어.
상온에서 장시간 보관한 비프스튜 등에서
웰치균(*Clostridium welchii*)에 의한 감염이 일어나고,
여름철에 회에 많은 것은
장염비브리오균(*Vibrio parahaemolyticus*)이라는 균이야.

▼ 식중독의 원인이 되는 음식의 예

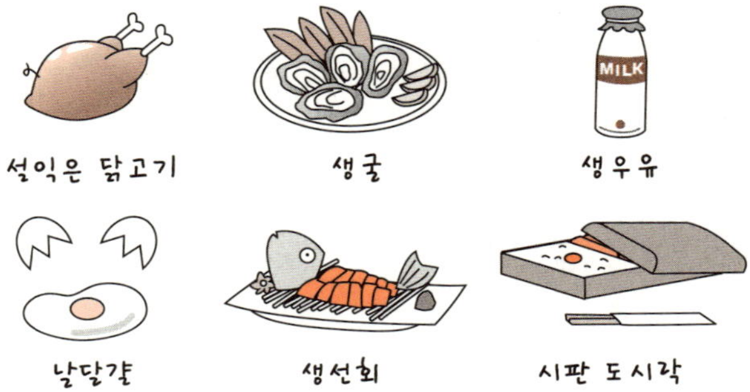

굴은요?

생굴을 먹고 감염되는 건 세균이 아니라 바이러스야.
노로바이러스(norovirus, vol.1 p.81 참조)란 거지.

아, 감염예방에서 공부했던 거네요!
요양시설에서 **집단감염**을 일으키기도 하고,
겨울철에 유행하고.

Comment

노로바이러스는 식중독의 원인 미생물이자 겨울철 감염성 위창자염의 원인 바이러스 중 하나로, 요양시설의 노인 등 감염성이 증가한 숙주(compromised host, 타협숙주)의 집단감염이 문제가 되고 있다. 따라서 최근에는 노로바이러스에 대한 검출법이나 진단법이 발달하고 있다.

그래. 노로바이러스는 식중독 원인 바이러스인데,
감염된 사람의 대변이나 구토물이 마르면 거기서 바이러스가 공중으로 흩날려 집단감염을 일으키기도 해.

배설물 처리라든지 손씻기 등이 중요하겠어요.
식중독 치료는 어떻게 하죠?

식중독은 원인 미생물과 관계없이
설사, 복통이 주요 증상이니까
탈수증상이 일어나지 않도록 하는 것이 기본이야.
입으로 섭취할 수 있는 경우에는 이온음료 등의
무기질을 포함한 수분을 보충하게 하거나
탈수가 진행된 경우에는 수액을 투여하지.

설사가 심해지면 탈수에 빠지니까
지사제(antidiarrheic) 같은 약을
투여하면 안 되나요?

그게 또 그렇지 않아.
세균이나 바이러스가 번식하고 있는 창자의
움직임을 멈추게 하면 어떻게 되겠니?

음…, 창자 안에서 점점 더 번식하려나?

그렇지. 그러니까 토하거나 설사를 하는 것은
세균이나 바이러스 등을 몸 밖으로 배출하려고 하는,
신체가 일으키는 방어반응인 거지.
기본은 **수액**이야!
지사제는 **원칙적으로 사용 금지**라고.

point! 식중독의 치료

① 수액 등의 대처요법이 중심이다.
② 지사제는 원칙적으로 사용 금지이다.

식중독에서 감염증상이 심할 때는
항균제를 사용하는데
이것도 주의해야 해. ◀ RB-417

주의요? 어떤 주의를요?

당연히 바이러스에는 항균제가 듣지 않을 거고
세균이 원인인 경우에도
독소형 식중독이면 항균제는 의미가 없어.

독소형…이라뇨?

세균증식이 직접적인 원인이 되는
세균침입형(**감염형**)과는 달리
균이 **식품 속에서 생산하는 독소**가 원인이 되어
발생하는 식중독을 말해.
시판 도시락에서 생기기 쉬운
황색포도알균(*Staphylococcus aureus*, 황색포도구균)이나
공기가 들어가지 않는 진공팩이나 통조림에서 생기는
보툴리누스균(*Clostridium botulinum*) 등이 대표적이지.

Mini Memo

황색포도알균(황색포도구균)의 독소는 열에 강하기 때문에(내열성) 가열만으로는 식중독을 예방할 수 없다. 하지만 보툴리누스균의 독소는 열에 약해서(이열성) 가열하면 식중독을 예방할 수 있다.

▼ 감염형

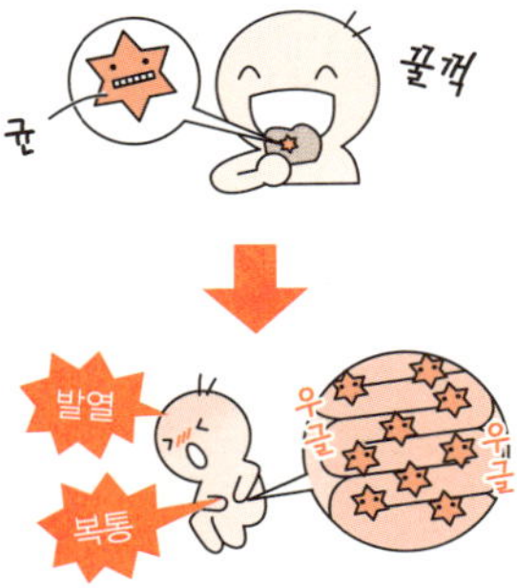

체내에서 증식한 세균이 발열, 복통 등을 일으킨다.

▼ 독소형

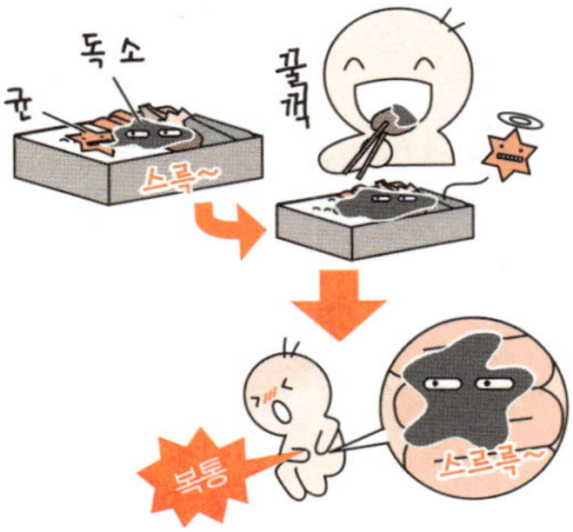

음식 속에서 생산된 독소가 복통 등을 일으킨다.

음식 속에서 독소를 만든다고요? 몸 안이 아니라?

그래. 독소가 이미 음식 속에 만들어져 있기 때문에
그런 음식을 먹으면 **바로 증상이 나타나는** 게 특징이야.
몸속에서 해를 끼치는 것은
세균이 아니라 독소니까
세균을 죽이는 약인 **항균제는 효과가 없을** 뿐만 아니라
쓸데없이 장내세균의 균형을 파괴하거나
내성균을 발생시키지.

그렇구나~.

감염형은 발열이 있지만,
독소형은 평열~미열인 점도 기억해 둬.

▼ 감염형 세균성 식중독과 독소형 세균성 식중독

	원인균	원인음식	잠복기	발열	신경증상
감염형	살모넬라	날달걀, 육류	6~48시간	38℃ 이상	−
	장출혈성 대장균 (베로독소 생산 대장균)	육류(소), 미살균 우유 등	4~8일	38℃ 이상이 되는 경우는 드묾	+ [경련, 용혈 요독증후군(HUS)]
	캄필로박터	육류, 생우유	2~7일	38~39℃ 때로 40℃에 이르기도 함	+(경련)
	장염비브리오균	생 어패류(회, 초밥)	6~20시간		−
독소형	황색포도알균	주먹밥, 도시락	1~6시간	평열~미열	−
	보툴리누스균	진공팩 식품, 통조림류	12~36시간		+ (눈증상, 호흡근마비)

◀ RB−414

point! 세균성 식중독

독소형은 발열이 없고 항균제가 듣지 않는다.

간호국시 예상문제

식중독에 대해 올바르게 설명한 것을 2개 고르시오.

① 장염비브리오균 감염병의 원인이 되는 주요 식품은 식육이다.
② 황색포도알균 감염병의 예방에 식전 가열은 효과적이다.
③ 보툴리누스균 감염병에서는 호흡근마비를 일으킨다.
④ 독소성 대장균 감염병의 잠복기는 수 시간이다.
⑤ 노로바이러스 감염병은 겨울철에 많이 관찰된다.

정답 : ③, ⑤

열사병 · 일사병의 처치
HEATSTROKE? SUNSTROKE?

선생님. 좀 있다가 유리공장 직원들이
열사병(heat stroke)으로 실려 온대요! ◀ RB-830
그런데 열사병은 한여름에만 걸리는 병 아닌가요?

꼭 여름철이 아니더라도
고열 · 다습 환경에 장시간 노출되거나
급격한 운동 등으로 체온이 너무 오른다거나
탈수가 되면 걸리기 쉬워.

유리를 녹이거나 할 때 나는 열도 그런가요?

아마도 그렇겠지?
증상이 비교적 가벼운 것을 포함해서 **열중증**이라고 총칭해.
고열, 빠른맥, 혈압저하, 핍뇨 · 무뇨, 의식장애 등이 관찰되지.

▼ 열중증

<table>
<tr><th rowspan="2">분류</th><th colspan="2">I도</th><th>II도</th><th>III도</th></tr>
<tr><th colspan="2">열경련 · 열실신</th><th>열피로</th><th>열사병</th></tr>
<tr><td>중증도</td><td colspan="2">경도</td><td>중등도</td><td>중도</td></tr>
<tr><td>증상</td><td>근육경련</td><td>현기증, 실신</td><td>빠른맥, 혈압저하, 경도의 의식장애</td><td>빠른맥, 의식장애, 전신경련, 혼수</td></tr>
<tr><td>체온</td><td colspan="2">정상 또는 경도 상승</td><td>평열 이상~41℃</td><td>41℃ 이상</td></tr>
<tr><td>치료</td><td colspan="2">수분 · 염분의 경구섭취 또는 수액</td><td>국소냉각, 수액</td><td>전신냉각, 수액</td></tr>
</table>

Comment

일사병은 직사광선하에 장시간 있는 경우에 발생하는 열중증을 말한다.

point! 열중증

열경련(heat cramp), 열피로(heat exhaustion), 열사병(heat stroke) 등을 합하여 '열중증'이라고 한다. 가장 중증인 것이 열사병이다.

아하~. 열중증 중에서 증상이 가장 심한 게
열사병이라고 생각하면 되나요?

응. 몸의 열이 발산되지 않아서
열이 몸에 쌓이니까(울열)
시상하부의 체온조절중추가 손상당한 거야.
체온은 때로 40℃ 이상 오를 때도 있어.

세상에! 빨리 식혀야겠네요!
얼음물 같은 걸 준비하면 되나요?

서둘러서 열을 내려야 하는 건 맞는데,
환자의 전신을 얼음물에 담그거나 하는 건 역효과야.
체표의 혈관이 수축해서 오히려
몸속에 열이 쌓이게 되거든.

그럼…. 몸속의 열을 식히나요?

그렇지. 의식이 분명하게 있는 상태라면
시원한 곳에서 이온음료 등을 마시게 하면 돼.
열피로, 열경련이라면 이 정도로 괜찮아지지만,
열사병이라면 생명이 위태로워 의식수준도 내려가니까
물도 마시게 할 수 없어.

의식이 없으면요?

의식이 없으면 기본소생술 후에 정맥경로를 확보해서
수액에 의한 수분보충과
체온강하요법(냉각)을 시행해야 하지.
심부체온을 모니터링하면서
굵은 혈관이 지나는 곳(목, 겨드랑이, 넓적다리)에
얼음주머니를 대거나 쿨링매트를 사용하지.
또 냉수로 위세척, 방광세척을 하거나
알코올로 체표를 닦아서 증발시키기도 하고….

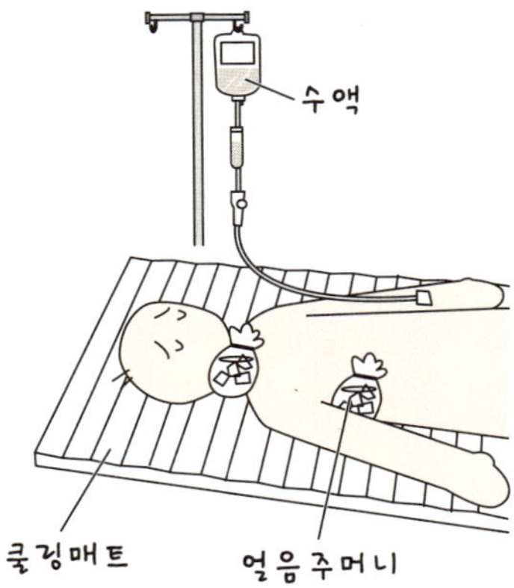

아, 환자가 도착했나 봐요.
다녀올게요!

Mini Memo

42℃를 넘는 고온하에서는 단백질에 변성이 일어나 근육조직이 파괴되기 때문에(rhabdomyolysis. 가로무늬근융해) 미오글로빈 등이 혈중으로 유출되어 미오글로빈뇨(myoglobinuria, 암적갈색 소변)가 나타난다. 또 급성 요세관장애가 일어나 핍뇨, 급성 콩팥기능상실(신부전)에 빠진다. 세포가 파괴되어 혈중으로 대량의 칼륨이 유출되어 심장기능상실(심부전)을 일으키기도 한다. 또, 열사병에서는 고열에 인해 응고인자가 파괴되어 DIC(disseminated intravascular coagulation, 파종혈관내응고, vol.2 p.306 참조)가 일어나 다발성 장기기능상실(multiple organ failure, p.63 참조)이 발생하는 경우가 있으므로 엄격한 주의가 필요하다.

point! 열중증의 치료

① 의식이 있으면 수분과 전해질을 경구로 보충한다.
② 의식이 없으면 기본소생술 후에 수액과 체온강하요법을 시행한다.

▶ 파종혈관내응고(disseminated intravascular coagulation, DIC)

여러 가지 선행 질환 때문에 응고촉진인자가 혈관 내로 유입되어 광범위한 혈관 내 혈전형성 및 출혈을 일으키는 증후군을 말한다. 수많은 질환이 파종혈관내응고를 유발할 수 있으나 가장 중요한 원인 질환은 감염병과 악성질환이다.

간호국시 예상문제

고체민 씨(44세, 남성). 회사원. 야구가 취미로 야구팀에 소속하여 매주 일요일에 시합이나 연습을 하고 있다. 7월의 어느 일요일. 기온 32℃, 습도 86%. 고체민 씨는 야구 시합에서 수비하던 중 다리에 갑작스러운 통증이 생겨 쓰러졌다. 그 시합을 우연히 관전하던 간호사가 고체민 씨의 상태를 관찰하였다. 호흡수 30/분, 맥박 120/분, 신체는 뜨겁고 다량의 발한이 관찰되었다.

이 간호사의 대응으로 우선순위가 높은 것은?

① 고체민 씨에게 과거병력을 묻는다.
② 고체민 씨의 다리를 마사지한다.
③ 고체민 씨에게 이온음료를 마시게 한다.
④ 고체민 씨와 비슷한 증상이 있는 다른 선수를 파악한다.
⑤ 통증이 있는 다리를 들어 올린다.

고체민 씨는 야구팀 감독의 차량으로 병원에 이송되어 열중증으로 진단받았다. 고체민 씨의 상태는 체온 38.2℃, 호흡수 28/분, 맥박 98/분, 혈압 112/62mmHg. SpO_2 98%. 구역질, 구토가 관찰되었다.

고체민 씨에 대한 응급실 간호사의 대응으로 적절한 것을 2개 고르시오.

① 다리를 올린다.
② 곤봉손가락 여부를 확인한다.
③ 정맥경로 확보를 준비한다.
④ 목 양쪽을 얼음주머니로 식힌다.
⑤ 회복되고 있음을 고체민 씨에게 전달한다.

입원 후 2일, 고체민 씨는 회복되어 퇴원하게 되었다. 고체민 씨는 "더우니까 시합 중에는 수분을 충분히 섭취했는데 왜 열중증에 걸렸나요?"라고 병동 간호사에게 물었다.

병동 간호사가 고체민 씨에게 해야 할 설명으로 적절한 것은?

① "다리의 통증이 원인입니다."
② "습도가 높은 것도 관계가 있습니다."
③ "당분 부족도 관계가 있습니다."
④ "야구는 그만두시는 게 좋습니다."
⑤ "물을 더 많이 드셔야 합니다."

정답 : ③ / ③, ④ / ②

화상의 처치
DEPTH OF BURN INJURY

큰일 났어요!
이번에는 화상 환자가 실려 왔어요.

어떤 환자인데?

공장에서 작업 중에 화상을 입은
50세 남성 나화순 씨인데요,
얼굴과 상반신, 팔에
광범위하게 화상을 입었는데
작업자의 윗옷과 바지가 가위로
갈기갈기 찢겨 있었어요.

옷을 벗기면 상처를 넓히게 되거나
수포를 터트리게 될 우려가 있기 때문에
벗기지 않고 위에서 차가운 물을 끼얹고 이송해서
나중에 가위로 잘라내지.

그렇군요.
그래서 나화순 씨의 화상에 대해
"Ⅱ도가 30%, Ⅲ도가 10%"라고
의사 선생님이 말씀하셨는데
그게 무슨 말이죠?

화상은 깊이에 따라 Ⅰ도에서 Ⅲ도까지 분류되지. ◀ RB-827
퍼센트는 **체표면적에서 차지하는 화상면적의 비율**을 말하는 거고(p.65 참조).
나화순 씨는 상당히 중증 화상이야.

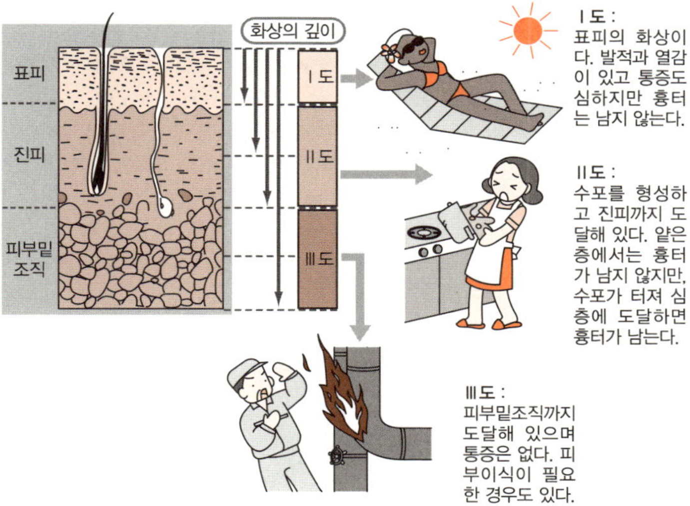

◀ RB-827

아~, **피부밑조직까지 도달하면 통증을 못 느끼는**군요.

그래. Ⅱ도 화상은 통증이 심하니까 **진통**이나
정신적인 간호를 통해 **불안감**을 제거하는 게 중요해.

Ⅱ도 화상은 얕은 층인 경우 흉터가 남지 않지만,
깊은 층까지 도달하면 **흉터가 남네요**?

응. Ⅲ도 화상에서는 지름 5cm 이상이 되면
괴사조직을 제거하거나(debridement, 죽은조직제거술)
피부이식수술을 해야 치유돼.
그래서 Ⅱ도와 Ⅲ도의 감별은 매우 중요하지.

Comment

Ⅱ도의 얕은 층 화상인 경우 심한 통증과 종창이 있고 수포가 형성되는 것이 특징이다. Ⅱ도라도 심부 등에 감염이 일어나면 Ⅲ도에 도달하기도 하므로 주의가 필요하다. 깊은 층까지 도달하면 통증은 그만큼 없어지며 수포를 형성하지 않는 경우도 있다. 치유되려면 얕은 층인 경우는 1~2주일, 깊은 층인 경우는 3~4주일 정도 걸린다.

여기에 추가해서 중증도를 알기 위한
'화상지수(burn index)'라는 것도 있으니까
이 계산식도 기억해 둬.

▼ 화상지수

Ⅱ도 화상면적 (%) × 1/2 + Ⅲ도 화상면적 (%)

나화순 씨의 경우는 Ⅱ도가 30%고 Ⅲ도가 10%이니까
30 × 1/2 + 10 = 25이네요.
이 계산식으로 뭘 알 수 있어요?

10~15 이상이면 '중증'으로 보고
전신관리가 필요하다고 판단하는 거지.
나화순 씨의 경우는 중증이구나.

point! 화상의 깊이와 치료

① 지름 5cm 이상의 Ⅲ도 화상은
괴사조직제거술과 피부이식수술이 필요!
② Ⅱ도의 깊은 층에 도달한 화상은
Ⅲ도로 이행할 위험이 있으므로 경과관찰이 필요!
③ 화상지수 10~15 이상은 전신관리가 필요!

정말이네요…. 괜찮을까요?
나화순 씨는 타버린 피부를 제거하는 수술을 바로 받았어요.
수술안 하면 어떻게 되죠?

괴사조직에서 **감염이 확대되어 패혈증**(sepsis)을
일으키기도 해서 팔다리를 절단하는 일도 있고
중증화되면 **다발성 장기기능상실**
(multiple-organ dysfunction syndrome, **MODS**)에 ◀ RB-818
빠지는 경우도 있어.

다발성 장기기능상실이요?

단기간에 여러 개의 중요 장기에 장애가 생기는 걸 말해.
60~90%는 이미 손쓸 수가 없어.

▶ 패혈증(sepsis)

패혈증은 미생물에 감염되어 온몸에 심각한 염증반응이 나타나는 상태를 말한다. 패혈증에 특이적인 진단법은 없기 때문에 환자의 체온, 맥박수, 호흡수, 혈압, 혈액검사상의 백혈구 수치 등을 종합하여 판단해야 하며, 패혈증의 원인이 될 수 있는 감염병이 있는지를 확인하는 것이 중요하다.

너무 무서워요….
그런데 의료진도 가운을 입고
청결조작을 하던데
피부가 없어서 **세균에 노출되어** 있으니까
감염예방도 중요하겠네요(vol.1 p.62 참조). ◀ RB-830

그럼. 감염예방은 정말 중요해!
특히 화상 치료실은 **공기도 청정하게 유지되고 있어서**
창상을 청결하게 유지하고 항균제를 투여하는 등
엄격하게 감염대책을 취하고 있지.

Mini Memo

화상으로 소실된 피부는 가능한 한 자신의 피부를 사용하여 이식하지만, 부족한 피부를 보충하기 위해 시체의 피부를 동결 보관하는 피부은행을 이용하는 방법도 있다.

Comment

부상 시에 환자는 공황상태에 빠져 통증을 잊게 되는 경우도 많지만, 진찰 등을 받아 어느 정도 안정되면 그때서야 강렬한 통증을 느끼는 사람도 많다. 의사와 상의해서 최대한 환자의 통증을 없애도록 배려하자. 통증에는 아세트아미노펜, NSAIDs 단독 또는 아편유사제(opioid) 병용 사용이 권장되고 있다. Ⅲ도 화상은 통증을 동반하지 않지만, 환부가 Ⅲ도만 있는 것이 아니라, 주변에는 Ⅰ~Ⅱ도도 있음을 잊지 말고 대처하도록 하자.

화상 면적의 계산
EXTENT OF BURN

그건 그렇고 화상 면적은 어떻게 계산하나요?
의사 선생님은 환자를 보고 바로
몇 %라고 말씀하던데….

화상 면적을 판정할 때는 어떤 법칙에 따르고 있어. ◀ RB-828

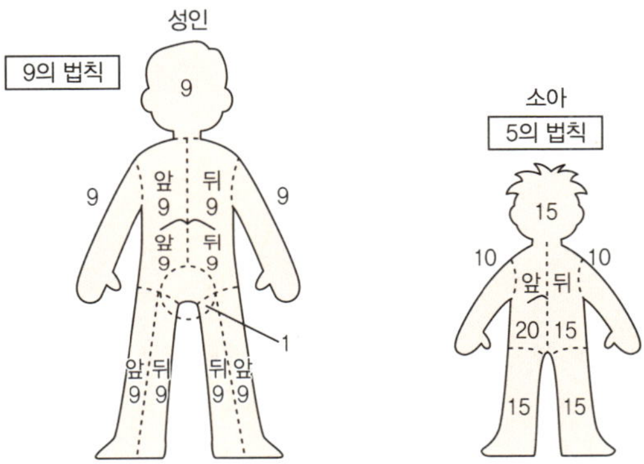

이거 혹시….
모두 더하니 100이군요!
이걸로 화상 면적이 몇 %인가를
바로 계산할 수 있는 거구나~.
어? 왜 소아는 따로 있죠?

소아는 머리나 몸통의 면적이 신체에서 차지하는 비율이 높으니까 ◀ RB-828
성인과는 조금 다른 계산방법이 필요하지.
게다가 소아나 유아의 경우는 **피부가 얇아서** 더 **위독해지기 쉬워**.

Mini Memo

게다가 영유아의 경우는 머리를 20, 팔다리를 각각 10, 몸통을 20으로 해서 계산한다. 또 화상 면적을 산정하는 방법으로 간단히 할 수 있는 것에 '수장법'이 있다. 이것은 손바닥 면적을 1%로 해서 산정하는 방법으로, 화상 면적이 작은 경우에 이용한다.

그렇군요.

성인이라도 30% 이상의 화상을 입은 경우 치료하지 않고 방치하면 순환혈액량이 감소해서 **쇼크**를 일으켜(vol.2 p.175 참조) 죽음에 이르게 되지.

무, 무서워요…!

기도확보의 중요성
MAINTENANCE OF AIRWAY

그리고 말이에요. 의사 선생님이 나화순 씨에게
관넣기(삽관, p.106 참조)를 했어요!
호흡은 별로 힘들어 보이지 않던데
왜 그랬을까요?

관넣기를 하기 전에 콧구멍을 들여다보셨지?

네. 라이트를 비추고 콧속을 보던데요?

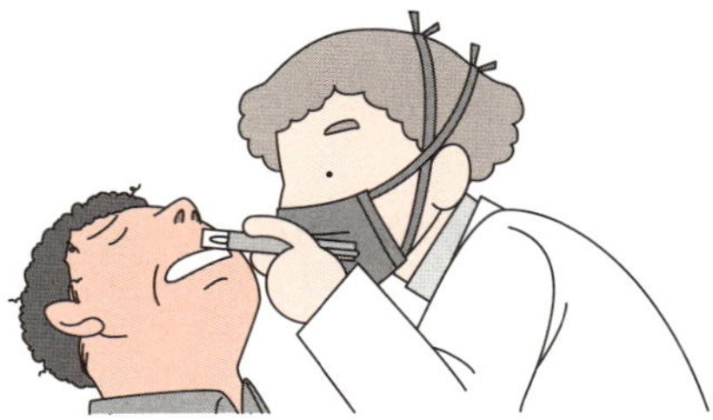

코털이 타지 않았는지 확인한다.

화상 환자의 **기도확보는 매우 중요**해.
콧속을 들여다봐서 코털이 타 있으면
기도화상일 위험이 있다는 말이야.

그렇군요! 화염과 연기를 들이마신 거군요.
그래도 관넣기까지 안 해도….
산소마스크 같은 걸 쓰면 안 되나요?

광범위에 이르는 중증 화상인 경우는
시간이 경과하면 **서서히 악화되어 가는** 게
보통이야. 지금은 괜찮아도 코털이 탔거나
기도화상의 의심이 있으면
수 시간 후 기도에 부종이 나타나면서
막힐 위험이 있어.
그렇게 되면 기관절개가 필요해지기 때문이지.

point! **기도화상 시의 대응**

화상 환자 중 얼굴에 화상이 있거나 코털이 탄 경우에는
기도화상을 의심하여 기도를 확보한다.

아~.
그래서 의심되면 관넣기(삽관)를 해 두는군요.
그러고 보니 내시경 같은 걸
기도에 넣던데, 그건 뭐예요?

그건 기관지내시경이야.
내시경의 일종으로 **기관 내 부종** 유무, ◀ RB-829
분비물 성질 등을 관찰하기 위해 사용하지.
동맥혈가스도 확인해서 **호흡상태를 파악할**
필요가 있어.

Comment

기도화상은 종종 일산화탄소 등의 유독가스에 의한 중독을 동반하며 경과 중에 호흡기 감염병 등을 합병하기도 한다. 또 폐부종의 위험성도 있어 주의 깊은 경과관찰이 필요하다. 얼굴에 화상이 있거나 코털이 탄 상태 등이 기도화상의 진단기준이 되지만, 입안(구강 내) 점막이나 인두, 후두 발적, 통증, 쉰소리, 검은 가래, 호흡곤란 등이 있으면 기도화상을 의심하여 대처하도록 한다.

그다음은 심전도 모니터를 연결하고
스완간츠카테터(Swan-Ganz catheter)나
코위관(nasogastric tube, 경비위관, p.97 참조)을 삽입하거나
유치도뇨카테터를 삽입하는 등 어쨌든
온갖 기계가 연결되어 엄청나게 심각하게 보이더라고요.
아, 그리고 **수액량이 엄청나서** 깜짝 놀랐어요!

호흡 다음은 수액이지. 수액은 광범위 화상인 경우에는
상당히 중요하거든.

왜죠?

간호국시 예상문제

얼굴에 광범위 Ⅲ도 화상을 입은 환자가 이송되었다. 가장 먼저 해야 하는 처치로 올바른 것은?

① 통증 완화
② 기도확보
③ 화상부위의 국소요법
④ 정신적 쇼크의 완화
⑤ 수액 투여

정답 : ②

화상에서는 세포가 파괴되거나
화상부위에서 혈관의 투과성을 항진시키는 물질이
방출되거나 해서 **전신의 혈관에서 혈장이 누출되거든**.
그래서 순환혈장량이 부족해지면
쇼크상태(vol.2 p.175 참조)에 빠질 가능성이 있어.

아~. 그래서 수액을 투여하는군요.
그런데 가온기라는 걸로 수액을 데워서 투여하던데요?
게다가 전기담요도 써서 따뜻하게 했고요.
화상인데 왜 따뜻하게 하죠?

저체온(hypothermia)을 방지하기 위해서지.
피부가 상실되어 체온을 조절하지 못 하는 데다가
몸에서 상실된 수분의 기화열 때문에
체온이 점점 떨어지거든.

그렇구나~. 신기하네요.
그럼, 나화순 씨 좀 관찰하고 올게요.

그래. 다녀와~.

Comment

정상적인 경과를 보이는 환자는 36~48시간 후에 리필링이라고 해서 소변량이 급격히 증가하게 된다. 이 변화는 갑자기 일어나기 때문에 심장 기능이 따라가지 못해 심장기능상실(heart failure, 심부전)에 빠지거나 허파에 물이 새어나와 폐부종(pulmonary edema)이 발생할 우려가 있다. 따라서 리필링이 관찰되면 즉시 수액량을 줄일 필요가 있다.

그만둘 수 없어, 멈출 수 없어

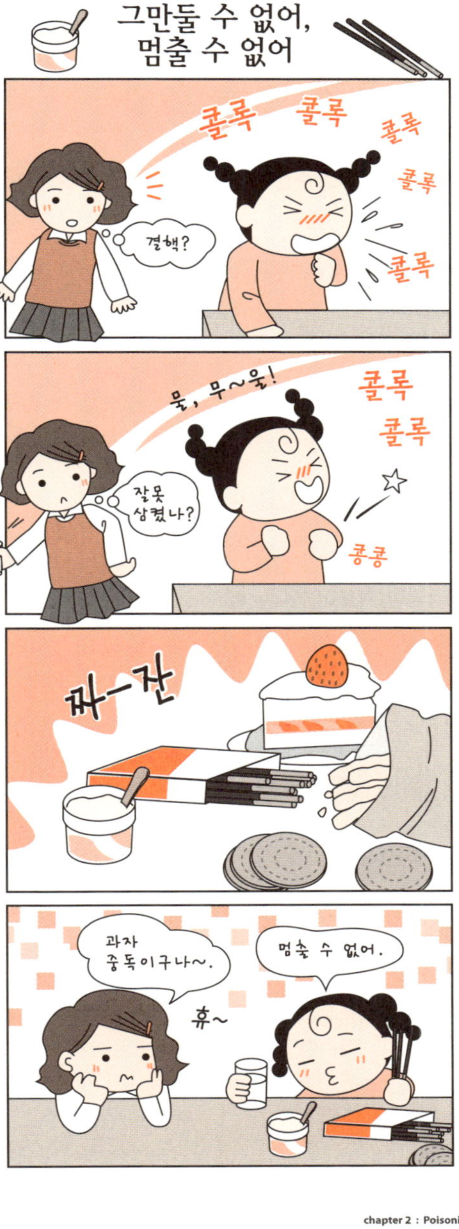

Chapter Review

다양한 응급질환(중독 · 열중증 · 화상)

- ☐ 중독에서는 조기의 정보수집(중독물질, 노출량, 노출 경과시간 등)이 중요하다(p.37).
- ☐ 폐부종 증상은 농도 100ppm의 황화수소에 노출된 경우에는 약 48시간, 300ppm에서는 약 1시간, 600ppm에서는 약 30분에 나타난다. 48시간은 경과를 관찰한다(p.38).
- ☐ 유기용제에는 가솔린에 포함된 벤젠, 시너의 성분인 톨루엔, 도료나 세정제에 포함된 트리클로로에틸렌 등이 있다(p.40).
- ☐ 중독 환자에 대해서는 기본소생술을 우선한다(p.40).
- ☐ 복어독인 테트로도톡신의 잠복시간은 30분~수 시간으로 짧고 호흡근마비로 사망할 확률이 높다(p.41).
- ☐ 산소와 결합하지 않은 환원헤모글로빈이 혈중에 5g/dL 이상이 되면 피부색이 환원헤모글로불린색인 암자색이 되어 청색증을 일으킨다(p.44).
- ☐ 일산화탄소중독 시에는 피부색이 선홍색이 된다(p.45).
- ☐ 일산화탄소중독에는 고압산소요법이 효과적이다(p.46).
- ☐ 식중독에는 지사제의 사용을 금하며, 독소형 식중독에는 항균제는 효과가 없다(p.51, 52).
- ☐ 살모넬라에 의한 식중독의 원인음식은 날달걀, 육류 등이며, 38℃ 이상의 고열이 난다. 잠복기간은 6~48시간이다(p.54).

- ☐ 캄필로박터에 의한 식중독의 원인음식은 육류나 생우유이며, 2~7일의 잠복기 후에 고열, 경련 등의 증상이 나타난다(p.54).
- ☐ 장염비브리오균에 의한 식중독은 회나 초밥 등 익히지 않은 어패류가 원인음식이며 6~20시간의 잠복기 후에 발병한다(p.54).
- ☐ 열경련, 열피로, 열사병 등을 합하여 '열중증'이라고 한다. 중증으로 치명적인 것이 열사병이다(p.56).
- ☐ 42℃를 넘는 고온하에서는 단백질에 변성이 일어나 근육조직이 파괴되는 가로무늬근융해(횡문근융해)를 발병하기도 한다. 적갈색 소변이 특징적이다(p.58).
- ☐ 열중증에서는 의식이 있으면 수분과 전해질을 경구 보충하고, 의식이 없으면 기본소생술 후에 수액투여와 체온강하요법을 시행한다(p.58).
- ☐ Ⅰ도 화상은 발적과 열감이 있고 통증이 심하지만, 흉터는 남지 않는다. Ⅱ도 화상은 수포를 형성하고 진피까지 도달해 있다. Ⅲ도 화상은 피부밑조직까지 도달해 있으며 통증은 없다(p.61).
- ☐ 화상지수는 Ⅱ도 화상면적(%) × 1/2 + Ⅲ도 화상면적(%)으로 나타낸다(p.62).
- ☐ 화상면적은 성인의 경우 9의 법칙, 소아의 경우 5의 법칙으로 판정한다(p.65).
- ☐ 화상 환자 중에서 얼굴에 화상이 있거나 코털이 타 있는 경우에는 기도화상을 의심하여 기도를 확보한다(p.68).

제 3 장

RB-833

주술기 ①

주술기란 환자에 대한 수술요법이 결정된 시점부터 수술 후 급성기와 회복기를 거쳐 퇴원할 때까지를 말한다. 환자의 변화를 간과하지 않도록 세밀한 관찰이 필요하다.

핵심어 호흡훈련, 무기폐, 마취제, 예비투약, 기관내삽관, 위관, 깊은정맥혈전증, 폐색전증, 인공호흡기

호흡훈련의 필요성
RESPIRATION TRAINING

선생님, 선생님!
제가 담당하는 구장혁 씨
뭔가 재미있는 놀이를 하시던데요?

뭐? 재미있는 놀이?

▶ 저위전방절제술(lower anterior resection)

곧창자암(직장암) 수술의 한 방법으로, 곧창자암의 아래끝이 항문에서 6cm 이상 떨어져 있어서 개복수술로 절제할 수 있는 경우에 곧창자의 저위(低位)까지 주위를 박리하고 그곳에서 곧창자를 절단하여 잘록창자(결장)와 곧창자(직장)를 연결하는 수술방법이다.

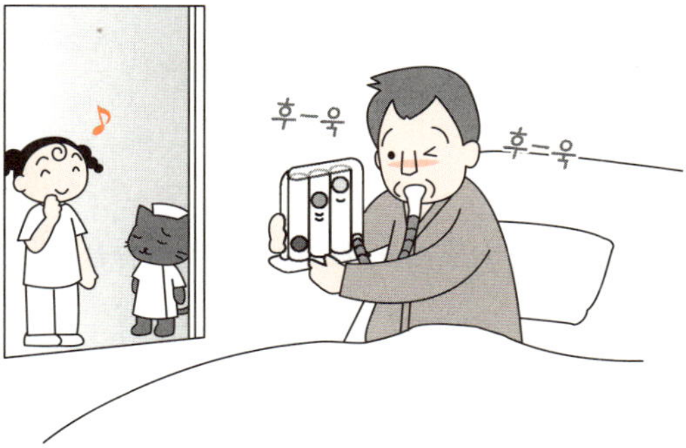

이런…. 저건 놀이가 아니라
호흡훈련을 하는 거야!

네? 호흡훈련? 왜요?
구장혁 씨는 곧창자암(직장암) 수술을 받을 예정인데….

Profile

구장혁 씨 52세 남성

회사 건강검진에서 대변잠혈검사 양성 판정을 받고 정밀검사한 결과,
곧창자암(직장암)으로 진단을 받아 저위전방절제술을 받을 예정으로 입원하였다.
흡연력은 30년(하루 20개비)이지만 수술을 위해 금연 중이다.
아내, 고등학교 3학년인 장녀, 중학교 3학년인 장남과 함께 살고 있다.

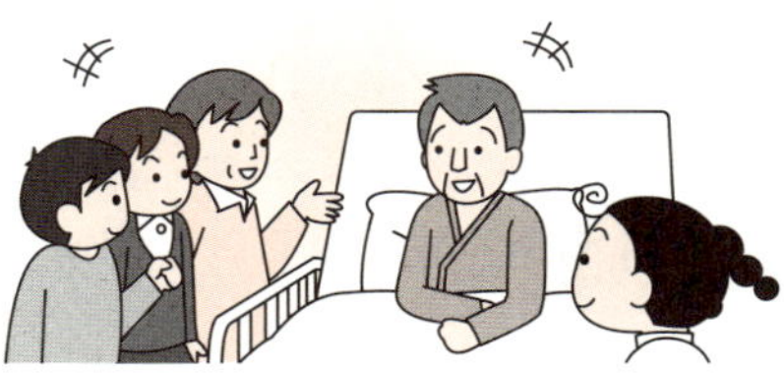

구장혁 씨는 앞으로 수술을 받게 되잖아?
곧창자암뿐만 아니라,
전신마취를 하고 수술하는 경우에는 호흡훈련이 중요해.
너, 수술 전 환자의 간호에 대해 전혀 예습을 안 했구나.

에고….

수술, 특히 **전신마취를 하고 수술하는 경우,**
수술 전후의 관리는 매우 중요해.
환자에게도 잘 설명해서
주술기 일련의 흐름을 이해하도록 할 필요가 있어.
너도 확실히 예습해 둬.
우선은 호흡훈련부터 알아보자.

넵!

우선 수술할 때는 전신마취를 하니까
장시간 인공호흡기로 호흡을 관리하거든.

앗~! 그래요?

물론이지. 마취를 하면
호흡중추(respiratory center)**가 억제**되니까
기계에 의존하지 않으면 위험하지.

그렇구나. 그런데 왜 호흡훈련을…?

우선 보통 상태라면 목에 이물감이 있으면
기침을 하거나 해서 가래를 뱉잖아?

네.

수술 후 인공호흡기를 뗀 직후에
스스로 분비물을 배출할 수 없으니까
그게 허파로 들어가거나 해서
폐렴이나 무기폐(atelectasis)**를 일으키기 쉽지**. ◀ RB-470, 482
수술 후에는 전신상태도 좋지 않고
상처가 아플 수도 있으니까
배에 힘주기 힘들어서 **가래를 뱉기가 어렵**거든.

Comment

수술 중에는 수술영역을 넓혀 수술하기 쉽도록 근이완제(muscle relaxant)를 투여하는 경우가 있으며, 이로 인해 호흡근 등의 중요한 근육도 이완되기 때문에 자력(자발)호흡이 어려워진다. 기관내삽관(endotracheal intubation)으로 호흡을 관리하는 것이 일반적인데, 기관 내 튜브의 자극으로 가래가 많아진다. 마취제의 영향으로 혈압이 저하되고 말초조직으로 공급되는 산소가 부족해지기도 한다.

▶ 전신마취(general anesthesia)

전신마취란 마취제를 투여하여 중추신경기능을 억제함으로써 의식이나 전신적인 감각을 소실시키는 마취방법이다. 그리고 최근에는 수술 환자의 전신적 관리라는 측면의 의미까지 확대시켜 수술실에서 수술을 받는 환자가 수술하는 동안 통증, 의식, 움직임을 없애고 호흡, 혈압 및 출혈과 수액을 적정하게 유지하는 일련의 전 과정을 포함한다.

point! 수술 중 · 후의 호흡관리가 중요한 이유

① 근이완제를 이용하면 자력호흡이 어려워진다.
② 기관 내 튜브로 인해 가래 등의 분비물이 많아지고, 수술 부위 통증으로 가래를 뱉기 어려워진다.
③ 인공호흡기를 뗀 후에는 폐렴이나 무기폐가 일어나기 쉽다.
④ 마취제의 영향으로 혈압저하, 말초로 공급되는 산소가 부족해지기도 한다.

무기폐요?

기도 안에 분비물이 고이고 엽기관지(lobar bronchus)가 막혀서
허파로 공기가 들어가지 않게 되는 상태를 말해.
그걸 예방하려면 수술 후에는
1, 2시간마다 심호흡을 하는 게 좋다고 하지.

아하~. 그래서 아까 그런 도구로
호흡을 연습했던 거군요.

특히, 가래 양이 많은 **흡연자**나
호흡근력이 저하되어 있는 **노인**, **만성 폐쇄폐질환**
(chronic obstructive pulmonary disease, COPD) ◀ RB-477
환자들에게는 세심하게 호흡훈련을 시행할 필요가 있어.

그러고 보니 구장혁 씨도 흡연자였어요.
입원 전부터 **금연**을 해서
이번을 계기로 담배를 끊을 수 있었다며
좋아했는데….

흡연자는 수술 후 호흡기 합병증의 발생빈도가 높아.
게다가 흡연으로 일산화탄소나 니코틴이 체내에 흡수되면
적혈구의 산소운반능력이 저하되거나
말초혈관 수축이 일어나기도 하지.
그래서 수술 전에는 금연하는 게 좋아.

그렇구나!
그래서 며칠 전부터 금연을 시작한 거군요.

Mini Memo

흡연자에게는 수술 전 최소 2주간의 금연지도가 필요하다. 흡연자, 노인, 만성 폐쇄폐질환(COPD, vol.4 p.276 참조) 합병증 환자인 경우에는 특히 수술이 결정되자마자 가급적 빠른 시일 내에 수술 전 호흡훈련을 시작하는 것이 바람직하다. 또, 수술 후 호흡기 합병증을 예방하려면 조기에 재활을 시작하는 것이 가장 중요하다(p.133 참조).

그 밖에 기침하는 연습을 하기도 해.
목을 축여서 가래가 나오기 쉽게 하려고
목 헹구기 연습을 시키는 경우도 있지.

저도 호흡훈련을 제대로 견학하고 와야겠어요!

point! 수술 전 호흡훈련

① 전신마취, 수술부위 통증, 체력 소모 등으로 호흡기능이 약해진다.
② 수술 후 호흡기 합병증을 예방하기 위해 수술 전에 호흡훈련을 시행해서 호흡기능을 향상시켜 둔다.

리셀 웨폰

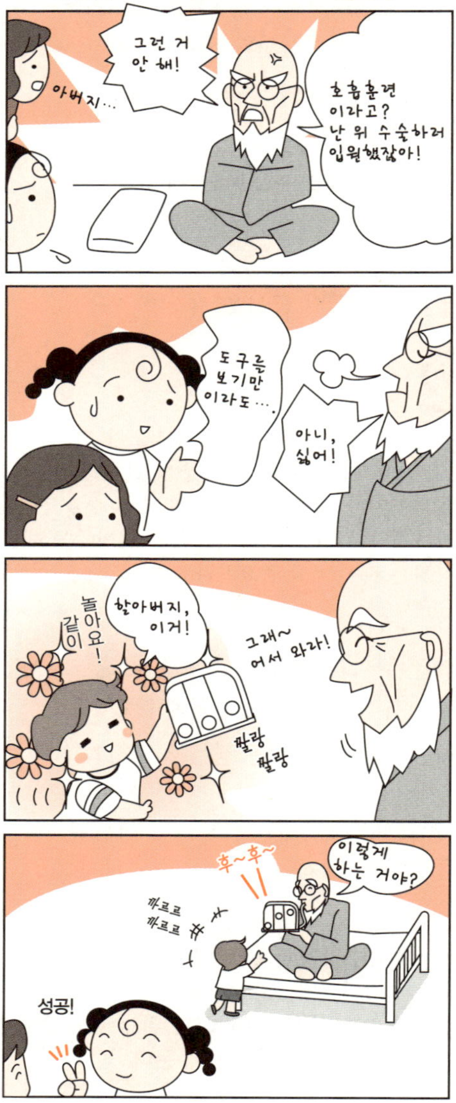
아버지…
그런 거 안 해!
호흡훈련 이라고? 난 위 수술하러 입원했잖아!
도구를 보기만 이라도….
아니, 싫어!
같이 놀아요!
할아버지, 이거!
짤랑 짤랑
그래~ 어서 와라!
후~후~
이렇게 하는 거야?
까르르 까르르
성공!

호흡훈련뿐만이 아니야.
수술과 전신마취는
온몸에 커다란 침습이 되거든.
그래서 전신상태를 수술 전에 꼼꼼히 검사해서
침습에 견딜 수 있는지를 판단해야 해.

그렇구나….
그러고 보니 구장혁 씨도 여러 검사를 받았어요.

일반적으로 수술 전에 받는 검사에는 이런 게 있어.

▼ 수술 전 일반검사

순환계	표준심전도 등
호흡계	가슴(흉부) X선, 폐활량 측정(폐활량, 1초율 등), 혈액가스분석 등
혈액검사	혈액형(ABO형, Rh형), 혈액 일반(적혈구 수, 혈소판 수, 적혈구용적률, TP, 알부민 수치 등), 출혈응고(출혈시간, 프로트롬빈시간 등), 간기능(AST, ALT), 콩팥기능(BUN, 크레아티닌), 내당능(BS, HbA1c 등), 혈청 전해질, 감염병 등
소변검사	요단백, 요당, 요잠혈 등

우와~ 이렇게 많이?

물론 수술 전 검사에서 문제가 없어도
당일 열이 나거나 하면
그때는 수술이 연기되지.
수술과 마취에 대해서는 마취과 의사 선생님의
강의를 들어 보자.

네~에!

Lecture

수술 전 검사와 마취

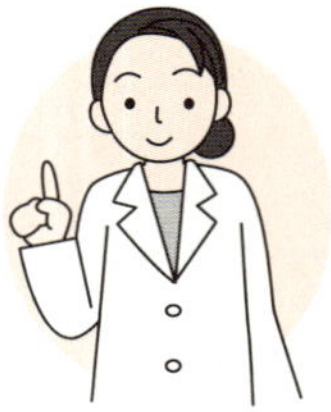

마취과 의사

지금까지 살펴본 바와 같이 마취와 수술 자체가 몸에 미치는 영향은 굉장히 크고, 수술 전에는 수술 부위뿐만 아니라 전신상태를 파악하는 것이 대단히 중요하다. 수술 전 검사 결과를 보고 환자가 마취나 수술을 견딜 수 있는지, 어떤 마취법을 선택할 것인지, 수술 전부터 수술 후에 걸쳐 어떻게 관리해 나갈지를 판단해서 최상의 상태에서 수술에 임할 수 있도록 준비한다.

예를 들어 노인이나 소화기 질환 환자는 **저영양 상태**인 경우가 많은데, 수술을 마친 몸은 더욱 에너지소비량이 높아져서 기아상태가 된다. 저영양 상태로 수술을 받으면 수술 후 감염이나 봉합부전, 폐렴 등 수술 후 합병증을 일으킬 수 있다. 따라서 수술 전에 경구섭취, 경장영양, 경정맥영양 등으로 영양상태를 보정해 둘 필요가 있다.

또, 저영양 상태 이외에 부정맥, 호흡 · 콩팥 · 간기능장애, 내당능, 출혈경향 등은 모두 수술 중 · 후 합병증의 위험인자가 된다. 그중에서도 **간기능검사**는 전신마취를 받는 데 특히 중요하며, AST · ALT 수치에 이상이 관찰되거나 간질환 과거력이 있는 경우 최근에는 별로 시행하지 않지만 ICG라는 검사를 하기도 한다.

※ 마취과 의사는 검사 결과에 따라 수술 전 평가를 하고, 수술방식이나 환자상태에 맞게 적절한 마취계획을 세우며, 수술 중에는 간호사들과 협력해서 호흡이나 순환 등의 전신관리를 한다.

▼ 마취의 종류

전신마취(의식 없음)	국소마취(의식 있음)
흡입마취 정맥마취	척추마취(요추마취 등) 경질막바깥마취 전달마취(신경차단) 국소침윤마취 표면마취

Mini Memo

ICG(indocyanine green)란 '인도시아닌그린'이라는 검사액으로, 이를 이용한 간기능검사를 ICG시험이라고 한다. 한쪽 팔에 ICG를 0.5mg/kg 정맥주사하고 15분 후에 다른 팔에서 채혈하여 혈중 ICG 수치(%)를 확인한다. ICG는 간세포에 특이적으로 흡수되어 쓸개즙으로 직접 배설된다. 간기능이 정상이면 90%가 쓸개즙으로 배설되지만, 혈중에 10% 이상 남아 있으면 간기능장애(dyshepatia)가 있는 것으로 간주한다.

그렇구나. 그래서 전신상태를
세밀하게 확인할 필요가 있는 거군요.
그런데 왜 **간기능검사가 특히 중요**하죠? ◀ RB-833

좋은 질문이야. 간은 어떤 장기였지?

분명 약물이나 세균 등을 무독화하는 기능이
있어요(vol.4 p.186 참조).

그렇지. **약을 배설하기 쉬운 형태로 바꾸었지**. 그런데
수술이 끝난 후에 만약 마취제가 적절하게 대사되지 않으면…?

간호국시 예상문제

ICG시험에 대한 설명으로 올바른 것은?

① 투여량은 체표면적에 따라 산출된다.
② ICG의 정맥 내 주사 전과 2시간 후 2회에 걸쳐 채혈한다.
③ 채혈과 채혈 사이에 500mL의 물을 마신다.
④ ICG를 정맥 내에 주사한 반대쪽 정맥에서 채혈한다.
⑤ 혈중에 조금이라도 남아 있으면 간기능장애로 간주한다.

정답 : ④

아, **마취제가 몸에 계속 남게 돼요**!

바로 그거야!

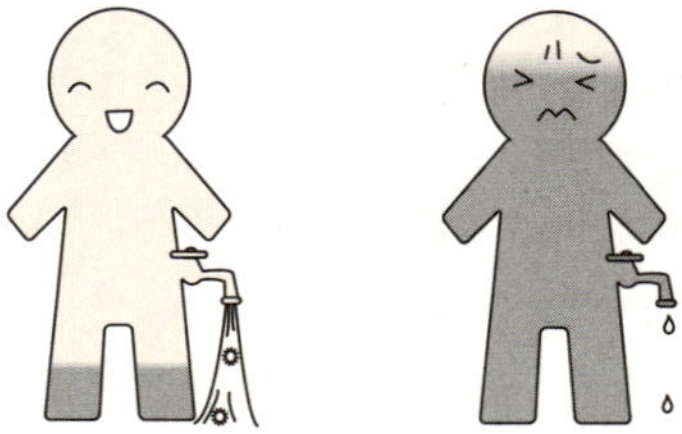

배설되지 않으면 약은 계속 체내에 머무른다!

그렇구나. 그래서 간기능검사(vol.4 p.163 참조) 수치가 중요한 거군요.

마취제를 장시간 사용하는 행위에는 생명의 위험도 동반하게 돼.
그래서 간기능장애가 있으면
간기능이 개선될 때까지 기다리거나
혹은 수술을 못하는 상황도 발생하지.

그렇게 중요하구나….
구장혁 씨의 검사 결과를 보고 올게요.

▶ 마취제(anesthetic agent)

마취제는 흡입마취제, 정맥마취제로 크게 나눌 수 있는데, 수술의 종류 및 시간, 환자의 상태를 고려하여 환자에게 제일 안전하고 적합하다고 판단되는 마취제 및 마취 방법을 선택해야 한다.

금식의 이유
THE RISK OF EATING & DRINKING BEFORE SURGERY

구장혁 씨, 다행히 검사 결과는 양호하대요.
수술은 드디어 내일로 잡혔고
오늘 밤은 **금식**이라는데, 좀 안됐어요….

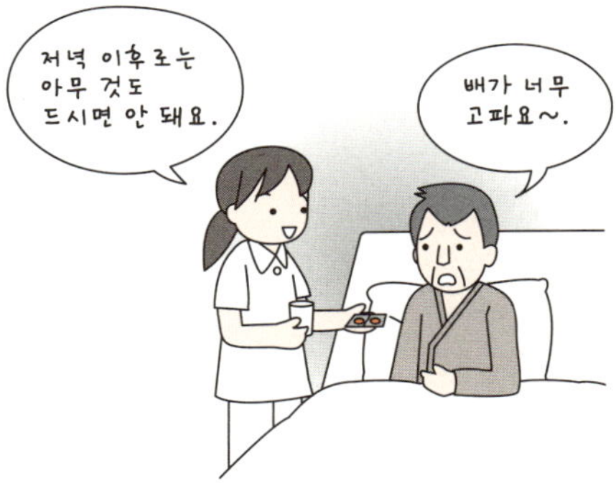

잠자기 전에는 **설사제**(purgative)도 복용하고
다음날 아침에는 **관장**(enema)을 해서 ◀ RB-834
위를 완전히 비워내야 하지.

설사제에 관장이라….
그렇게 완벽하게 소화관을 비우는 건
음식물이 소화관 안에 남아 있으면
수술할 때 잘 안 보이기 때문인가요?

그것도 중요한 목적 중 하나야.
대변으로 수술영역이 불결해지는 걸 방지하는 목적도 있지.
하지만 금식은 소화관 수술에 한정된 건 아니야.

네? 정말이요?

전신마취를 하면 기침을 해서
가래를 뱉어낼 수 없다고 했었지?(p.77 참조)

네.

만일 전신마취를 한 상태에서
소화관에 있는 음식물이 역류해서 기도로 들어간다면?

아, 그렇구나!
목이 메거나 하는 감각이 없으니까
기침을 해서 뱉을 수 없어요!

그래. **흡인폐렴**(aspiration pneumonia)**을 일으킬 위험도 있어**.

Comment

수술 전날에는 보통 저녁식사 이후에 금식하게 되며 취침 전에는 설사제(purgative, 하제)를 복용한다. 또, 수술 당일 아침에는 관장(enema)을 해서 위를 비워야 한다. 이는 위 안을 완전히 비워서 잘 보이게 하기 위함이며, 대변으로 인해 수술영역이 불결해지거나 남은 대변 때문에 창자막힘증(ileus, 장폐색증, vol.4 p.34 참조)이 일어나는 것을 막기 위함이다. 목욕도 수술 당일의 수술 전에 하도록 권장하고 있다.

point! 수술 전에 소화관을 비우는 이유

① 소화관에서 음식물을 없애면 수술영역을 쉽게 볼 수 있다.
② 대변으로 수술영역이 불결해지는 것을 방지한다.
③ 전신마취상태에서 소화관 내 음식물이 역류하여 발생하는 흡인폐렴을 예방한다.

그렇구나!
하지만 저라면 속이 비어 있으면
아마 잠을 못 잘 거예요.
수면부족이 된다니까요.

그렇지. 공복 때문만이 아니라,
수술 전날 환자는 긴장하거나 불안해서 ◀ RB-834
좀처럼 **잠을 못 자는 경우가 많아**.
수면부족은 전신상태에 악영향을 줄 수도 있지.

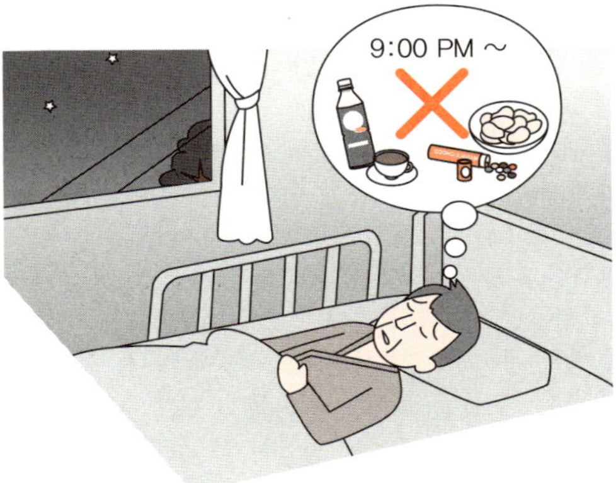

그럼, 수술을 못하게 되나요?

그러면 곤란하니까
보통 불면 시에는 수면제를 사용하도록 지시가 내려져.

그렇구나. 수술 전에는 충분한 수면을 취하는 것도 중요하군요.

Comment

평소에 복용하는 약물은 일반적으로 수술 직전까지 복용을 계속해도 문제는 없다. 하지만 항응고제나 항혈소판제를 복용하면 수술에서 출혈이 멈추지 않게 될 위험이 있으므로 기본적으로 수술 전에 약 복용을 중단한다. 그 기간은 약물에 따라 달라진다.

▶ 수술 전 금식의 이유

수술 전 하루 이상은 음식을 섭취할 수 없다. 수술 전 금식하는 이유 중의 하나는 전신마취 때문이다. 대개 수술의 마취는 전신마취로 이루어진다. 전신마취를 유도하는 과정 중에 위 내용물이 입안으로 역류할 수 있다. 이로 인해 위 내용물이 기도를 폐쇄하여 질식을 일으킬 수 있다. 또한, 기도 내로 넘어가 흡인폐렴(aspiration pneumonia) 등을 일으킬 수 있다. 즉, 금식을 해서 속을 비우는 이유는 수술 시 마취에 의해 발생할 수 있는 여러 위험요인을 막기 위해서이다. 성인과 아동의 금식 시간은 다른데, 성인은 마취유도 8시간 전까지 금식해야 하고, 아동은 마취유도 6시간 전까지 금식해야 한다. 금식할 때 1~2컵 정도의 물은 무방하다. 그러나 물 이외의 다른 음식을 섭취하는 것은 좋지 않다. 수술 전 금식하는 가장 중요한 이유는 위를 공복상태로 만들기 위해서이다. 수술 전의 심한 불안감이나 두려움 등은 공복을 지연시키므로 가급적 마음을 안정상태로 유지해야 한다. 비만, 당뇨, 임신 등으로 위 내용물이 흡인될 가능성이 높은 환자들은 따로 의사의 처방이 필요하다. 즉, 의사의 처방에 따라 제산제를 섭취하고 위 운동을 증가시켜 주는 약물을 복용한다.

예비투약이란?
PREMEDICATION!

선생님! 이것 좀 가르쳐주세요!

무슨 일인데?

간호사 선생님이
"구장혁 씨에게 **예비투약**하고 올게요."라고
하던데 예비투약이 뭐예요?

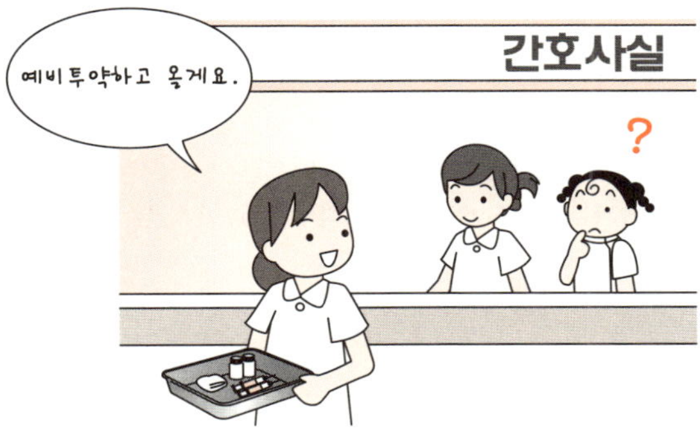

예비투약(premedication)**은 마취 전 투약하는 걸** 말해.
앞으로 1시간 후에 수술이니까
슬슬 구장혁 씨에게 투여할 시간이네.

마취 전 투약이요?

마취 도입이 원활하게 진행되어
수술을 순조롭게 시작할 수 있도록
마취 도입 1~2시간 전에 투여하는 약이야.
진통 및 **진정이나 부교감신경차단**,
기관지점막 등의 분비억제 등을
목적으로 투여되지.

▼ 예비투약에서 투여되는 주요 약물과 그 효용

약물명	효용
바르비투르산염(barbiturate)	진정
아트로핀(atropine)	부교감신경반사차단, 침 · 기도 내 분비억제
마약계 진통제	진통, 최면

Comment

예비투약은 불안 경감과 제거를 목적으로도 투여되지만, 이로 인해 의식이 몽롱해지기도 한다. 아동에게는 대부분 사용하는데, 최근에는 환자 오인사고 등을 방지하기 위해 예비투약을 하지 않는 의료기관도 늘고 있다.

Mini Memo

수술 전 준비로서 수술복으로 갈아입고 의치, 콘택트렌즈, 반지를 빼며 화장이나 매니큐어를 지운다.

예비투약이 투여되면
구장혁 씨의 상태를 면밀히 관찰해야 해.

왜요?

예비투약의 영향으로 휘청거림 등이 나타날 수 있거든.

앗! 구장혁 씨 좀 봐!

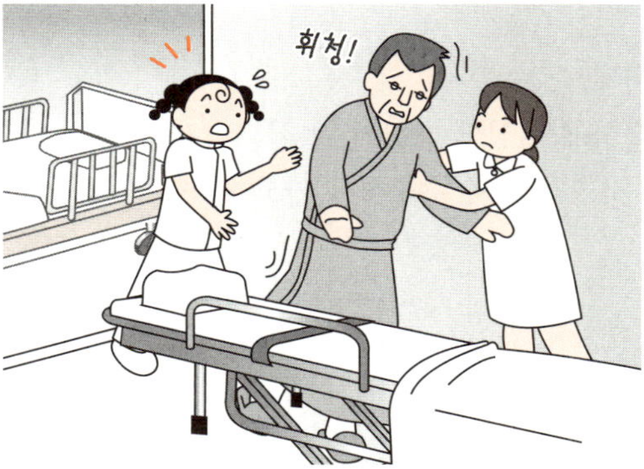

간호국시 예상문제

기관지점막에서의 분비억제를 위해 예비투약으로서 사용하는 것은?

① 모르핀
② 아트로핀
③ 디아제팜
④ 펜타조신
⑤ 아세트아미노펜

정답 : ②

아휴~. 아슬아슬했네.

투여 후에는 **침상안정**(bed rest)이 필요해.
그래서 환자운반차로 이동할 때는
주의해야 한다고 말하려던 참이었는데,
좀 늦었네.

그러네요.
수술실에 입실할 때까지 잘 살펴야겠어요.
아, 구장혁 씨가 수술실로 가고 있어요.

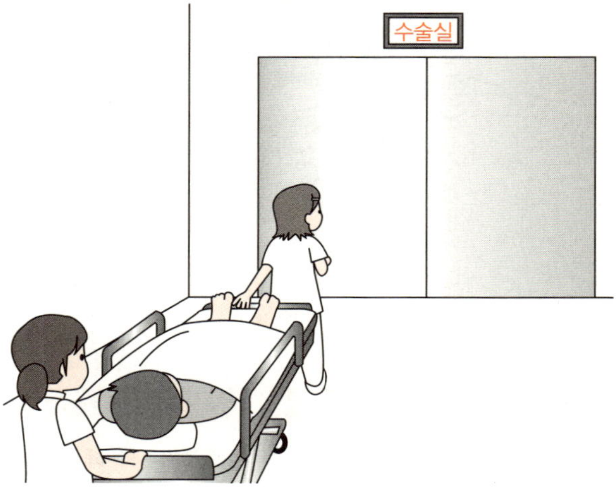

Comment

예비투약을 하지 않는 경우 환자에게 스스로 걸어서 수술실로 들어가도록 하기도 한다. 어느 쪽이든 환자 오인사고(vol.1 p.427 참조)를 방지하기 위해 수술실 간호사에게 인계할 때에는 환자의 본인 확인이 중요하다. 본인에게 이름을 말하게 하거나 환자팔찌로 확인한다.

자, 모니터를 장착하고
바로 **도입**(전신마취를 시작하는 것)에 들어가.
일반적인 도입 흐름을 기억해 둬.

▼ 일반적인 도입 흐름(성인)

1. 정맥로를 통해 마취제를 투여하여 진정 효과를 얻는다(경질막바깥마취를 함께 이용하는 경우에는 경질막바깥마취를 한 후 전신마취를 도입한다).
2. 근이완제(p.77 참조)를 투여한다.
3. 기관 내에 삽관하고 인공호흡기를 장착한다.

저기에서 준비하는 분이 마취과 의사 선생님이시군요.
어머? 구장혁 씨가 옆으로 누워 있어요.

경질막바깥마취(peridural anesthesia, 경막외마취)를 위해
허리천자(spinal puncture, 요추천자)를 하는 거야.
허리천자는 어떻게 보조(vol.8 p.268 참조)하는지
기억하고 있지?

▼ 허리천자

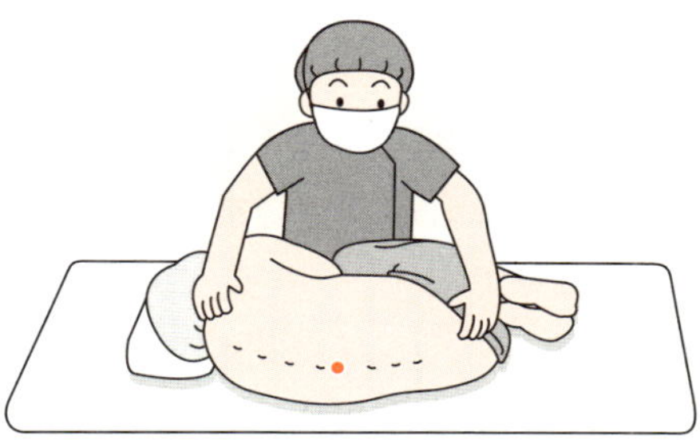

옆으로 눕히고 등을 구부리게 하여 허리뼈 사이를 넓힌다.

아! 생각났어요. 그런데 경질막바깥마취가 뭐죠?

국소마취 중 하나로 영어로는 'epidural anesthesia',
줄여서 '에피'라고도 하지.
전신마취와 함께 사용하면
전신마취제 사용량을 줄일 수 있거든.
게다가 카테터를 유치해 두면
필요에 따라 약의 용량을 추가할 수도 있고.

Comment

경질막(경막; 뇌와 척수를 덮는 막의 하나, vol.5 p.56 참조) 바깥공간에 국소마취제를 주입하여 척수신경전달을 차단하는 것이 경질막바깥마취이다. 전신마취와 함께 사용하면 수술 중 전신마취제 사용량을 줄일 수 있는 외에도 수술 후 통증관리에 널리 사용되고 있다. 장시간에 걸쳐 수술할 때에는 사전에 경질막 바깥공간에 카테터를 삽입해 두고 적정하게 약물을 추가 또는 지속 투여할 수 있도록 한다. 수술 후에는 카테터 끝에 풍선 모양의 약물 주머니를 달아 그 풍선이 일정한 속도로 수축함으로써 약물이 주입되면 지속적인 진통 효과를 얻을 수 있다.

우와~, 정말이네요. 카테터를 유치했어요.

마취과 의사는 수술의 진행이나 환자 상태에 맞추어
마취제나 근이완제 등을 적절하게 추가하면서
수술조작이 끝날 무렵에는
마취에서 각성할 수 있도록 조정하지.
물론 대량출혈이 일어난 경우에는
수혈(vol.2 p.316 참조) 등의 대응도 필요하고.

그렇구나.
드디어 전신마취제를 투여하고….
순식간에 구장혁 씨의 의식이 사라졌어요.
저건 기관내삽관인가요?

맞아. **근육이 이완된 것을 확인해서 기관 내에 튜브를 넣는** 거지.

지금, 간호사 선생님이 커프를 주입한다고 하네요.

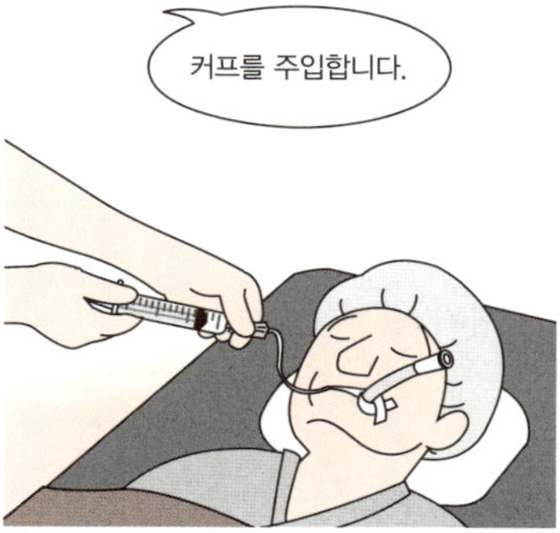

커프가 뭐죠?

기관 내 튜브가 어긋나거나 빠지지 않도록 **안에 공기를 넣어 고정해 두는** 거야.
하부 기도로 잘못 삼키거나
공기가 새는 걸 방지하는 의미도 있지.

▼ 커프

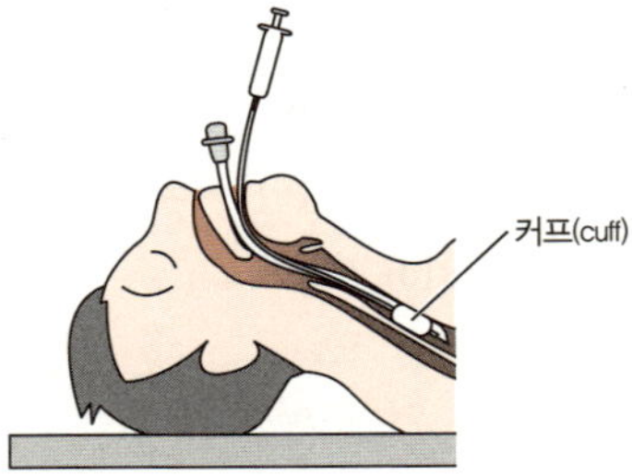

Mini Memo

커프의 압력이 낮으면 확실히 고정할 수 없어 환기가 부족해질 우려가 있고, 반대로 너무 높으면 기도 점막을 손상하게 된다. 적당한 압력(14~20mmHg)을 가하는 것이 중요하다.

네에~.
앗, 이번에는 코로 뭔가 가는 관을 넣고 있어요.
관 끝에 주머니가 달려 있는데요?

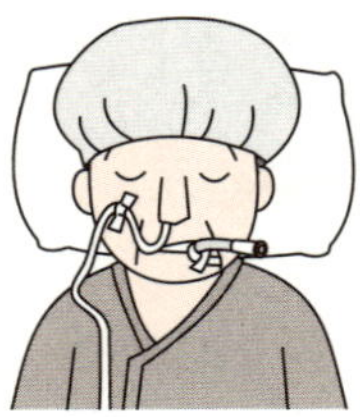

위관(gastric tube)이야.
위까지 통과하는 관이지.
이건 소화기외과 의사 선생님의 강의를 들어 보자.

네~에!

Lecture

위관삽입의 의미

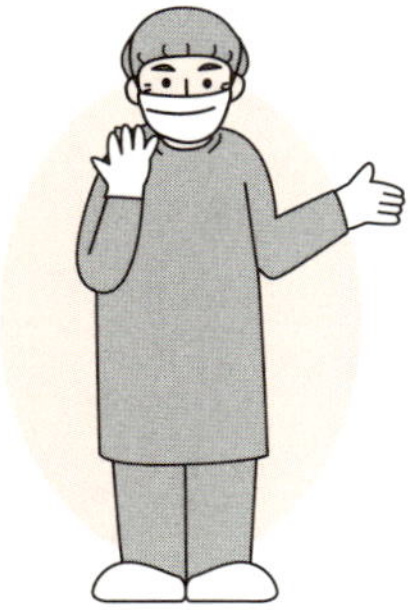
소화기외과 의사

위관은 치료적으로 사용되는 경우에는 위 내용물(분비액이나 가스) 흡인에 의한 **감압**, 위 내 **세정**, 약물이나 영양제 **투여**를 목적으로 삽입된다. 전신마취하 수술에서는 위 분비액에 의한 **흡인폐렴을 방지**할 목적으로 널리 이용된다.

또, 위 수술에는 수술 후 문합부위 출혈 등의 조기발견에도 도움이 된다. 다만, 위 수술에서 수술 중이나 후에 잘못해서 위관이 빠지게 되면 재삽입으로 인해 문합부위에 상처를 입힐 우려가 있으므로 원칙적으로 재삽입은 하지 않는다.

위관삽입의 기준은 코안에서 들문(분문)까지는 45cm 정도, 중앙부까지 삽입하면 55cm 정도가 된다. 정확한 위치에 삽입되었는지는 주사기로 관에 공기를 넣고 청진기로 배 소리를 들어보면 확인할 수 있다. 정확하게 삽입되어 있으면 공기의 '뽀글뽀글'하는 소리가 청진기로 들린다. 여기에 추가하여 흡인을 통해 위액 배출이 확인되면 제대로 들어가 있는 것이다. X선 촬영으로 튜브 위치를 확인하는 경우도 있다.

수술 후 위관 관리에 대해서는 이전에는 위의 감압 효과가 있다고 보아 수술 후 장기간 위관을 유치했으나 지금은 위관을 통한 감압 효과의 의미가 명확하지 않다는 판단에서 일반적으로 수술 후 조기에 제거하고 있다. 오히려 유치를 하게 되면 호흡장애가 일어날 수 있다고 해서 마취각성 이후에 제거하는 경우가 많아지고 있다.

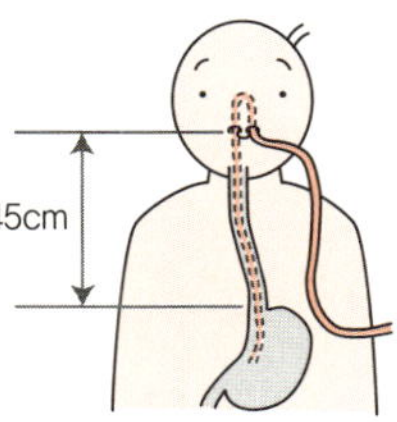

Mini Memo

위관(gastric tube) 삽입은 수술뿐만 아니라 일반 병동에서도 비교적 많이 시행되고 있다.

아하~, 그렇구나.
위관에는 다양한 역할이 있었네요.
흡인하거나 영양제를 넣거나….

맞아.
필요에 따라 병동에서 삽입하기도 하고
미리 삽입되어 있는 경우도 있지.
위관을 삽입할 때에는
입안을 청결히 해야 하는 것도 잊지 마.

왜요?

감염을 방지하기 위해서야.
그리고 볼과 코에 확실히 고정해서
빠지지 않도록 주의해야 하고.

그렇구나.
이제 수술이 시작돼요. 아~ 떨려!

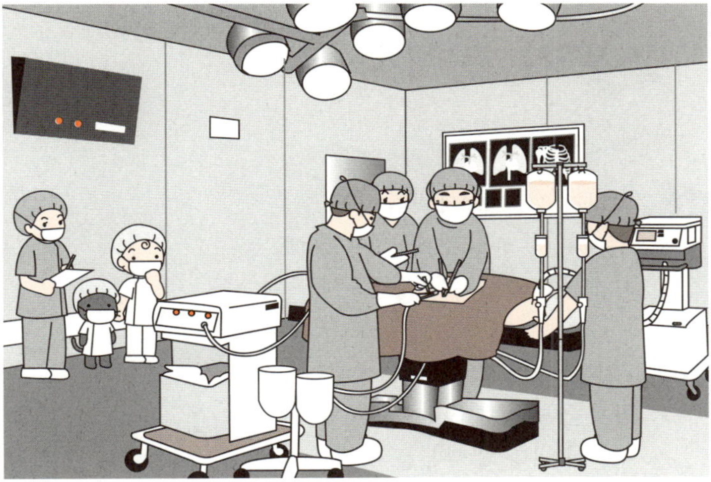

▶ 위관(gastric tube)

위액 검사를 위한 분비물 채취나 위 내용물 검사, 튜브급식 등에 사용하는 관을 말하며, 염화비닐로 제조되어 있다. 경질과 연질의 2종류가 있으며 굵기도 여러 가지(10F~18F)가 있다.

간호국시 예상문제

기관 내 튜브의 커프에 주입하는 것은?

① 공기
② 생리식염수
③ 멸균정제수
④ 5% 포도당액
⑤ 10% 포도당액

정답 : ①

말 못하는 환자의 요구
DEEP VEIN THROMBOSIS

어쩐지 자동혈압계처럼
'슉~ 슉~' 하는 소리가 들리는데,
무슨 소리에요?

저 소리는 **간헐적 공기압박장치**가
공기를 보내는 소리야. ◀ RB-834
구장혁 씨의 발 부분을 보렴.

▼ **간헐적 공기압박장치**

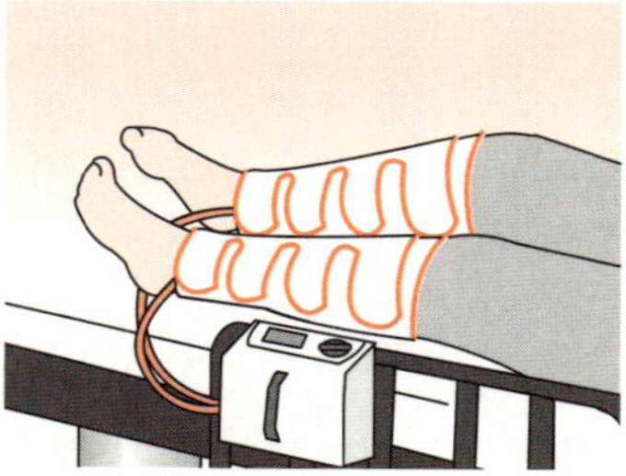

아~, 아까부터 궁금했었는데,
저게 간헐적 뭔가 하는 그거예요?
뭣 때문에 사용하는 거죠?

장시간 움직이지 않음으로 해서
다리 등에 혈전이 생기는 경우가 있어.
저렇게 해서 펌프로 공기를 보내서
발을 조였다가 풀었다가를 반복하면
혈액 순환을 돕고 혈전이 잘 생기지 않게 되지.

흐~음. 혈전이 위험한가요?

물론!
신체 깊은 곳에 있는 두꺼운 정맥에서 생긴
큰 혈전(깊은정맥혈전)이
혈류를 따라 허파로 흘러들어 가서
갑자기 허파동맥이 막히는
폐색전증(pulmonary embolism, PE)이
나타나는 경우도 있어.

▼ 깊은정맥혈전에 의한 폐색전증

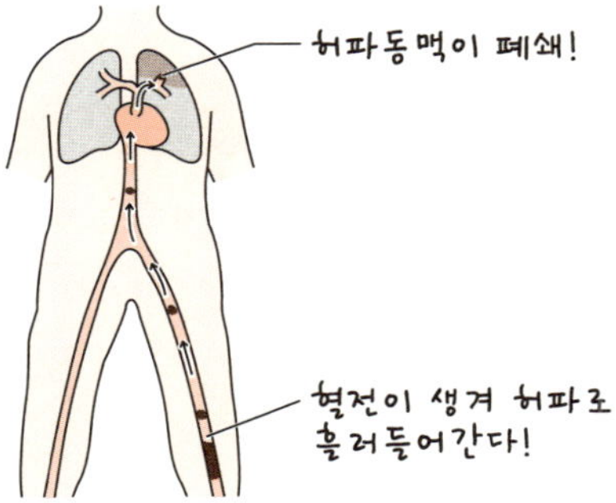

으~ 무서워! 그거 혹시
이코노미클래스증후군
(economy class syndrome)이란 건가요?

그래 맞아.

Comment

정맥에는 곳곳에 역류를 방지하기 위한 판막(정맥판)이 있다(vol.2 p.10 참조). 장시간 같은 자세를 유지하는 수술을 하거나 오랫동안 서 있는 일을 하는 경우, 정맥판막에 부담이 가해지면 혈액은 심장으로 되돌아오지 못하고 발에 고이게 된다. 방치해 두면 정맥판막이 파괴되고 파괴된 정맥판막은 원상태로 되돌아가지 못한다. 이렇게 고인 혈액 때문에 정맥이 부풀어 혈관이 튀어나와 혹처럼 되는 것을 정맥류(varicose vein)라고 한다. 다리를 절단해야 하는 경우도 있고 또, 혈전이 생겨 허파동맥이 막히면 폐색전증이 되어 생명이 위험해지기도 한다. 비행기의 이코노미석처럼 좁은 공간에 장시간 움직이지 않고 앉아 있는 경우에도 자주 일어나므로 이코노미클래스증후군이라고 불리기도 한다.

간호국시 예상문제

다리정맥의 혈전으로 색전이 일어날 가능성이 있는 것은?

① 콩팥동맥
② 허파동맥
③ 넙다리동맥
④ 척추동맥
⑤ 중간대뇌동맥

정답 : ②

아하~, 수술 중에도 혈전이 잘 생기는군요.

그렇지.
침상에서 일어난 수일 후에 많이 발생해.
신경을 써서 관찰할 필요가 있지.
현재는 환자의 위험상태에 맞추어
수술 전부터 **탄력스타킹을 착용**하게 하거나 ◀ RB-834
간헐적 공기압박장치를 이용하기도 해.

▼ 탄력스타킹

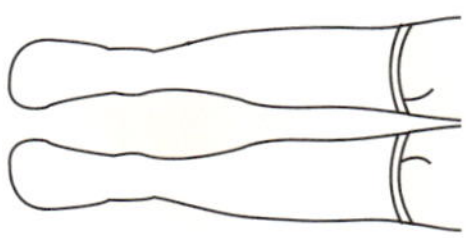

정맥의 혈류를 돕는다.

그렇구나.

간호국시 예상문제

수술 중 다리에 탄력스타킹을 착용하는 주요 목적은?

① 부종 경감
② 근력 유지
③ 체온저하 예방
④ 깊은정맥혈전 형성 예방
⑤ 경련 예방

정답 : ④

수술실에서는 **말 못하는 환자의 요구**를
다양한 측면에서 헤아려서
수술 중이나 후에 합병증이 일어나지 않도록
간호에 반영시켜 나가는 거야.

말 못하는 환자의 요구라….
꼼꼼히 잘 관찰해야겠네요.

▶ 박리동맥자루(dissecting aneurysm, 박리동맥류)

대동맥은 가장 안쪽의 속막(내막), 주로 근육으로 이루어진 중간막(중막), 가장 바깥막(외막)으로 구성되는데, 국소적으로 대동맥의 속막이 찢어지면서 원래 혈액이 흐르던 공간을 탈출하여 대동맥막에 혈액이 지나가는 틈새가 만들어지는 질환을 말한다.

간호국시 예상문제

나제술 씨(57세, 여성)는 자궁몸통암(자궁체암)으로 자궁절제술을 받았다. 침상에 누워만 지내다가 수술 후 이틀째가 되어 처음 보행을 시도하려고 침대에서 일어났다가 갑자기 호흡곤란을 호소하며 주저앉았다. 가장 먼저 의심해야 할 질환은?

① 자연공기가슴증(자연기흉)
② 폐색전증
③ 갈비사이신경통(늑간신경통)
④ 박리동맥자루(박리동맥류)
⑤ 만성 폐쇄폐질환

정답 : ②

인공호흡기 장착 중의 관찰
RESPIRATOR

앗! 마취과 의사선생님이
구장혁 씨의 입에서 흡인을 시작했어요!

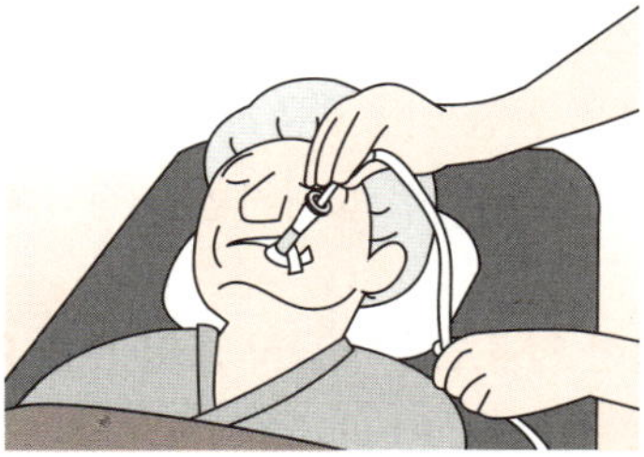

가래가 고여서 기도내압이 상승했구나.

정말! 기도내압이 양압이 되었어요.
삽관 중에는 가래가 잘 고이는군요.

Comment

흡인 중에는 무호흡이 되므로 저산소혈증(hypoxemia)을 일으킬 위험이 있다. 또, 분비물뿐만 아니라 기도 내 공기(산소)도 흡인된다는 사실을 잊어서는 안 된다. 인공호흡기를 장착한 환자는 인공호흡기로 가해지던 양압이 흡인 중에 가해지지 않게 되어 허파꽈리가 허탈함으로써 저산소 상태에 빠지기 쉬우므로 주의가 필요하다.

그럼. 삽관해서 **인공호흡기**를 장착하면 ◀ RB-834
호흡관리는 안심해도 된다고 생각해서는 안 돼.
수술실 간호사는 항상 이상이 없는지 관찰하고
이상을 발견하면 적절한 처치를 해야 하지.

수술실 간호사는 힘들겠어요. 저한테는 무리일지도….

자신감을 가져!
기관내삽관을 통한 인공호흡기 장착 중에 해야 할
환자의 관찰 핵심과 주요 대처법을 정리해 뒀어.

▼ 기관내삽관을 통한 인공호흡기 장착 중의 관찰 핵심

문제 예	일어날 수 있는 상황과 그 대처법
기도내압 상승	가래가 막혀 있다. → 가래를 흡인한다.
가슴 움직임의 좌우차이	기관튜브가 깊이 들어가 있어 오른쪽 주기관지 안으로 삽입되지 않았을까 의심된다. → 가슴 X선으로 확인한다.
쌕쌕거림이 들림	기도계통의 연축이 시사된다.
호흡음 감소	회로의 공기누출이나 무기폐, 공기가슴증, 삽관튜브의 커프압력 저하에 따른 공기 누출 등이 의심된다.

간호국시 예상문제

기관 내 흡인 시에 일어나기 쉬운 합병증은?

① 공기가슴증(기흉)
② 피부밑공기증(피하기종)
③ 폐색전증
④ 저산소혈증
⑤ 갈비사이신경통(늑간신경통)

정답 : ④

가슴 움직임에 **좌우 차이가**….
그러니까 가슴이 한쪽만 움직이면
다른 한쪽에는 산소가 들어 있지 않다는 말이겠군요.

그렇지.
게다가 **욕창**(decubitus ulcer, vol.7 p.258 참조)에도 ◀ RB-776
주의해야 해.

Comment

수술방식에 따라서는 수술 중에 체위변경이 필요한 경우가 있다. 그 때는 기관 내 튜브의 위치가 어긋나기 쉬우므로 반드시 기관 내 튜브의 위치를 확인해야 한다.

네? 욕창이요? 수술 중에 생기나요?

그럼. **불과 몇 시간 안에도 욕창은 생길 수 있어**.
수술체위는 집도의가 조작하기 쉽도록 고정되어 있으니까
같은 자세로 특정 부위가 압박을 받으면
마취제나 출혈의 영향으로 혈압이 내려가서
압박받은 조직이 허혈에 빠지기 쉽거든.

▼ 수술부위가 등허리 부위인 경우의 고정 예

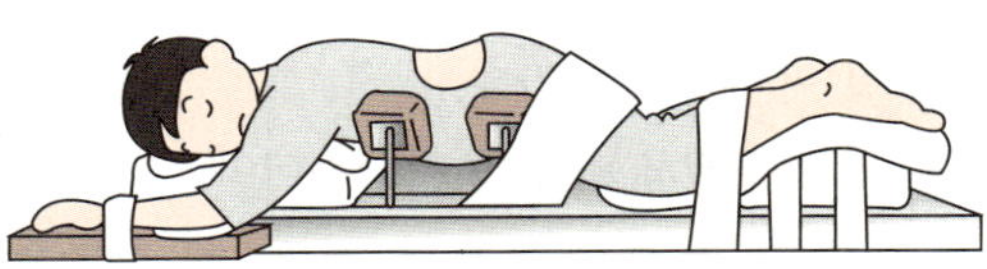

Mini Memo

고정기구 등을 사용하는 경우에는 특히 압박에 동반하여 피부와 접촉하는 부위가 손상되기 쉽다. 그 결과 순환장애나 과다폄(과다신전)에 따른 신경장애가 발생할 수 있으므로 주의해야 한다. 장시간 사용할 경우 특히 우려되는 부위는 적절한 시기에 관찰하는 배려도 필요하다.

그렇구나….
오랫동안 한 자세로만 계속 있으니까
고정기구가 장착된 부위의 피부는 쓸려서 아플 것 같아요.

수술 중에는 절대로 몸을 뒤척이면 안 되니까.
그래서 미리 고정기구가 닿는 부위나
팔꿈치, 발뒤꿈치 등 침대와 닿는 부분에는
매트나 젤매트를 이용해서
욕창을 예방하는 거지.

아하….

(수술 시작 후 3시간이 경과…)

드디어 끝난 것 같은데?

휴~. 무사히 끝났어요. 정말 다행이에요.

무사히 잘 마쳐서 다행인데,
정말로 관찰이 필요한 것은 지금부터야.

네? 그래요…?

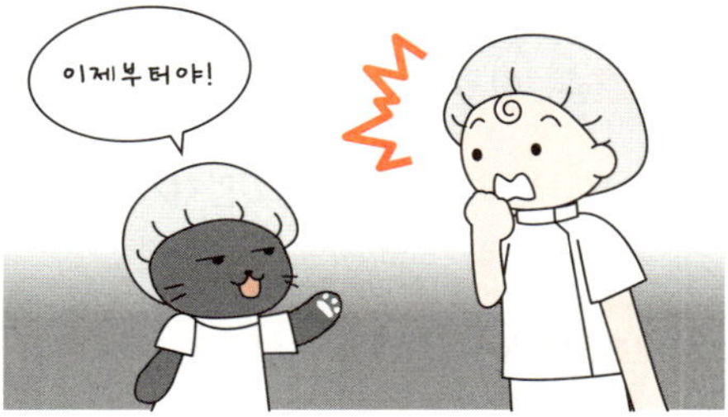

▶ 인공호흡기(ventilator)

인공호흡기는 호흡이 불가능한 환자나 자발적인 호흡이 불충분한 환자들을 위해 인위적으로 허파에 공기와 산소를 주입하여 호흡할 수 있도록 고안된 기계이다. 가장 단순한 형태인 양압 인공호흡기(positive pressure ventilator)는 압축성 공기 저장소 혹은 터빈, 공기와 산소 공급기, 밸브와 관 세트, 그리고 일회용으로 쓰거나 재사용 가능한 '환자 회로(patient circuit)'로 구성된다. 현대의 인공호흡기는 전기적으로 제어되는 작은 임베디드 시스템(embedded system)을 이용하여 각 환자들의 필요에 따른 정확한 압력과 유량 조절을 해준다. 캐나다, 미국에서는 의용 생체 기술자들이 인공호흡기의 점검, 보수를 맡고 있고, 호흡치료사들이 이러한 인공호흡기의 설정을 조율한다. 환자 회로는 보통 내구성이 있고, 가벼운 세 개의 플라스틱 소재의 관으로 구성되는데, 기능에 따라서 들숨(흡기), 환자의 압력, 날숨(호기)으로 나뉜다. 필요에 따라 인공호흡기의 종류가 결정되기 때문에, 회로의 환자 측에서는 침습적인 것이 될 수도 있고, 비침습적인 것이 될 수도 있다. 비침습적인 인공호흡기의 경우 주로 코 마스크를 사용하는데, 잘 때나 쉴 때만 인공호흡기가 필요한 환자들에게 적합하다. 침습적인 인공호흡기의 경우, 기관내삽관이 필요하다.

Chapter Review

주술기 ①

- ☐ 전신마취를 하고 수술할 경우 수술 후 폐렴이나 무기폐가 되기 쉬우므로 수술 전 호흡훈련이 중요하다(p.76, 77).
- ☐ 무기폐란 기도 내에 분비물이 고여 엽기관지가 막히고 허파로 공기가 들어가지 않게 되는 상태이다(p.78).
- ☐ 흡연자, 노인, 만성 폐쇄폐질환(COPD) 환자 등은 수술 후 호흡기 합병증의 발생빈도가 높다(p.79).
- ☐ 저영양 상태, 부정맥이나 호흡 · 콩팥 · 간기능장애, 출혈경향 등은 수술 중 · 후 합병증의 위험요인이 된다(p.82).
- ☐ ICG시험이란 ICG(인도시아닌그린)라는 검사액을 사용해서 시행하는 간기능검사를 말한다. 한쪽 팔에 ICG를 정맥주사하고, 15분 후에 다른 팔에서 채혈하여 혈중 ICG 농도를 관찰한다(p.83).
- ☐ 수술 전에 소화관을 비우는 이유는 수술영역을 잘 보이게 하고, 대변으로 수술영역이 불결해지거나 남은 대변 때문에 창자막힘증(장폐색증)이 생기는 것을 방지하며, 음식물 역류에 따른 흡인폐렴을 예방하기 위해서이다(p.85, 86).
- ☐ 예비투약이란 마취 도입이 원활하게 진행되어 수술을 순조롭게 시작할 수 있도록 마취 도입 1~2시간 전에 약을 투여하는 것을 말한다. 바르비투르산염, 아트로핀 등이 사용된다(p.90).
- ☐ 예비투약 후에는 휘청거림이 관찰되기도 하므로 주의한다(p.91).

Chapter Review

□ 경질막바깥마취(경막외마취)란 경질막 바깥공간에 국소마취제를 주입하여 척수신경전달을 차단하는 것이다. 전신마취와 함께 사용함으로써 전신마취 사용량을 줄일 수 있다(p.94).

□ 기관 내 튜브의 커프압력은 너무 낮으면 환기부족이 되고 너무 높으면 기도 점막을 손상하므로 적정한 압력을 유지한다(p.96).

□ 위관은 위 내용물의 흡인, 위 세정, 약물 등의 투여, 전신마취 하 수술에서는 흡인폐렴 예방 등의 목적으로 이용된다(p.97).

□ 위관 삽입 기준은 코안에서 들문까지는 45cm 정도, 중앙부까지 삽입하면 55cm 정도가 된다. 정확하게 삽입되었는지는 주사기로 관에 공기를 넣어 청진기로 배의 소리를 들어 확인한다(p.97).

□ 수술 중에는 깊은정맥혈전 때문에 폐색전증을 일으키는 경우가 있다(p.101).

□ 깊은정맥혈전이란 몸 깊은 곳에 있는 두꺼운 정맥에 생긴 큰 혈전이 혈류를 타고 허파로 흘러들어가 갑자기 허파동맥이 막히는 상태를 말한다(p.101).

□ 장시간 같은 자세를 유지하여 정맥판막에 부담이 가해지면 혈액이 정체되어 정맥이 부풀고 혈관이 튀어나와 혹처럼 되는 것을 정맥류라고 한다. 다리를 절단해야 하는 경우도 있으며, 또 혈전이 생겨 허파동맥을 막으면 폐색전증이 된다. 이러한 다양한 증상을 이코노미클래스증후군이라고도 한다(p.102).

□ 수술 중에 욕창이 생기기도 하므로 매트나 젤매트를 이용하는 등 예방책을 마련한다(p.108).

제 4 장

RB-835

주술기 ②

수술 후 관찰 핵심을 확실히 파악하고 수술 후에 자주 나타나는 증상이나 합병증에 대해 정확하게 이해하도록 하자. 또, 환자에게 퇴원교육을 잘 할 수 있도록 필요한 지식을 익히도록 하자.

핵심어 관제거, 저체온, 배액술, 봉합부전, 수술 후 출혈, 무어 분류, 통증관리, 창자 막힘증

수술 후 간호
OBSERVATION AFTER SURGERY

앗! 마취과 의사선생님이
구장혁 씨에게 말을 걸고 있어요.
벌써 의식이 돌아왔나 봐요.

의식이 돌아와도 아직은 멍한 상태일 거야.
드디어 **관제거**(extubation, 발관)를 하는 구나.

관제거요?

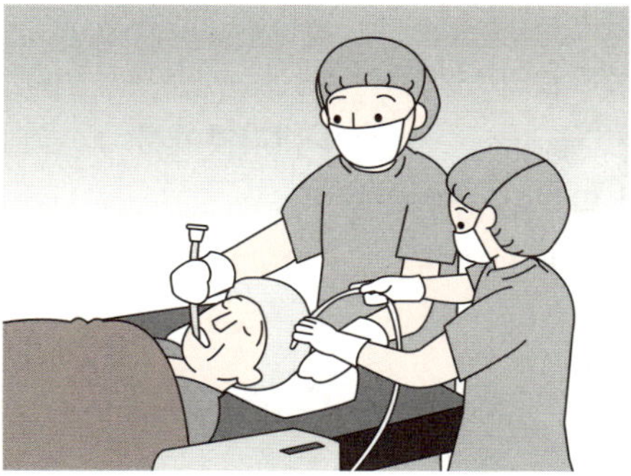

기관 내 튜브를 빼는 걸 관제거(발관)라고 하지.

그렇구나.
관제거하면서 흡인도 하고 있어요.

그래. **전신마취나 근이완제의 영향으로 성대문**(glottis, **성문**)**의 운동도 마비되어 있어서 기도 내 분비물을 뱉어내기 어려우니**까 **잘못 삼키**거나 **기도폐쇄**를 일으키기도 하거든.

튜브를 뺐어요.
괴로워하는 표정인데….

이제부터는 **호흡관리가 매우 중요**해.

지금까지는 기계의 힘을 빌려서
호흡했으니까요.

기도 분비물이 나오거나
혀뿌리(lingual root, 설근)가 내려앉아서
기도가 막히는 경우도 있어.
관제거(발관) 직후에는 호흡상태가 악화되는 예가 많지.

그렇구나….
왠지 무서워요!

수술 후에는 특히 산소를 많이 함유하는 신선한 혈액을
온몸이 필요로 하는 상태잖아?
호흡상태가 안정되어 있고 산소가 충분히 공급되는 것이
매우 중요하지.

아하~. 그래서 호흡관리가 중요하군요!
간호사 선생님이 환자 상태를 관찰하고 있어요.

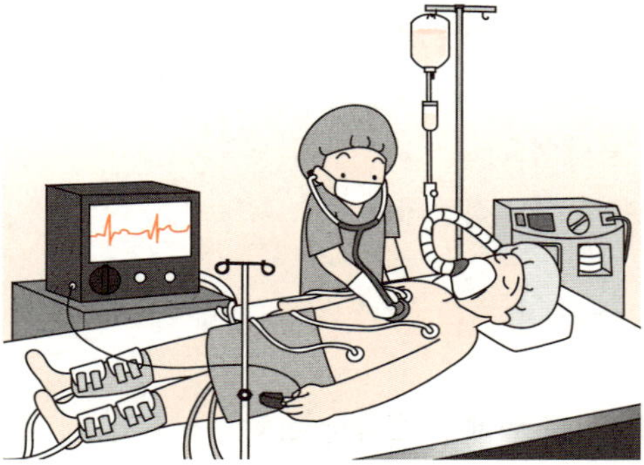

Comment

관제거 후 혀뿌리(설근)가 내려앉고 분비물이 나와 기도가 막히면 즉시 재삽관이 필요한 경우가 있다. 가래가 고여 있지는 않은지 호흡상태를 관찰하자. 관제거 직후에는 큰 변화가 일어나기 쉬우므로 의식수준(마취 각성상태)이나 순환상태 등을 관찰하는 것도 중요하다.

어떤 걸 관찰하면 되죠?

먼저 **호흡음**, **호흡의 깊이**,
그리고 **가슴 움직임의 좌우 차이**를 살피거나
호흡횟수가 정상인지를 보고,
동맥혈가스분석(arterial blood gas study) 결과나 ◀ RB-176
맥박산소측정기(pulse oximeter, vol.4 p.301 참조) ◀ RB-836
수치를 보면서 이상이 없는지를 확인해.

point! **수술 직후의 관찰 요점**

① 호흡음, 호흡의 깊이 및 횟수
② 가슴 움직임의 좌우 차이 유무
③ 동맥혈가스나 맥박산소측정기 수치

호흡뿐만 아니라 **활력징후**는 모두 중요해.

혈압이나 맥박 말인가요?

그렇지. **혈압**과 **맥박**은 매우 중요해. ◀ RB-836
수술 후 출혈이 일어난 경우 출혈량이 많으면
혈압이 떨어져 저혈량쇼크(hypovolemic shock, vol.2 p.175 참조)**가 발생하기도** 해.

Mini Memo

수술 후 출혈이란 수술한 부위나 그 주변에 출혈이 생기는 것을 말한다. 지혈이 충분하지 않거나 혈액응고부전, 봉합부전 등의 원인을 생각할 수 있다. 봉합부전(p.128 참조)은 봉합부위가 치유되지 않고 벌어진 상태이다. 기계를 이용한 문합이 보급되면서 이전보다 봉합부전은 줄어들고 있으나, 수술 전부터 저영양 상태 등 위험이 높은 환자에게는 특히 주의가 필요하다.

아~! 무서워!

그 때문이 아니라도 **심장기능이 저하되면 혈압이 떨어지고**, 반대로 **수액량이 너무 많거나 수술 후 통증이 심하면 혈압이 올라가**기도 하지.
순환상태에 관해서는 혈압뿐만 아니라 **CVP**도 관찰할 필요가 있어.

CVP?

중심정맥압(central venous pressure)을 말해. ◀ RB-167
중심정맥에 카테터가 들어 있잖아?
그곳에서는 중심정맥영양법으로 **영양을 보충하는 외에도 CVP를 측정해서 순환상태를 파악하지**.

네? 순환상태로 어떤 걸 알 수 있죠?

CVP는 오른심방압과 가슴안 대정맥압을 반영하여
오른심장 계통의 심장기능을 나타내고 있어.
수액부족 등에 따른 탈수가 없는지,
혹은 심장기능상실(heart failure, 심부전)에
빠지지 않았는지 등등 다양한 것을 알 수 있어.

▼ 중심정맥압(CVP)의 관찰 요점(기준치 : 5~10cmH_2O)

CVP ↑ … 수액법 등에 따른 순환혈액량 증가, 오른심장기능상실 등
CVP ↓ … 출혈, 수액부족 등에 따른 순환혈액량 감소, 탈수 등

그렇구나….
혈압이나 중심정맥압의 수치 변화에서
환자의 상태 변화를 알아차려야 하는 거군요.

그렇지.
그 밖에도 수술 후에
관찰해야 하는 것은 이렇게 많아.
꼭 명심해 둬. ◀ RB-836

▼ 수술 후 주요 관찰점

① **의식수준**(이름, 날짜, 장소 등을 말할 수 있는가?)
② **순환상태**(혈압, 맥박, 체온, 청색증, 팔다리 냉감각 유무 등)
③ **호흡상태**(횟수, 호흡음, 호흡의 깊이, 가슴 움직임의 좌우 차이, 산소포화도 등)
④ 수술부위 상태 : 상처(봉합상태), 삼출액(출혈 유무)
⑤ 배액관(drain)에서 나오는 **배액의 상태, 양**
⑥ 시간당 **소변량**

저기 좀 봐. 구장혁 씨가 수술실에서 나오네.

에고~, 다녀올게요.

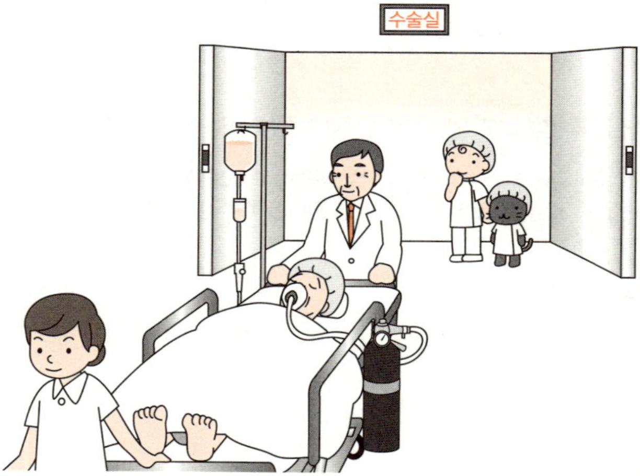

▶ 중심정맥압(central venous pressure, CVP)

전신순환으로부터 오른심방으로 돌아오는 혈액의 압력 또는 신체를 돌고 귀환하는 모든 혈액이 지나가는 대정맥의 압력을 뜻한다. 중심정맥압 측정은 신체의 수분상태와 왼심실 기능에 대한 정보를 제공한다. 또한, 중심정맥압은 순환과 관계가 깊어 혈액의 양과 증가된 혈액의 양을 견디는 심장의 능력에 대한 정보를 주기 때문에 수액요법을 위한 귀중한 지침이 된다. 중심정맥압 측정을 위한 카테터는 자쪽피부정맥(basilic vein, 척측피정맥), 위팔정맥(brachial vein, 상완정맥), 노쪽피부정맥(cephalic vein, 요측피정맥) 목정맥(jugular vein, 경정맥), 빗장밑정맥(subclavian vein, 쇄골하정맥) 부위 중 하나에 삽입한다.

배액이란?
DRAINAGE

아, 구장혁 씨의 침대가 따끈따끈 데워졌어요.
전기담요를 사용하나 봐요.

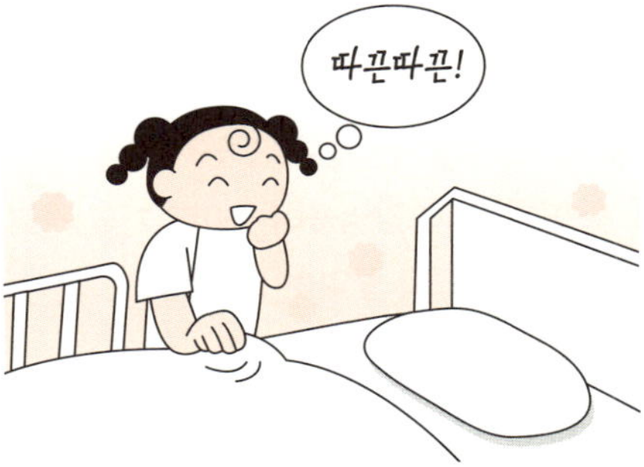

수술 중에는 저체온(hypothermia)**이 되기 쉬우니까**
침대를 따뜻하게 해두는 거야.

왜 저체온이 되는 거죠?

전신마취로 체온조절중추(heat-regulating center)**가 억제되어** 있잖아?
수술영역에서 **열발산**도 있고 말이야.
개복, 가슴절개수술 등 수술영역이 넓은 경우에는
그런 경향이 더 심해지지.
수술 중에는 전자체온계로 **곧창자**(직장)**온도**나
식도온도를 관리해서 저체온에 주의해야 해.
곧창자온도로 36.5℃ 이상을 유지하는 거야.

Mini Memo

수술방식에 따라서는 일부러 저체온으로 하여 수술 도중에 체온이 너무 내려가지 않도록 온도를 올리는 경우도 있다. 전기담요처럼 체표를 따뜻하게 하는 것 외에도 수액을 가온하는 장치 등을 이용하기도 한다.

그런데 저체온이면 뭐가 나쁘죠?

저체온이면 출혈량이 늘거나
마취에서 늦게 깨어나는 경우도 있어.
게다가 **수술 후 상처 감염률이 높아지기도 하고**
떨림(shivering, 전율)**의 원인이 되는** 등
다양한 악영향이 있단다.
또, 깨어났을 때 추우면 불쾌하겠지?

Comment

떨림(shivering, 전율)이란 이른바 몸을 떠는 것을 말하며, 저체온인 상태로 마취에서 깨어나면 몸이 열을 발생시키려고 무의식중에 근육을 움직이게 된다. 이때 대량의 산소를 소비하기 때문에 심장에 큰 부담이 가해진다. 심장이 약한 환자에게는 심정지 등의 원인이 되기도 한다. 수술 직후에는 그렇지 않아도 산소나 에너지소비량이 크기 때문에 떨림으로 산소나 에너지를 소비하면 그 후의 경과에 악영향을 미칠 수 있다.

그렇구나.
마취를 하면 추워도 춥다고 말할 수 없으니….

그리고 수술실을 나온 후
갑자기 변하는 경우도 많으니까.

네? 그런 가요~?
그런데 관이나 기계가 주렁주렁 매달려 있어서
뭐가 뭔지 도통….

모두 환자의 상태를 파악하는 데 필요한 것들이야.
어떤 게 무엇을 위한 것인지 확실하게 이해해 두자.

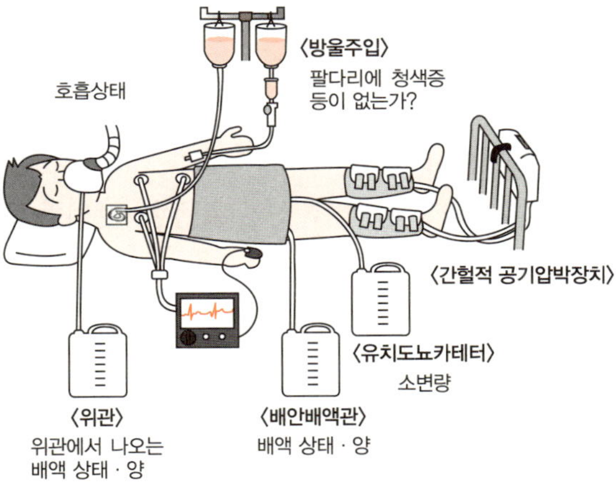

그러니까 산소마스크랑
맥박산소측정기(SpO_2 모니터)는
호흡상태를 확인하기 위한 거잖아요?
유치도뇨카테터는 수술 후에 안정을 취해야 해서 ◀ RB-762
화장실에 못 가기 때문인가요?

물론 그런 것도 있고, 순환상태를 확인하기 위해
정확한 **소변량**을 알 필요가 있어.

그렇구나.
위관은 위에 고인 **소화액의 배액**을 위한 거였고요(p.97 참조).
또 2개의 관이 나와 있는데, 그건 왜죠?

배액관이야.

배액관이요?

배액(drain)이란 영어로 '배수한다'고 하는 의미야.
그 관을 배액관이라고 부르지.
체내의 혈액이나 삼출액, 공기 등을
몸 밖으로 배출시키는 것을 '**배액술**(drainage)'이라고 해.
배액은 매우 중요하니까 ◀ RB-837
외과 의사 선생님의 강의를 들어 보자.

네~에!

▶ 맥박산소측정기(pulse oximeter)

맥박산소측정기는 환자 혈관에 있는 산소 수준을 측정하기 위한 광전자(photoelectric) 장치이다. 맥박산소측정기는 휴대용 모니터와 감지기로 구성되어 있다. 맥박산소측정기의 감지기는 손가락 끝, 발톱, 귓바퀴, 혹은 영아의 경우에는 발끝에 흔히 장착한다. 작동을 시키면, 이 장치는 조직에 여러 가지 색깔의 빛을 보내 반사되어 오는 빛의 양을 측정한다. 그 결과를 혈색소의 포화를 백분율(percentage)로 기록하고, 산소의 경우 SpO_2로 기록한다. 혈색소와 결합한 분자라면 어떠한 것이라도 측정에 영향을 미친다. 대부분의 경우에는 혈색소와 결합한 분자들인 산소에 대한 측정이다.

Lecture

다양한 배액술

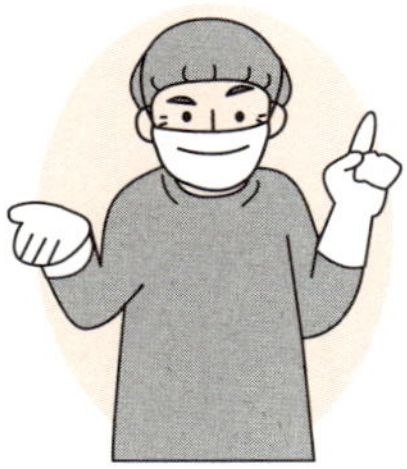
외과 의사

배액술은 수술 후 이상을 예방하거나 진단, 치료 등의 다양한 목적으로 시행된다. 목적에 따라 예방적 배액술, 진단적 배액술, 치료적 배액술이라고도 한다.

예를 들어 구장혁 씨처럼 소화관 등을 수술하는 경우, 수술에 따른 출혈이나 삼출액이 많아 감염되기 쉬우므로 이를 배출해서 체강 내 감압을 도모하고 감염을 예방하며 수술상처를 치유할 목적으로 한 **배안배액술**을 시행한다. 또, 배액관에서 출혈이나 소화액이 누출되면 봉합부전으로 진단하기도 한다. 그리고 수술상처가 감염되어 고름이 나오면 신속히 배액술을 시행하여 고름을 배출시켜 치료할 필요가 있다.

그 밖에 치료를 목적으로 한 배액술에는 쓸개(담낭)에 감염 쓸개즙(담즙)이 고였을 때 시행하는 **PTBD**(percutaneous transhepatic bile drainage, 피부간경유 쓸개관배액술)(vol.4 p.217 참조)나 뇌압을 조절하기 위한 **뇌실배액**(ventricular drainage) 등이 있다.

배액술을 시행할 때 주의해야 하는 것은 배액관의 막힘이다. 배액관이 막히면 체내에 고인 혈액이나 삼출액에서 감염이 일어날 수 있다. 따라서 막힘이 없는지 주의하고 배액의 양이나 상태를 매일 확인해야 한다. 또, 배액이 역류하면 감염의 원인이 되므로 배액주머니는 항상 삽입부위보다 낮은 위치에 바닥에 닿지 않도록 고정한다.

배액술 방법에는 배액주머니에 연결하는 폐쇄식 배액술과 배액관을 절단해서 피부에 거즈 등으로 고정하는 개방식 배액술의 2종류가 있으며, 현재는 폐쇄식이 주류를 이루고 있다. 가슴안배액술에서는 가슴안의 음압상태를 유지하기 위해 폐쇄식의 수봉식(water seal)으로 할 필요가 있다.

Comment

배액에 점성이 있으면 배액관이 막히기 쉬우므로 밀킹(milking)을 시행할 필요가 있다. 또 부드러운 배액관의 경우는 구부러지거나 환자 자신의 체중에 눌려 찌그러지기도 하므로 막히지 않았는지 주의해야 한다.

▼ 밀킹

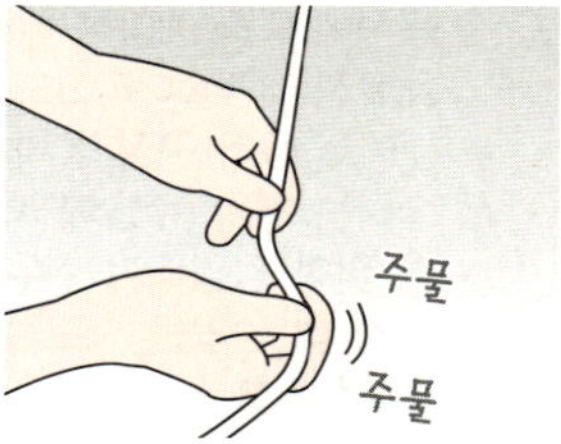

빠지지 않도록 확실히 잡고 훑는다.

우와~. 배액관에는
굉장히 다양한 사용법이 있네요.

간호국시 예상문제

심장절개술 후 장착하는 기기와 그 목적의 조합으로 올바른 것은?

① 스완간즈도관 – 가슴막삼출액 흡인
② 심낭배액관 – 심장눌림증 예방
③ 곧창자온도 모니터 – 수술 후 창자막힘증 예방
④ 맥박산소측정기 – 부정맥 감시
⑤ 간헐적 공기압박장치 – 부종 예방

정답 : ②

그렇지. 똑같은 배안 수술이라도 **수술방식이나 수술부위에 따라 배액관을 넣는 위치는 달라지지.**
주요 삽입위치는 다음 그림과 같아.
비교적 배액이 잘 고이는 부위야.

▼ 소화기외과 수술 후 배액관의 주요 삽입위치

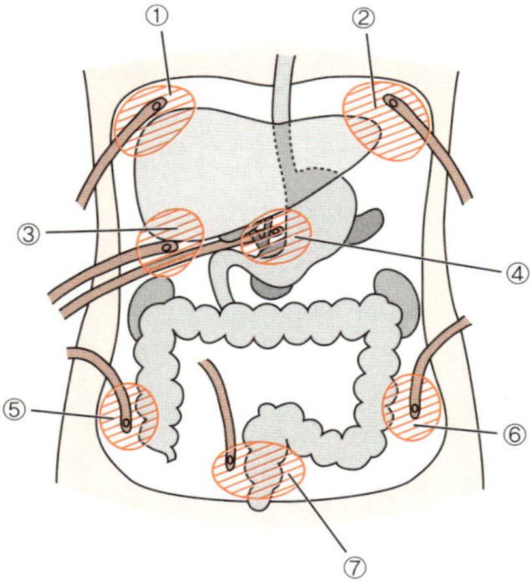

① 오른쪽 가로막밑공간
② 왼쪽 가로막밑공간
③ 모리슨주머니
④ 그물막구멍
⑤ 오른쪽 주름창자곁고랑
⑥ 왼쪽 주름창자곁고랑
⑦ 곧창자자궁오목

배액관 삽입위치는 수술부위와 수술방식에 따라 달라진다.

간호국시 예상문제

복수가 고였을 때 시행하는 가슴안배액술에 대한 설명으로 올바른 것은?

① 배액술 중에는 수액을 투여하지 않는다.
② 가슴안배액관은 수봉식으로 관리한다.
③ 호흡곤란이 사라질 때까지 배액술을 한다.
④ 보행 시에는 가슴안배액관을 클램프하지 않는다.
⑤ 배액주머니는 감염 예방을 위해 삽입부위보다 항상 높게 유지한다.

정답 : ②

큰 무용공간(dead space, 사강)이 생기는 수술의 경우에는
효과적인 배액술을 하지 못하면
감염을 일으키기 쉬우니까 특히 주의해야 해.

간호국시 예상문제

배안배액술의 배액주머니를 침대 난간에 걸어둔 그림이다. 올바른 것은?

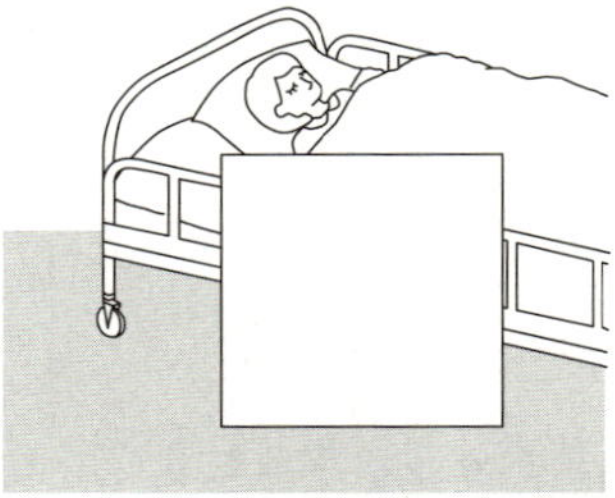

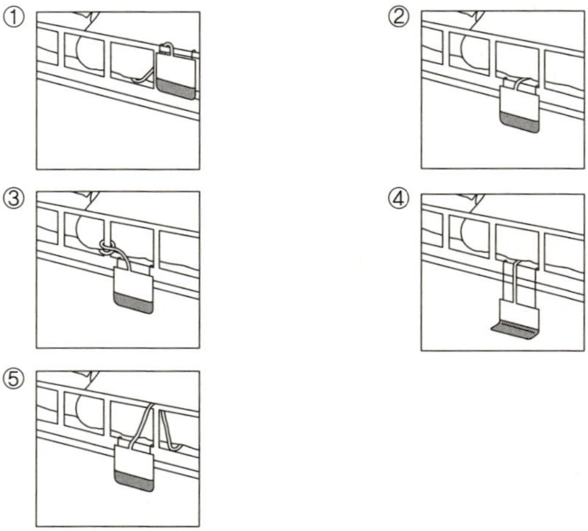

정답 : ②

무용공간?

무용공간(사강)이란
수술로 장기를 절제한 후의 공간을 말해.
여기에 혈액이나 삼출액이 고이기 쉬워서
감염을 잘 일으키지.
그래서 상처를 봉합할 때
배액관을 넣어 배액하는 거야.

▼ 무용공간

장기를 절제한 부위에
생긴 공간을 무용공간
이라고 한다.

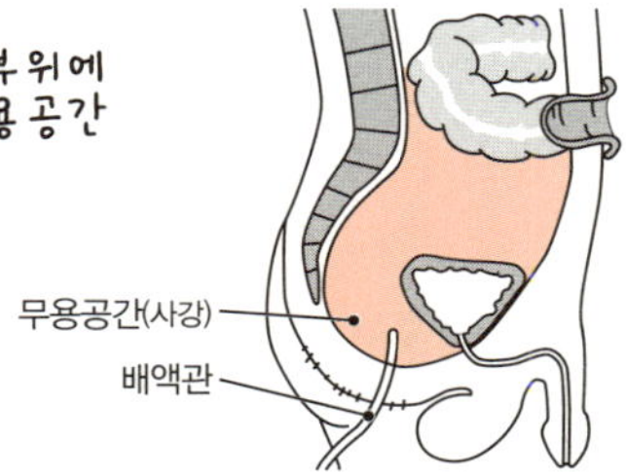

아하~.
그런데 이상이 있는지는
어디를 관찰하면 알 수 있어요?

그럼, 배액의 관찰 요점에 대해
조금 더 공부해 보도록 하자.

네~에!

배액으로 알 수 있는 것
POTENTIAL COMPLICATIONS OF SURGERY

수술 직후의 배액은 혈액이 섞인 혈성 배액이 많은데, 이상이 없으면 서서히 색이 열어지고 양도 줄어서 배액관을 빼게 되지.
출혈이 계속해서 멈추지 않거나 새빨간 선혈의 출혈이 관찰되면 수술 후 출혈을 의심할 수 있고.

그렇구나….

그리고 감염 징후가 나타나서 환자가 무용공간 주변의 통증을 호소하기도 해.
그런 경우 수술부위를 한번 더 열어서 고름을 제거하기도 한단다.

앗, 큰일이네요! 수술부위를 또 열어야 한다니!

수술 후 출혈 외에도 배액에 소화액이나 소화관 내용물이 섞여 있으면 봉합부전(sutura leakage)의 가능성이 있어. ◀ RB-68
이건 수술 후 3일 이후에 일어나기 쉬워.

point! 봉합부전이 일어나기 쉬운 시기

수술 후 3일 이후에 일어나기 쉽다.

왜 3일 이후에 일어나기 쉽죠?

봉합한 부위에 스트레스가 가해지거나
혈류 불량이나 감염 등이 원인이 되어
봉합부전이 발생하는 경우가 많아.
그래서 그게 일어날 때까지 3일 정도 걸리는 거야.

네에~. 그렇군요!

그리고 곪아 있는 경우에는
악취가 나는 물컹한 액체가 나오게 되지.

색깔, 상태, 양이 관찰 요점이네요!

point! 배액의 확인

① 색깔, ② 상태, ③ 양을 확인한다!

간호국시 예상문제

48세 남성. 직장 건강검진에서 대장암이 의심되어 내원하였다. 검사 결과 하부곧창자에 종양이 있어 저위전방절제술이 시행되었다. 수술 전에 자각증상은 없었고 입원이나 수술은 처음 경험하였다. 배안에 유치한 폐쇄식 배액관에서 갈색의 악취가 나는 배액이 확인되었다. 생각할 수 있는 상태는?

① 창자염(장염)
② 창자막힘증(장폐색증)
③ 봉합부전
④ 수술 후 출혈
⑤ 막창자꼬리염(충수염)

정답 : ③

Comment

봉합부전의 징후로 발열, 빠른맥, 백혈구 증가, CRP(vol.2 p.288 참조) 상승, 복통 등이 관찰된다. 혈액검사 수치에도 주의하자. 배액관에서 배출되는 배액 상태를 통해 봉합부전이 의심되는 소견이 없으면 조기에 배액관을 빼도록 한다. 폐쇄식 배액관이라도 수술 후 4~5일 이후에는 역행성 감염의 위험이 높아지므로 오랫동안 유치하는 일은 피해야 한다.

만일 음식을 먹기 시작한 후에 봉합부전이 되면
음식물이 새어나와 복막염(peritonitis)이 될 위험도 있으니까
간과하지 않도록 주의해야 해.

식사를 처음 시작하기 전에 봉합부전이 없는지
확실히 확인해야겠군요.

그렇지. 그리고 배액관 관리가 부적절하면
이를 계기로 감염이 일어나기도 해.
그러니 그렇게 되지 않도록
배액관 조작은 무균적으로 할 필요가 있지.

알겠습니다!
기억할 게 엄청나게 많네요.

덧붙여서 또 하나!
구장혁 씨의 향후 상태를 이해하기 위해
무어(Moore) 분류를 기억해 두렴.

으아, 더 이상은 무리예요!

이제 조금 남았어. 힘내!
지금까지 살펴본 것처럼 수술이라는 침습으로 인해
몸은 중추신경계, 내분비계, 대사계,
면역계 모두에서 **큰 변동이 생기지**.
그 **침습 후 회복과정**을 수술 후 4가지 시기로
분류한 것이 무어(Moore) 분류야.

▼ 무어 분류

분류	제1기 (손상기 또는 이화기)	제2기 (전환기)	제3기 (동화기)	제4기 (지방축적기)
시기	침습 후 약 48~72시간	손상기 후 약 1~3일간	전환기 후 약 2~5주간	동화기 후 수개월
상태	순환혈액량 감소, 소변량 감소, 외과적 고혈당, 활동성 저하, 정신적 흥분	소변량 상승, 순환상태 및 정신상태 안정화	상처치유, 근육량 · 활동성 · 식욕 회복 등 정상적인 생활을 영위하는 시기	지방축적에 따른 체중증가, 체력회복, 여성 : 월경, 배란 재시작

흐~음.
구장혁 씨는 이제 제1기에 들어가는 시기네요.

그래. 제1기란
신경이나 내분비계 반응이 중심이 되는 시기야.
간에 저장되어 있는 글리코겐이 글루코오스로 분해되거나
단백질이나 체지방이 분해되어 당신생(glyconeogenesis)이
항진하기 때문에 **혈당치가 올라가는** 시기지.

네에~! 그렇군요.

아직 창자꿈틀운동(intestinal peristalsis, 장연동)은
시작되지 않았고, 정신적으로도 흥분되어 있기도 해서
안정되지 않은 상태라고도 할 수 있어.

그게 제2기가 되면요?

신경이나 내분비 반응이 진정되고
물이나 전해질평형이 정상화되는 시기지.
창자꿈틀운동이 시작되고 **소변량 증가**도 특징적이야.

우와~. 그런 식으로 점점 회복되어 가는군요.

순조롭게 경과하는 경우의 얘기지.
아직 섣부른 판단은 금물이라고. 자, 잘 관찰하고 오렴!

네~에!

Comment

당뇨병(vol.3 p.40 참조) 환자는 수술 후 혈당치 관리가 더욱 중요하다. 2~6시간마다 측정해야 한다. 또, 감염성 증가 상태에 있으므로 상처 감염에도 특히 주의가 필요하다.

간호국시 예상문제

무어(Moore)가 주창한 수술 후 회복과정 제1기(이화기)의 생체반응은?

① 소변량 증가
② 혈당치 상승
③ 지방조직 회복
④ 창자꿈틀운동 시작
⑤ 활동성 증가

정답 : ②

조기 활동의 장점

ENHANCED RECOVERY AFTER SURGERY

선생님, 있잖아요!
구장혁 씨가 벌써 자리에서 일어났대요.
수술한 지 이틀밖에 안 지났는데~!
아직 아파하는 데다가 37℃ 정도의 열도 나고….
감염일지도 모르는데.

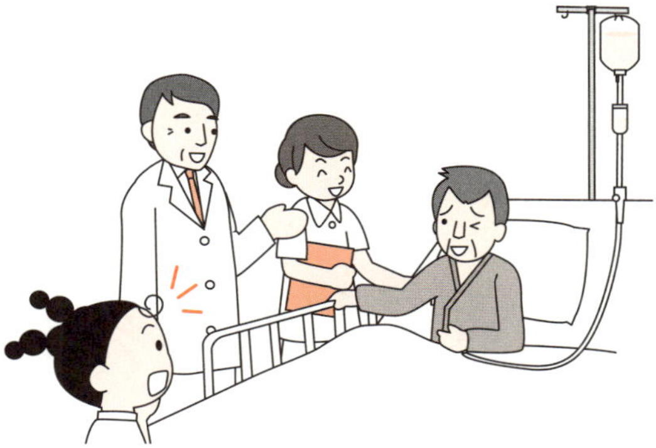

그건 감염을 나타내는 게 아니야.
수술 후 이틀간은 열이 나는 법이야.
흡수열(absorption fever)이라고 해서 수술에 따른 출혈,
삼출액 등의 흡수 때문에 발생하는 건데,
보통은 서서히 해열되지.

Mini Memo

만일 3~5일이 지나서 다시 열이 나고 수술부위 통증도 동반된다면 수술부위 감염을 의심해야 한다. 또, 열이 나면 중요한 합병증으로서 폐렴도 의심할 수 있다.

이틀이면 보통 활동을 시작해.
환자의 상태에 따라 의사와 상의할 필요가 있지만,
일반적으로는 수술 다음날 또는 그 다음날부터
거동을 시작하지.

그래요?
며칠간은 안정을 취하는 게
더 좋을 것 같은데….

아니야. 빨리 일어나는 게 좋아.
환자는 상처 통증이나 불안 등으로
활동하는 걸 주저하는 경우도 많으니까
구장혁 씨에게도 수술 전부터 **조기 활동**의 장점을
충분히 설명했을 거야.
설마 너…,
조기 활동의 장점을 모르는 건 아니겠지?

아….

조기 활동에는 많은 장점이 있어.
장기간 누워있으면 오히려
여러 가지 단점이 나타나지.
여기에 대해서는 외과 의사 선생님의
강의를 들어 보자.

네~에!

▶ 흡수열(absorption fever)

조직 내에 출혈이나 조직파괴가 있는 경우에 생기는 발열(40℃이상)을 말한다. 신체 각 조직의 분해산물이 흡수되어 발열성 물질로서 발열을 일으키는 것이며, 조직파괴를 동반하는 외상이나 수술 후, 뇌출혈 후의 발열이 흡수열로서 알려져 있다.

간호국시 예상문제

2형 당뇨병 환자의 전체위절제술 후 관리로 적절한 것을 2개 고르시오.

① 혈당치가 안정될 때까지는 2~6시간마다 혈당을 측정한다.
② 1일 1회 배액관에서 배출되는 배액의 당 농도를 측정한다.
③ 수술부위에 발적이 확인되면 감염을 의심한다.
④ 수술 후 2일째에 창자꿈틀운동 저하가 확인되면 창자막힘증을 의심한다.
⑤ 가스가 나온 날부터 미음(1,600kcal) 섭취가 가능하다.

정답 : ①, ③

Lecture

조기 활동의 장점

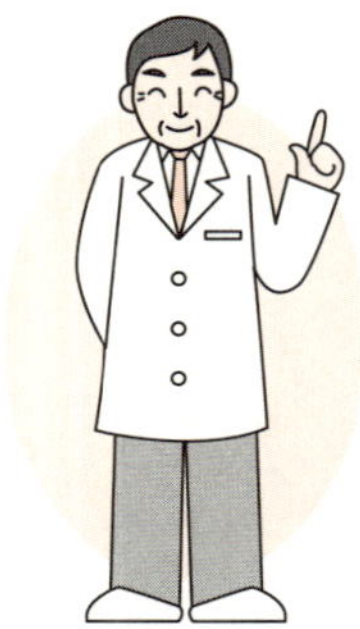

외과 의사

수술 후에는 호흡상태에 주의해야 한다. 침상 안정을 취하면 몸이 쉴 수 있어서 좋을 것 같지만, 운동량이 적고 호흡수가 적으면 반대로 가래가 잘 고인다. 따라서 조기에 자리에서 일어나 호흡재활훈련을 함으로써 수술 후 폐렴이나 무기폐(p.78 참조)를 예방할 수 있다. 또, 누운 자세에서는 가로막(횡격막)이 올라간 상태이기 때문에 가슴이 잘 넓어지지 않아 충분한 호흡에 방해가 된다. 운동을 하면 호흡이 촉진되어 기도분비물 배출이 수월해지고 자리에서 일어남으로써 가로막이 내려가면 호흡이 편안해진다.

▼ 수술 후 가래 배출에 대한 지원

- 심호흡을 하게 한다.
- 수술부위의 통증을 배려하면서 기침을 하게 한다.
- 수분섭취나 입 헹구기로 가래의 점조도를 낮추어 객출을 쉽게 한다.
- 흡입요법 분무기를 사용하여 약물 흡입 및 기도 가습을 실시한다.
- 체위변경, 체위배액술(vol.4 p.381 참조)

▼ 체위배액술

가래를 배출하기 쉬운 자세를 취한다.

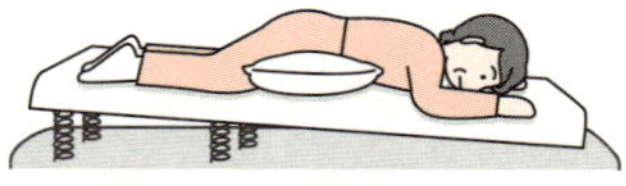

- 두드리기, 진동을 통해 가래의 이동을 쉽게 한다.
- 술후 조기 활동

또한, 운동을 함으로써 순환이 촉진되고 혈전이 잘 생기지 않게 된다. 운동으로 신선한 혈액이 온몸에 돌면 상처 치유도 촉진되고 욕창 예방에도 도움이 된다. 또, 창자꿈틀운동도 활발해져서 창자막힘증(vol.4 p.34 참조)도 예방할 수 있다. 그리고 운동으로 배압이 가해지면 자연배뇨 회복이 촉진되고 요로감염병도 예방할 수 있으며 운동을 통해 근력도 향상된다. 또, 자극이 가해지면 수술 후 섬망이 잘 나타나지 않는다. 이처럼 수술 후 조기 활동에 의한 장점은 많다.

▼ 조기 활동의 장점

부위	장점
순환기	• 순환상태의 향상으로 혈전증을 예방하고 신체 여러 기능의 회복을 촉진한다.
소화기	• 창자꿈틀운동을 돕고 창자막힘증을 예방한다. • 소화관운동의 촉진으로 경구섭취가 조기에 가능해진다.
호흡기	• 가슴 운동이 촉진되어 무기폐나 폐렴 등의 합병증을 예방한다. • 깊은정맥혈전에 의한 폐색전증을 예방한다.
비뇨기	• 배압에 의해 자연배뇨 회복이 촉진된다. • 운동에 의해 방광 내에서의 세균증식을 억제한다(요로감염병 예방).
운동기 · 피부	• 관절구축이나 근력저하를 예방한다. • 욕창을 예방한다.
수술부위	• 순환을 촉진하여 모세혈관의 혈류도 좋아지고 상처 치유가 촉진된다.
정신	• 자극의 증가로 섬망 등을 예방하여 스트레스 경감, 의욕 향상으로 이어진다.

Comment

'수술 후 섬망(delirium)'이란 수술과 관련해서 일어나는 일과성 정신장애를 말하며, 방향감장애(orientation disturbance, 지남력장애), 반항적 태도, 우울, 불안증상, 수면각성리듬 장애 등이 나타난다. 단기간에 발생하며 하루 동안에도 증상이 변동하는 경향이 있다. 노인에게 일어나기 쉬우며 불안이나 스트레스 제거가 중요하다. 상황에 따라 항정신병제나 항우울제를 함께 사용하여 개선을 도모한다.

간호국시 예상문제

수술 후 섬망에 대한 설명으로 올바른 것은?

① 마취에서 깨어난 직후부터 시작된다.
② 증상은 일과성, 변동성이다.
③ 발병 빈도는 연령과 관계가 없다.
④ 수술 후 경과불량이 주요 원인이다.
⑤ 장기간 계속되며 약물로 치료해야 한다.

정답 : ②

굉장해요! 좋은 점이 너무 많아요!
…그런데 p.137 표의 순환기 부분에서
왜 순환상태가 향상되면
신체 여러 기능의 **회복이 촉진되는** 거죠?

오! 중요한 질문이야!
순환상태가 향상되면 혈액 속에 뭐가 늘어날까?

그게… 신선한 혈액이 보내지니까
산소요?

그렇지. 세포가 기능하려면 산소가 필요하지.

아! 그렇구나. 순환상태가 개선되어서
온몸으로 산소를 많이 함유한 신선한 혈액이 보내지면
세포에 산소가 골고루 퍼지니까
전신의 회복이 촉진되는 거군요!

바로 그거야!
그리고 산소가 줄어든 오래된 혈액은
심장으로 되돌아올 수 있게 되잖아?
순환상태가 개선되면 콩팥으로도 혈액이 돌게 돼서
콩팥기능도 회복되지.
혈액순환이 좋아지면 ◀ RB-836
깊은정맥혈전증(p.101 참조)도 예방된다.

아! 그렇구나.
그걸 깜빡하고 있었네요.

폐색전증(pulmonary embolism)이 일어나면 ◀ RB-491
큰일이니까 **안정이 필요한 경우에도**
물을 마시도록 권하거나
등척성 운동(isometric exercise)**을** ◀ RB-573
하는 것도 잊지 말고.

▼ 등척성 운동

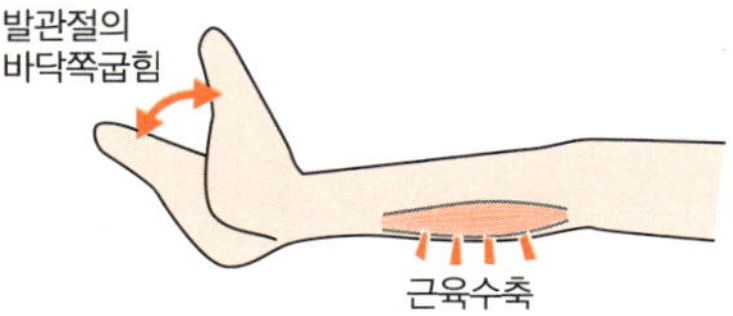

혈행을 좋게 하고 근력저하를
방지하기 위해 근육훈련을 한다.

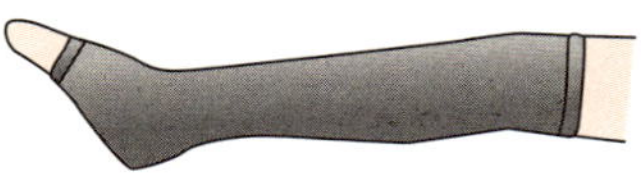

수술 후에도 움직일 수 없어서 혈전
경향이 심한 경우에는 탄력스타킹을
착용하기도 한다.

Comment

등척성 운동이란 근력증강훈련의 하나로, 정맥이 정체되는 것을 방지하여 정맥혈전의 형성을 예방하는 효과가 있다. 관절운동을 동반하지 않고 근력을 수축시키기 때문에 관절을 고정하는 중이거나 통증 및 운동장애가 있는 경우 등 관절운동을 할 수 없을 때에 이용한다. 근육의 최대수축을 5~6초간 지속시키는데, 10회를 1세트로 해서 하루에 2~3세트 시행한다.

알겠어요! 정말 여러 가지 장점이 있네요.
구장혁 씨, 조금 아프더라도 빨리 활동을
시작하는 게 좋겠어요.

하지만 무조건 참으라고만 해서는 안 돼.
통증 상태를 정확히 평가해서 만일 필요하면
통증관리 방법을 의사 선생님과 상의하면서
진행하는 것도 간호사의 중요한 역할이거든.
저기 봐. 구장혁 씨가 침대에서 일어나셨어.

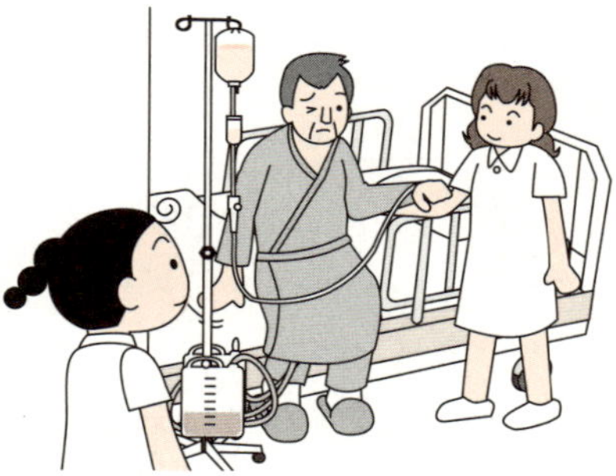

앗? 정말이네요.

방울주입 튜브, 배액관 등이 빠지거나
몸의 움직임에 방해되지 않도록 주의해.
첫 보행 시에는 순환상태의 변화에 따라
기립저혈압(orthostatic hypotension)이나
폐색전증(pulmonary embolism)의 위험이 있을 수 있어.
활력징후를 꼼꼼히 관찰해서
과도한 부담이 가해지지 않도록 주의해야 해.

네~에!

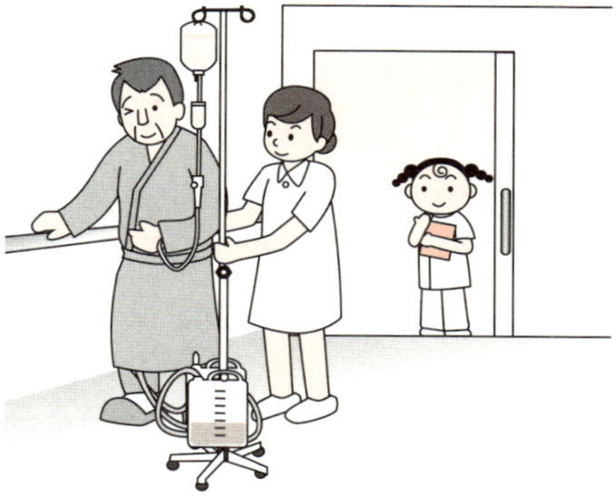

Comment

내시경 수술처럼 침습이 적은 수술은 당일부터 활동을 시작하기도 한다. 반면, 침습이 큰 수술은 조금 긴 안정기간이 필요하다. 이 경우에는 합병증이 일어날 가능성이 높으므로 침대 위에서 체위변경이나 관절구축을 예방하는 동작을 자주 시행한다.

그 밖에도 배 수술 후에는 **창자막힘증**(vol.4 p.34 참조)이 일어나기 쉬우니까 주의가 필요해. ◀ RB-81
먼저 배 소견에서 팽만감이 있거나 가스가 나오지 않으면 큰창자의 막힘을 의심할 수 있어.

대변이나 가스가 고인다는 말이군요.

그렇지. 그리고 청진에서 창자꿈틀운동음이 들리지 않게 되는 경우도 있어.

그렇구나.

그리고 한 가지 더!
수술 시에 자율신경이 영향을 받아
배뇨장애나 성기능장애를 일으킬 수도 있어. ◀ RB-329
그러니까 요의가 느껴지는지를
시간의 흐름에 따라 확인해야 하고.

우와~! 관찰할 항목이 엄청나네요!

신체의 변화에 주의하는 것도 물론 중요하지만
환자의 내면에도 관심을 가져야 한다는 사실을 잊지 마.

맞아요. 수술 전에 충분히 설명을 들어도
배에 난 상처를 보면 충격을 받게 될 거고
가족이나 회사 일도 걱정이 될 테니까요.

그래. 말로 표현하지 않아도 여러 가지 생각이 들겠지.
그러한 상황까지 배려하면서 간호하도록 해.

네!

간호국시 예상문제

개복술 후 환자에게서 기계적 창자막힘증이 의심되는 것은?

① 가스 정지 ② 백혈구 수 감소
③ 창자 경련 ④ 암모니아 냄새의 구토물
⑤ 창자꿈틀운동음 항진

정답 : ①

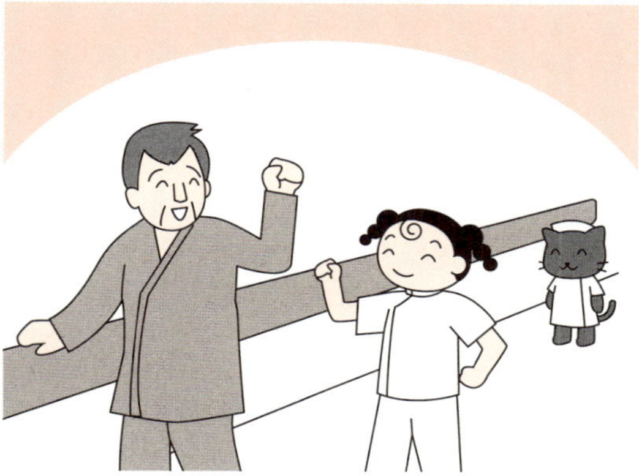

간호국시 예상문제

강식도 씨(52세, 남성)는 2개월만에 체중이 7kg 감소하였다. 2개월 전부터 식사할 때 답답함이 있어 진료를 받았다. 검사 결과 흉부식도암으로 진단받고 수술을 받기 위해 입원하였다.

오른쪽 개흉개복 흉부식도절제술로 위를 이용한 식도재건술이 이루어졌다. 수술 후 인공호흡기가 장착되었고 이틀째 되는 날 아침에 기관튜브를 빼고 순조로운 경과를 보였으나 수술 후 3일째 왼쪽 아래엽에 무기폐가 발생하였다. 강식도 씨는 가래를 뱉을 때 아픈 표정을 지었지만 "진통제는 가급적 쓰고 싶지 않아요. 참을 수 있으니까 괜찮아요."라고 말하였다. 무기폐를 개선하기 위한 조치로 적절한 것을 2개 고르시오.

① 활동을 촉구한다.
② 배호흡을 권한다.
③ 왼쪽으로 눕도록 권한다.
④ 진통제 사용을 권한다.
⑤ 가슴안배액관을 클램프한다.

정답 : ①, ④

Chapter Review

주술기 ②

- ☐ 수술 직후에는 호흡상태가 악화되는 경우가 많으므로 호흡의 깊이나 횟수, 가슴 움직임의 좌우 차이, 동맥혈가스, 맥박산소측정기 수치 등을 주의해서 관찰한다(p.114, 115).

- ☐ 수술 후에는 의식수준, 순환상태, 호흡상태, 배액관에서 배출되는 배액의 상태, 시간당 소변량 등을 관찰할 필요가 있다(p.116, 117).

- ☐ 중심정맥카테터로 CVP(중심정맥압)를 측정하여 순환상태를 파악한다(p.116).

- ☐ CVP가 상승한 경우에는 수액법 등에 의한 순환혈액량 증가, 심장기능 상실(심부전) 등을 생각할 수 있다. CVP가 내려간 경우에는 출혈, 수액 부족 등에 의한 순환혈액량 감소나 탈수를 생각할 수 있다(p.117).

- ☐ 수술 중에는 저체온이 되기 쉬우며, 저체온은 출혈량 증가, 마취 각성 지연, 상처 감염, 떨림의 원인이 되므로 수술 후 사용하는 침구는 따뜻하게 해 둔다(p.119, 120).

- ☐ 떨림을 일으키면 대량의 산소를 소비하게 되므로 심장에 가해지는 부담도 커지게 되어 심장이 약한 환자인 경우 심정지 위험이 있다(p.120).

- ☐ 체내 혈액이나 삼출액, 공기 등을 몸 밖으로 배출시키는 것을 배액술이라고 한다(p.122).

- ☐ 배액술을 시행할 때 배액관이 막히면 몸속에 고인 혈액이나 삼출액에서 감염이 일어나는 경우가 있다. 배액주머니는 항상 삽입부위보다 낮은 위치에 고정한다(p.123).

Chapter Review

□ 가슴안배액술은 가슴안의 음압상태를 유지하기 위해 폐쇄식이면서 수봉식으로 할 필요가 있다(p.123).

□ 무용공간(사강)이란 수술로 장기를 절제한 후의 공간을 말하며, 혈액이나 삼출액이 고이기 쉬워 감염을 잘 일으킨다(p.127).

□ 봉합부전은 수술 후 3일 이후에 일어나기 쉬우므로 배액관에서 배출된 배액의 색깔, 상태, 양에 주의한다(p.128, 129).

□ 무어 분류에서 제1기는 신경이나 내분비계 반응이 중심이 되는 시기로, 혈당치가 올라간다(p.131).

□ 무어 분류에서 제2기는 물이나 전해질평형이 정상화되는 시기로, 창자꿈틀운동(장연동)이 시작되고 소변량이 증가한다(p.132).

□ 조기 활동은 순환상태 향상, 창자꿈틀운동 촉진, 무기폐 · 폐렴 · 폐색전증 예방 등의 장점이 있으므로 수술 후에는 통증을 관리하고 활동을 권장한다(p.136).

□ 수술 후 섬망이란 수술과 관련해서 일어나는 일과성 정신장애를 말한다. 방향감(지남력)장애, 반항적 태도, 우울, 불안증상, 수면각성리듬장애 등이 나타난다(p.137).

□ 등척성 운동이란 근력증강훈련의 하나로, 정맥이 정체되는 것을 방지하여 정맥혈전 형성을 예방하는 효과가 있다(p.139).

□ 배 수술 후에는 창자막힘증(장폐색증)을 일으키기 쉽다(p.141).

□ 수술 시에 자율신경이 영향을 받으면 배뇨장애나 성기능장애가 발생하기도 한다(p.142).

제 5 장

RB-18

암과 주요 치료법

한국인 사망원인 1위인 악성신생물(암)로 사망하는 사람의 수는 전체 사망자 수의 약 30%를 차지한다. 암의 병태생리를 학습하고 각각의 암에 대한 이해를 심화시키도록 하자.

핵심어 유전자, 암의 생물학적 특징, 발암기전, 암세포, 암의 위험인자, 방사선요법, 약물요법, 화학요법, 항암제 부작용, 혈관바깥유출, 암의 역학

암의 원인
WHAT CAUSES CANCER?

지금 담당하고 있는 문학수 씨,
폐암(lung cancer)으로 진단받아서
이제부터 **화학요법**(chemotherapy)을 시작한대요.

▶ 폐암(lung cancer)

폐암이란 허파에 생긴 악성종양을 말하며, 현미경적으로 암세포의 크기와 형태에 따라 비소세포암종과 소세포암종으로 구분된다. 폐암 중 약 90%는 비소세포암종이며, 비소세포암종 중에 편평세포암종, 샘암종(선암), 대세포암종 등이 있다. 소세포암종은 폐암 환자의 약 10%에서 발생하며, 전반적으로 악성도가 강하여 발견 당시 림프관이나 혈액 순환을 통해 다른 장기나 반대편 허파로 전이되었을 가능성이 높다.

Profile

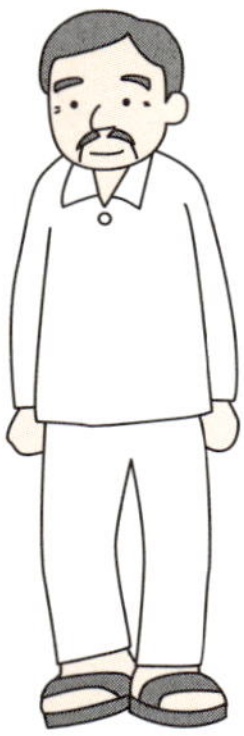

문학수 씨 65세 남성

1개월 정도 기침과 가래가 지속되어 검사한 결과
허파의 소세포암종으로 진단받아,
화학요법을 시작하려고 한다.
흡연력은 40년이며, 하루에 20개비를 핀다.

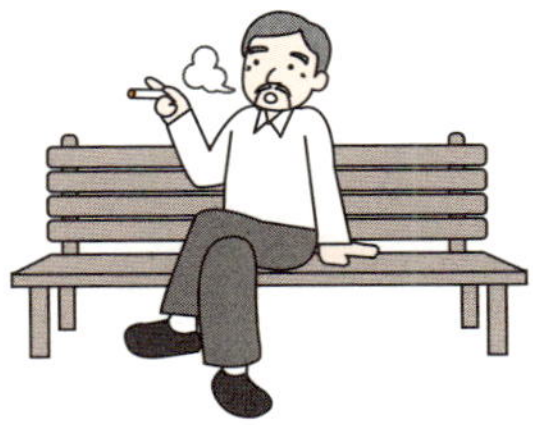

화학요법에 대한 예습은 했어?

지금 하고 있어요.
그런데 암이란 건 **전이**하기도 하고
수술로 완치되었다고 생각했는데
재발하기도 하고…. 정말 미운 존재에요.
암은 도대체 뭔가요?

너의 예습은 그 부분부터 시작하는 게 좋겠구나.
문학수 씨의 간호에 들어가기 전에
암에 대해 조금 더 구체적으로 공부해 보자.

잘 부탁드려요!

암이란?
WHAT IS CANCER?

암은 유전자 질환, 즉
유전자의 돌연변이(mutation)야.

유전자요?

사람의 세포 대부분은 시간이 지나면
노화되거나 **탈락**되잖아? 게다가
염증으로 상처를 입기도 하고.

네, 그렇죠.

그럴 때 그 조직의 바탕이 되는
줄기세포(stem cell)에서
다시 분화와 증식이 시작되어 조직이 재생되지.
이 과정을 조절하는 것이 바로 **유전자**이고. ◀ RB-4
이 유전자가 돌연변이를 일으킨 상태가 암이야.

좀 어려네요~.
그러니까 암이란 건
유전자가 돌연변이를 일으켜서
조직이 재생되지 않게 된 상태를
말하는 거군요?

그렇지. 그래서
돌연변이는 **노화, 탈락, 재생이 반복되는 조직의 세포에서만 일어나.**
그러니까 신경이나 심장세포에서는
암이 발생하지 않는 거야.

우와~, 그렇구나!
그럼 유전자의 돌연변이는 어떨 때 일어나죠?

어떠한 이유로 **유전자가 손상을 입으면**
세포사(cell death)를 제어할 수 없는 상태가 돼.
그러면 그 세포가 무한으로 증식해서
암이 발생하는 거지.

으~음. 손상을 입으면
세포사를 제어할 수 없게 된다니….
역시 어렵네요.

이 부분은 종양내과 의사 선생님의 강의를 들어 보자.

네~에!

▶ 돌연변이(mutation)

세포의 유전물질인 DNA 자체가 갑자기 변화되어 일어나는 세포변이를 말한다. 이 경우 돌연변이로 발생한 세포는 그 이후의 딸세포에도 그 변이가 여전히 유지되므로 종(species)의 변화나 또는 세포의 악성전환(malignant transformation)에 관여한다.

Lecture

암의 생물학적 특징

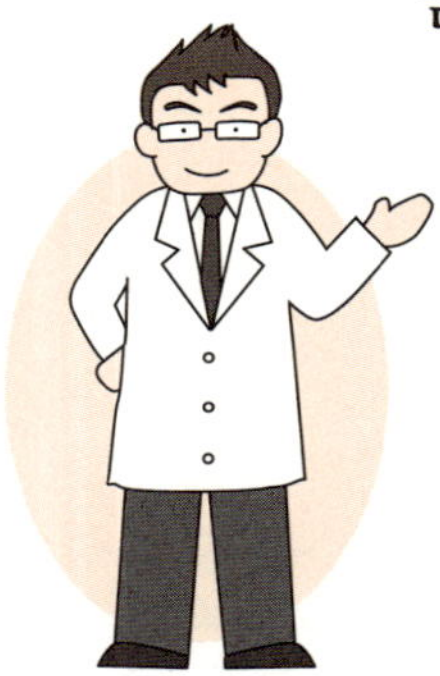

종양내과 의사

암의 생물학적 특징은 ① **세포가 무한으로 증식**하고, ② **주위 조직으로 침윤과 원격전이**를 일으키는 2가지이다. 그렇다면 왜 암세포는 무한으로 증식하는 것일까?

세포는 유전자의 작용으로 어떤 시점이 되면 자멸하도록 프로그램되어 있다. 이것을 세포자멸사(apoptosis)라고 한다. 60조 개의 세포는 1번의 세포분열로 120조 개가 되는데, 그것이 60조 개로 머물러 있는 것은 증가분에 상응하는 만큼의 세포가 세포자멸사를 통해 상실되기 때문이다. 그러나 암의 경우에는 세포자멸사의 조절이 손상되어서 계속 증가하게 된다.

종양의 증식에는 **확대성 증식**(커지는 것)과 **침윤성 증식**(주위 조직을 파괴하면서 잠식하는 것)이 있다. 암(악성종양)과 양성종양 모두 확대성 증식을 나타내지만, 암은 여기에다 침윤성 증식도 나타낸다.

그래서 암을 다들 그렇게 무서워하는군요.
그런데 왜 그렇게 쓸데없는 세포들이
점점 자라나는 걸까요?

암세포도 원래는 정상세포였어.
그러니까 정상적인 세포의 기능은 일부 남아 있는 거지.
그럼, 유전자에 대한 수수께끼부터 풀어나가 보자.

네~에.

Comment

암은 크게 ① 상피세포에서 생기는 '암종', ② 비상피세포에서 생기는 '육종', ③ 조혈기에서 생기는 암(백혈병, 악성림프종 등)으로 분류된다. 보통 암이라는 단어는 악성종양 전반을 나타날 때 사용된다. 악성종양은 ① 자율적인 증식, ② 침윤과 전이, ③ 악액질(cachexia; 다른 정상세포가 섭취하려고 하는 영양을 빼앗음) 등의 특징을 나타낸다.

종양유전자와 종양억제유전자
ONCOGENES AND TUMOR SUPPRESSOR GENES

정상세포는 **분열해서**
새로운 세포로 바뀌어 가.
이건 알지?

네. 그래서 간세포는 증식이 잘되니까
이식해서 다른 사람에게 반을 나눠줘도
금방 다시 증식해서 문제 없다고 했잖아요?(vol.4 p.9 참조)

그렇지.
대부분 장기의 정상세포는 분열해서 증식한 다음
오래된 세포와 바뀌어가는 기능을 가지고 있어.
이건 세포의 **핵**(nucleus)이라 불리는 부위에 있는
세포증식을 촉진하는 유전자에 의해 이루어지지.

아하~.

Mini Memo

정상세포의 분열속도는 조직에 따라 차이가 있는데 골수(bone marrow)나 점막(mucosa) 등의 조직은 분열속도가 빠른 대표적인 조직이다. 한편, 심근세포, 뇌세포 등은 태아기를 지나 출생한 후에는 세포분열을 하지 않게 된다.

그런데 너무 많이 늘어나면 어떻게 되겠니?
예를 들어 머리뼈 안의 뇌세포가
점점 증식한다면 어떻게 될까?

머리가 좋아지려나?
아니지, 그러다가 머리뼈 안이
뇌세포로 꽉 들어찰 것 같은데….

맞아. 그렇게 되면
혈액도 잘 흐르지 않게 되고
영양도 부족해지고, 산소도 모자라겠지….

그럼 큰일인데요?

그래서…,
그렇게 되지 않도록 정상세포에는 ◀ RB-18
세포가 너무 증식하지 않도록 억제하는 유전자도 있어.
세포증식을 촉진하는 유전자와 억제하는 유전자가
균형을 유지하면서 작용하고 있는 거지.

우와~, 훌륭한데요?

그런데 유전자가 손상을 받아
그 균형이 무너지면
즉, 세포증식을 촉진하는 유전자가
너무 활발해지거나
세포증식을 억제하는 유전자가
작용하지 않게 되면
세포가 멋대로 증가하는 상태(= 종양)가 되는 거야.
침윤이나 전이되는 종양이라면
악성종양(malignant tumor) 즉, 암이란 말이지.

point! 발암기전

정상세포가 가진 유전자가 손상을 입어 세포증식을 촉진하는 유전자가 너무 활발해지거나 세포증식을 억제하는 유전자가 작용하지 않게 되면 암의 원인이 된다.

Hot News

암은 숙주(host)에게는 이물질이기 때문에 숙주의 면역으로 제거해야 하지만, 그럼에도 증식하고 전이하면서 계속 살아남는 이유는 암 자체가 숙주의 면역에서 벗어날 수 있도록 위장하거나 숙주의 면역을 저하시키는 능력을 가지고 있기 때문이라고 판단된다. 면역(유전자)요법은 숙주의 면역을 증강시키거나 암세포를 숙주의 면역 담당세포가 쉽게 인식할 수 있도록 조작하는 방법이다.

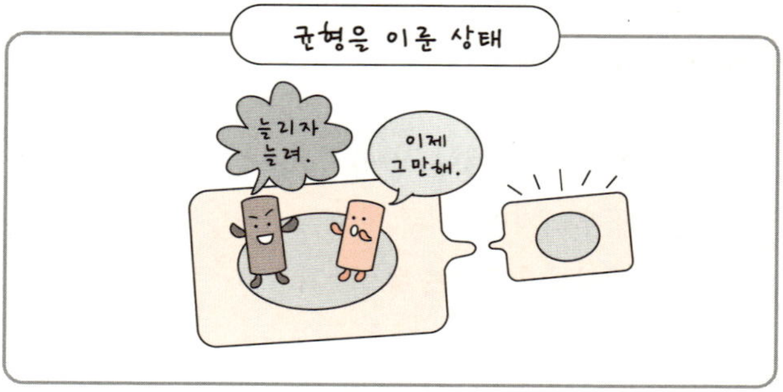

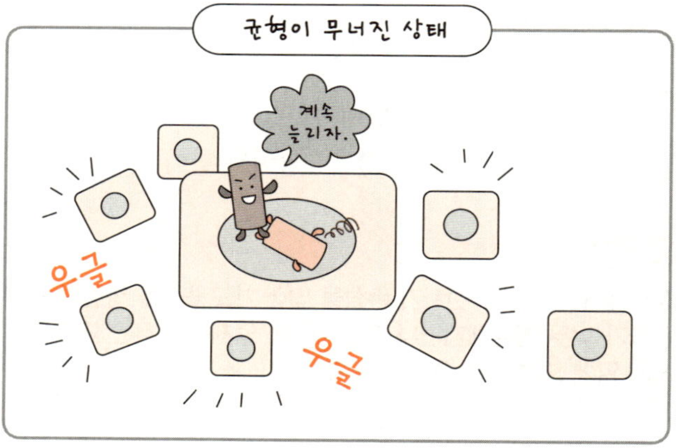

아, 그렇구나!

암과 관련된 유전자 중에
세포증식을 촉진하는 유전자를 **종양유전자**(oncogene),
세포증식을 억제하는 유전자를
종양억제유전자(cancer suppressor genes)라고 해.

point! 암 관련 유전자

암과 관련된 유전자 중에
① 세포증식을 촉진하는 유전자를 종양유전자라고 하고,
② 세포증식을 억제하는 유전자를 종양억제유전자라고 한다.

원래는 정상적인 세포의 유전자였군요.
그 유전자에 문제가 생겨서
너무 활동을 하거나 활동을 안 하게 되면
암이 생기는 거고요.

그렇지.
암세포의 특징에 대해 조금 더 자세히
임상병리과 의사 선생님의 강의를 들어 보자.

네~에!

▶ 종양유전자의 수 증가

종양유전자(oncogene)는 인체에 정상적으로 존재하는 유전자로 세포의 성장과 분화에 관여하는데, 돌연변이가 발생하거나 과잉 발현되는 등 계속적으로 활성화 상태에 있으면 세포의 증식이 촉진되어 암이 발생한다. 대개 종양유전자는 발암과정에서 한 단계를 담당하고, 실제 발암에는 여러 종양유전자가 협동하여 작용한다. 현재까지 밝혀진 종양유전자나 종양억제유전자는 대부분 세포의 증식, 세포주기의 조절, 세포의 예정된 죽음과 분화 등에 관여하는 유전자들이다. 따라서 종양유전자에 대한 연구는 단순히 암의 발생 과정뿐만 아니라 세포의 성장 조절, 세포주기 조절 등에 대해서도 많은 것을 밝혀내고 있다. 최근에는 잘못 복제된 염기를 수선하는 효소의 이상도 암의 발생에 관여한다는 것이 알려지는 등 종양유전자의 범위가 확대되고 있어 종양유전자의 수도 계속 늘어날 것으로 판단된다.

Lecture

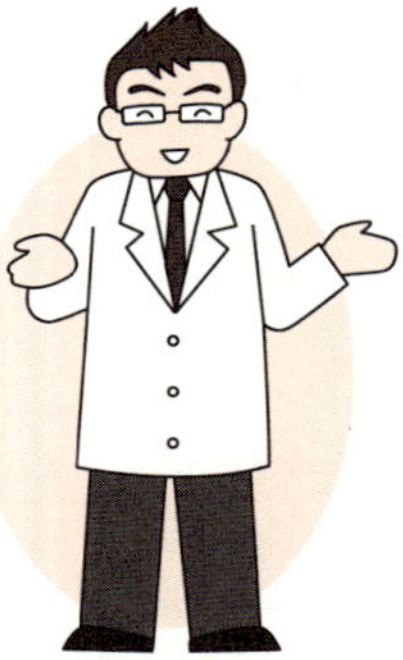

임상병리과 의사

암세포

암세포(cancer cell)는 계속해서 분열하기 때문에 세포분열의 중심적인 역할을 하는 유전자(DNA)가 활발하고 세포 안의 DNA가 늘어나는 장소인 핵도 커져 있다.

반대로 핵 이외의 세포조직(세포질)은 증식하는 속도가 세포분열속도를 따라가지 못해서 세포질의 비율은 정상보다 작아지게 된다. 또, 보통 세포보다 형태가 일그러져 있거나(이형성), 세포가 성숙되어 있지 않다(분화도가 낮음).

세포질의 양에 비해 핵이 커서 핵/세포질(N/C) 비율이 높고 분열속도가 빠르며, 이형성(dysplastic)이 높고 분화도가 낮은 것 등이 암세포의 큰 특징이다.

point! 암세포의 특징

① 핵/세포질(N/C) 비율이 높다.
② 분열속도가 빠르다.
③ 이형성(dysplastic)이 높다.
④ 분화도가 낮다.

그렇군요. 암세포는 보통 세포와는 형태나 성질이 다르군요.

그래. 그리고 계속해서 분열하는 성질이
있다는 사실을 기억해 둬.

네~에.

암의 위험인자
RISK FACTORS OF CANCERS

문학수 씨는 흡연자인데,
그럼 담배를 피웠기 때문에
유전자가 비정상이 되었단 말인가요?

암의 발생에는
위험인자라고 하는 물질이 관여하고 있는데,
그 대부분이 **유전자를 손상시키고** 있어.
담배도 그중 하나로 알려져 있지.
암의 주요 위험인자를 ◀ RB-842
한번 살펴보도록 하자.

▼ 암의 위험인자

암 부위	위험인자
식도암	흡연, 음주, 위산역류(바레트식도), 뜨거운 음식물
위암	짜고 매운 음식, 흡연, 위나선균 감염
대장암	저식이섬유식, 고지방식, 육식, 유전(가족성 샘종폴립증, 유전성 비폴립대장암)
간암	HBV · HCV 감염, 간염, 간경화, 음주, 흡연, 아플라톡신
폐암	흡연, 대기오염, 석면
이자암	흡연, 고지방식
유방암	유방암 가족력, 비만, 저출산, 무수유, 지방 과잉섭취, 고령 초산, 저연령 초경, 고령 폐경
자궁목암	유두종바이러스 감염
자궁몸통암	비만, 에스트로겐 복용력, 저출산, 당뇨병, 고령 폐경
난소암	가족성 종양(BACA1/2의 유전자변이)
전립샘암	노인, 인종(흑인), 가족력
방광암	흡연, 진통제 남용, 주혈흡충 감염, 사카린, 방부제
피부암	햇빛(자외선), 비소
백혈병	방사선, 벤젠, 항암제 투여 과거력
갑상샘암	요오드 결핍 또는 과잉, 방사선

◀ RB-842

▶ 일반적인 암의 원인

세계보건기구(WHO)에서는 의학적인 관점에서 암 발생 인구의 1/3은 예방 가능하고, 1/3은 조기진단만 되면 완치 가능하며, 나머지 1/3의 환자도 적절한 치료를 하면 완화가 가능한 것으로 보고 있다. 세계보건기구 산하 국제암연구소의 보고에 따르면, 암 사망의 30%는 흡연에 30%는 식이요인에, 18%는 만성 감염에 기인한다고 하였으며, 그 밖에 직업, 유전, 음주, 생식요인 및 호르몬, 방사선, 환경오염 등의 요인도 각각 1~5% 정도 기여하고 있는 것으로 알려져 있다. 따라서 일상생활에서 적용할 수 있는 암예방 생활습관 실천과 조기검진만으로도 암질환의 상당 부분은 예방할 수 있다. 아직도 많은 암의 원인이 밝혀지지 않고 있기는 하나 여러 역학연구를 통한 발암요인과 암 발생 간의 인과관계에 근거하여 위험요인을 밝혀내고 있다.

우와~. 이렇게나 많아요?

조금씩 익히도록 하자. 아까도 말했듯이
암의 위험인자는 **세포의 유전자를 손상시키는** 게 많아.

예를 들면요?

예를 들어 **위나선균**(*Helicobacter pylori*, vol.4 p.69 참조)은
위 점막에 만성 염증을 일으킨다고 알려져 있어.
이게 위암 발생과 관련이 있다는 게 밝혀졌고.

그렇구나~! 위나선균이라….

그리고 **HBV**(B형 간염바이러스)나
HCV(C형 간염바이러스)는 간세포에 감염되어
세포의 유전자에 영향을 미치지. ◀ RB-842
**이처럼 바이러스 감염이 각종 암의 위험인자가
되는 경우가 많아.**

바이러스?

그래. 간염바이러스 외에도
바이러스 감염이 원인이 되는 것에는
사람유두종바이러스(human papilloma virus, HPV)의 자궁목암,
1형 성인T세포백혈병바이러스(human T-cell leukemia virus,
HTLV-1)의 성인T세포백혈병 등이 있어.

그렇구나.
그런데 균이나 바이러스가
유전자를 손상시키는 건
대충 알겠는데,
유방암이나 **자궁몸통암** 위험인자 중에
'**비만**', '**저출산**'이란 것도
유전자를 손상시키나요?

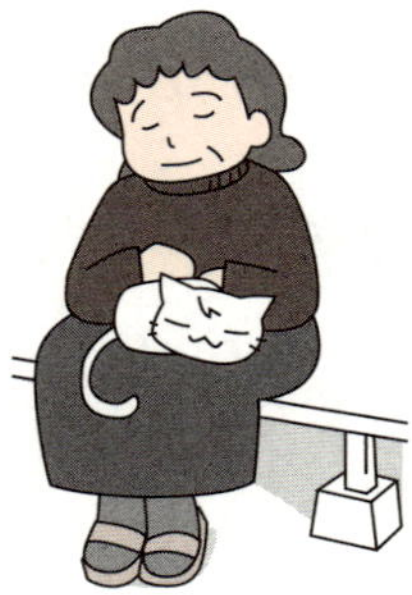

아이를 적게 낳으면 암에 걸리기 쉽다?

그건 **호르몬의존종양**(hormone dependent tumor)에
관련된 거야.

호르몬의존종양이요?

응. **여성호르몬**이나 **남성호르몬** 등이
발암의 원인이 되는 걸 말해.

호르몬이요?
하지만 여성호르몬이나 남성호르몬은
원래 몸속에 있는 거잖아요?
그게 왜 암의 원인이 된다는 거죠?

잘 생각해 보렴.
암세포도 원래는 정상적인 세포였잖아?
유방암과 자궁몸통암도
원래는 **젖샘**(mammary gland, **유선**)이나 **자궁**의 세포였어.

그렇구나!

젖샘이나 자궁과 같은
여성의 성기능과 관계가 있는 장기는
여성호르몬(**에스트로겐**)**에 반응해서** ◀ RB-696
발달하는 기전으로 되어 있고.
그런 장기의 세포에서 암이 생기면 어떻게 되겠니?

음, 혹시 그런 장기의 암세포는
여성호르몬에 반응해서 증식하나요? ◀ RB-18

▶ 에스트로겐(estrogen)

여성호르몬의 하나로 난소 안에 있는 난포에서 생성된다. 여성의 이차 성징을 발현시키고 발정하게 하는 작용을 한다. 에스트로겐에는 20종 이상의 종류가 있지만 그중에서 에스트론, 에스트라디올, 에스트리올의 세 종류가 가장 중요하다.

맞아!
수유하는 동안에는 여성호르몬 분비가 억제되니까
임신 횟수가 적은 사람이나 **초경**(menarche)**이 빠른 사람**,
폐경(menopause)**이 늦은 사람**은
그만큼 여성호르몬에 노출되는 기간이 길어서
결국 여성호르몬의존종양(**유방암**, **자궁몸통암**)이
증식하기 쉽다는 거야.

그럼 '비만'은요?

지방세포(lipocyte)에 있는 효소가 남성호르몬을
여성호르몬으로 변환시키기 때문이라고 해.

우와!

호르몬의존종양으로
여성에서는 **유방암**이나 **자궁몸통암**, ◀ RB-717, 722
남성에서는 **전립샘암**이 잘 알려져 있어. ◀ RB-324
각각 여성호르몬, 남성호르몬에 의해 증식하지.
특히 남성호르몬은 나이가 들어도
혈중농도가 잘 줄어들지 않으니까
전립샘암은 고령이 될수록
증가하게 되는 거야.

그렇구나.
암 치료에서 '**호르몬요법**'이란 걸 ◀ RB-724
들어본 적 있는데, 암과 호르몬이 ◀ RB-19
그런 관계에 있었군요.

그래. 암의 호르몬요법이란 건
호르몬의존종양에 대해
원인이 되는 호르몬을 줄이거나
활동하지 않도록 해서
암이 작아지도록 하는 치료야.

예를 들면요?

유방암(vol.9 p.422 참조)이나 **자궁몸통암**(vol.9 p.400 참조)은
여성호르몬(에스트로겐)의존종양이니까
항에스트로겐제(antiestrogen)를 사용하고, **전립샘암**은
남성호르몬(안드로겐)의존종양이니까
항안드로겐제(antiandrogen)를 쓰는 거지.

그게 호르몬요법이군요.

호르몬요법이라고 해도
갱년기장애 시와는 다르니까 주의해야 해.

다르다고요?

그래. 갱년기장애 시에는
호르몬 작용을 보충하는 거잖아?
암 치료는 호르몬 작용의
'약화'나 '억제'를 목적으로 하는 거고.
혼동하지 않도록 주의해.

이제 알겠어요!

자, 호르몬요법에 대해서도 설명했으니
다음은 치료로 넘어가볼까?

네~에!

암 치료법
CANCER TREATMENT

암 치료에는 아까 설명한 호르몬요법 외에도
주로 **외과적 수술요법**, **화학요법**(약물요법, p.174 참조),
방사선요법, 면역요법 등이 있어.

외과적 수술요법은 암을 잘라내는 치료라고 알고 있는데,
화학요법이나 방사선요법은 잘 모르겠어요.

화학요법, 방사선요법 모두 주요 항암작용은
'**세포의 분열을 억제하는**' 기전에 따른 거야. ◀ RB-844

분열을 억제한다고요?

그렇지. 예를 들어 암세포에 **방사선**을 쬐면
DNA가 손상되어
암세포는 분열하지 못해서 결국에는 사멸하게 되지.
특히, 세포가 한창 분열할(**분열기**) 때 쬐면
효과적이야.

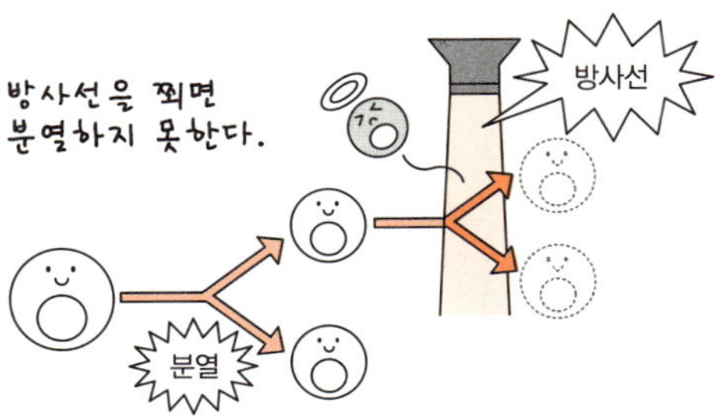

우와~. 모든 암세포에 효과적인가요?

아니. 암의 종류나 개인차,
암이 발생한 부위(장기)나 세포주기의 어느 시기에
세포가 방사선을 받았는가에 따라 효과에는 차이가 있어.
이걸 '감수성'이라고 해.

네에~.

방사선요법은 '근치를 목적으로' 이용될 뿐만 아니라
예방적으로 이용되거나
완화적으로 이용되기도 해.
이 점도 꼭 기억해 둬.

▼ 방사선 치료의 목적

근치적 방사선요법	근치를 목적으로 하는 국소치료로서의 방사선 치료 예) 두경부암, 식도암, 자궁목암, 소세포암종, 악성림프종 등
예방적 방사선치료	근치를 목적으로 하는(재발 위험을 줄임) 보조요법으로서의 방사선요법 예) 유방암의 유방온존술 후 남은 젖샘에 조사 등
완화적 방사선치료	완화적(고식적) 방사선 치료 : 근치를 바랄 수 없는 경우 종양 축소에 의한 수명연장 또는 증상 완화에 의한 삶의 질 향상을 목적으로 한 방사선 치료 예) 전이성 뼈종양에 의한 통증완화나 병적골절, 신경압박이 있는 경우, 뇌전이에 대한 감마나이프 치료, 협착이나 폐색, 출혈, 신경증상 등
응급 조사	예) 척수압박, 위대정맥증후군(상대정맥증후군), 기도폐색(협착) 등

그렇구나. 근치만을 목적으로 하진 않군요.

방사선은 암세포뿐만 아니라
정상적인 세포의 분열도 억제한다는 점도
중요한 핵심이야.

그럼 암과 함께
정상적인 조직까지 죽어버리잖아요?

그래서 암세포와 정상세포의
특징 차이를 이용하는 거야.
암세포는 정상세포에 비해
분열이 왕성하고,
분열에서 다음 분열까지의 간격이 짧아.
즉, 그 만큼
분열이 한창인(분열기) 세포가 많으니까
방사선을 통해 사멸시키기 쉬운 거지.

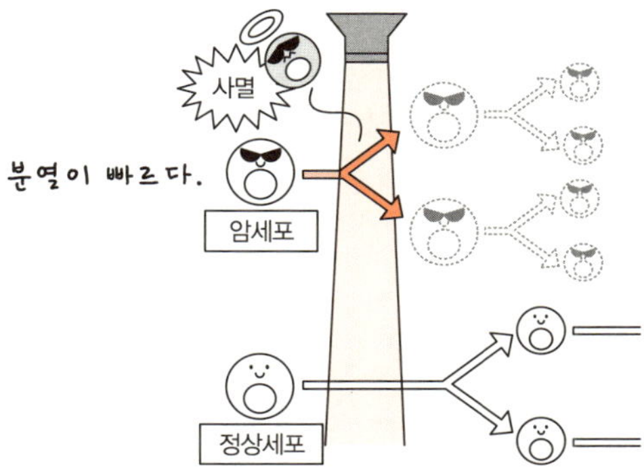

Hot News

탄소이온이나 네온, 아르곤 등의 중입자선(중이온)을 이용한 중입자선 치료가 주목을 받고 있다. 암을 표적으로 삼아 공격함으로써 정상적인 조직에 미치는 방사선 장애를 최소한으로 할 수 있고 동시에 방사선 저항성 암에도 효과적인 치료법이다.

흐~음.
말하자면 분열속도가 다르기 때문에
암세포는 정상세포보다 많이 죽는다는 말이네요?

그래. 하지만 방사선량(radiation dose)이 너무 적으면
암세포가 살아남게 되고
너무 많으면 정상적인 조직에 미치는 손상이
커서 부작용이 심하게 나타나지.

부작용이요?

자, 그럼 이제부터 방사선요법의 부작용과
환자의 간호 요점에 대해 공부해 보자.

네~에!

▶ 방사선요법의 기전

방사선을 세포에 조사하면 방사선이 세포의 생존에 필수적인 기관인 DNA와 세포막에 직접 혹은 간접적으로 작용하여 세포를 죽이는 것으로 알려져 있다. 방사선을 받은 세포는 대부분 그 이후에 세포분열을 할 때 죽고, 일부 세포는 세포가 노화되어 정상적으로 수명을 다하는 세포자멸사(apoptosis)라는 과정을 통해 죽는다. 방사선을 받으면 정상조직과 암조직에서 모두 방사선으로 인한 장애를 일으킨다. 정상조직은 어느 정도의 시간이 지나면 장애로부터 회복되지만, 종양조직은 어느 정도 기간 동안 충분한 회복이 불가능하다. 그러므로 이를 고려해 장기간 분할 치료를 하면 정상조직의 방사선 장애를 최소화하면서 종양 조직의 파괴는 높여 효율적인 치료가 가능하다.

방사선요법 중의 간호
RADIOTHERAPY & SKIN CARE

우선 방사선은 화학요법 등과는 달리 국소치료이기 때문에 방사선을 받은 범위에만 작용한다는 사실을 기억해 둬. ◀ RB-844

온몸에 효과가 있는 게 아니네요?

응. 그리고 방사선요법에 의한 유해반응은 치료 시작 후 90일 이내에 일어나는 '급성 유해반응'과 그 이후에 일어나는 '만기성(지연성) 유해반응'으로 분류되지.

▼ **방사선요법에 의한 급성 유해반응과 만기성 유해반응**

급성 유해반응	• 치료 시작 후 90일 이내에 일어난다. • 조사된 장기와 조직에 유래하는 국소성 유해반응(피부, 점막, 조혈기, 생식기 등의 기능장애)과 원인 불명의 전신성 유해반응(권태감, 방사선병 등)이 있다. • 치료를 중지하면 개선된다.
만기성(지연성) 유해반응	• 치료 시작 후 90일 이후에 일어나며, 수개월 또는 연 단위의 시간이 경과하여 나타난다. • 조사된 장기에 기능장애, 이차암 등이 나타난다. • 비가역성으로 난치성인 경우가 많다. • 원인 불명의 조직 섬유화, 혈행장애가 일어난다. (림프부종, 창자출혈, 피부의 색소침착이나 위축)

급성 유해반응인 경우에는 치료를 멈추면 개선되네요?

그래. 증상이 심한 경우 **치료를 멈추면 정상세포의 DNA가 회복되어 급성 유해반응이 개선돼**. 하지만 중지하는 기간이 길어지면 종양세포의 DNA도 회복되어 버리지. 그러면 어떻게 되겠니?

모처럼 치료했는데 원상태로 돌아가겠네요?

맞아. 그래서 가능하면 치료를 중단하지 않고 끝낼 수 있도록 **예방과 간호가 중요**한 거야. 환자 본인이나 가족에게도 충분한 설명이 필요하고.

Mini Memo

만기성 유해반응은 비가역성으로 난치성이기 때문에 방사선 치료계획 단계에서 정상세포에 대한 방사선 조사를 피하기 위한 다양한 노력이 이루어진다.

간호국시 예상문제

폐암 환자에게 방사선 치료가 시행되었다. 지연성 반응으로 예측할 수 있는 것은?

① 피부염 ② 폐렴
③ 방사선병 ④ 탈모
⑤ 부종

정답 : ②

그렇구나. 어떤 간호를 하면 좋죠?

방사선은 직접 피부에 조사하는 경우가 많아.
그 영향으로 **피부장애**가 일어나기 쉽지.
발적이나 건조 등 가벼운 증상에서부터 난치성 궤양으로
발전하는 심한 증상까지 그 정도는 매우 다양하지.

어떤 점에 주의하면 좋을까요?

우선 **기본은 청결과 보호**.
그리고 **최대한 자극하지 않는 게** 중요하지.

청결과 보호라….

가려움이 심하면 미지근한 물로
부드럽게 씻어내는 정도로 하고.

네~에!

간호국시 예상문제

64세 여성. 후두인두암으로 진단을 받고 방사선요법을 시작하였다. 치료 중 생활지도로 적절한 것은?

① 탈모가 일어나므로 미리 머리를 짧게 자른다.
② 권태감이 나타나면 치료를 중지하면 된다.
③ 통증을 동반하는 입안염(구내염)에서는 입 헹구기를 삼간다.
④ 목욕 시에 조사부위를 문지르지 않는다.
⑤ 가려움이 심하면 차가운 물에 비누로 씻는다.

정답 : ④

그리고 직사광선, 옷의 마찰, 벌레물림, 찰과상 등의 기계적 자극을 피하도록 보호의 필요성을 설명해 두는 것도 중요해. ◀ RB-844

그렇구나. 보호가 중요하군요.

그렇다고 찜질이나 도포제 등을 자기 판단으로 조사부위에 마음대로 사용하지 말 것.
피부염이 악화되는 경우가 있거든.
반드시 의사와 상의해야 해.

기억할 게 너무 많아서 잘 정리해 둬야겠어요.
그리고 p.169의 표에 '방사선병'이란 뭐예요?

방사선병(radiation sickness)이란 방사선 조사 수시간 후에 나타나는 전신권태감, 식욕부진, 구역질, 구토, 설사 등의 증상을 말해.

그런 증상도 나타나구나.

개인차가 있지만
대부분은 4~5번 조사하면 사라져.
상태에 따라서 충분한 수분과 영양을 섭취할 수 있도록 도와주면 돼.

아하~.
계~속 나타나는 증상은 아니군요.

point! 방사선요법 중 피부간호

① 기본은 청결과 보호이다.
② 기계적인 자극을 피한다.
③ 찜질이나 도포제를 조사부위에 사용하지 않도록 한다.

Mini Memo

두경부암에서는 식사, 흡연, 음주, 입안(구강) 위생 등이 치료 중이나 후의 유해반응을 강화하는 인자가 될 수 있으므로 식사, 금연, 입안 위생 등 일상생활에 대한 교육이 중요하다. 그중에서도 입안 간호는 방사선에 의한 염증 경감, 식사섭취, 통증완화, 감염 예방을 위해서도 치료 전부터 간호방법을 지도하여 자가관리를 유도할 필요가 있다.

방사선요법의 간호 목적은
예정된 치료를 **마지막까지 완수할 수 있도록**
환자의 몸과 마음을 지원하는 거야.
어떤 이유로 치료가 중단되거나
중지해야 하는 상황에 처하지 않도록
확실히 간호하도록 하자.

네~에!

암에 효과적인 다양한 약물
CANCER THERAPY

이제 방사선요법에 대해서는 이해했어요. ◀ RB-844
그럼 **화학요법**은 어떤 거죠?
약을 이용한 치료를 화학요법이라고 하나요?

약물요법이란 약을 사용하는 치료를 말하지.
암의 약물요법이란 항암제, 호르몬요법(p.163 참조),
면역활성제 등을 사용하는 화학요법을 가리켜.
증상을 완화시키기 위한
다양한 약물, 진통제, 진토제 등도
약물요법이라고 할 수 있어.

화학요법도 암세포의 분열을 억제하나요?

항암제라고 불리는 대부분의 약물은 그래. ◀ RB-843
예를 들어 **알킬화제**(alkylating agent)라고 하는
항암제(시클로포스파미드 등)는
세포의 유전자(DNA)에 여분의 물질을 결합시켜서
분열을 못하게 하지.

네~에.

기전이 독특한 것은
대사대항제(metabolic antagonist, 대사길항제)라는 항암제지.
메토트렉세이트(methotrexate) 등이 대표적인 약이야.
이건 유전자의 '가짜 재료'거든.

가짜 재료요?

세포가 분열을 하려면
1개의 세포가 2개로 늘어나기 위한 재료가 필요해.
그러한 재료는 혈액을 타고 운반되어 와서
세포 속으로 흡수되어 유전자 등의 원료로 이용되지.

우와!

대사대항제(대사길항제)라고 하는 항암제는 ◀ RB-843
유전자의 원료[퓨린(purine), 피리미딘(pyrimidine),
엽산(folate) 등]와 매우 비슷한 재료야.
혈중 대사대항제를 흡수한 세포는 그걸 원료로 해서
유전자를 증식시키려고 하지만, 진짜 재료가 아니라서
결국 제대로 된 유전자를 만들 수 없게 되지.

▶ 대사대항제(metabolic antagonist, 대사길항제)

대사대항제는 핵산합성을 억제한다. DNA합성에 필수적인 효소를 억제하거나 DNA와 합체되어 잘못된 부호를 산출하도록 하는 약물이 항암제로 많이 사용되고 있다. 이 약물들은 주로 DNA합성을 억제하기 때문에 성장 중인 세포에 활성을 나타낸다.

보통의 세포분열

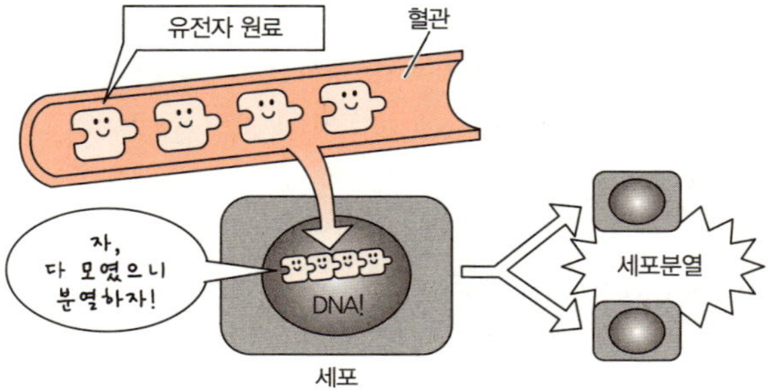

가짜 재료가 섞이면…

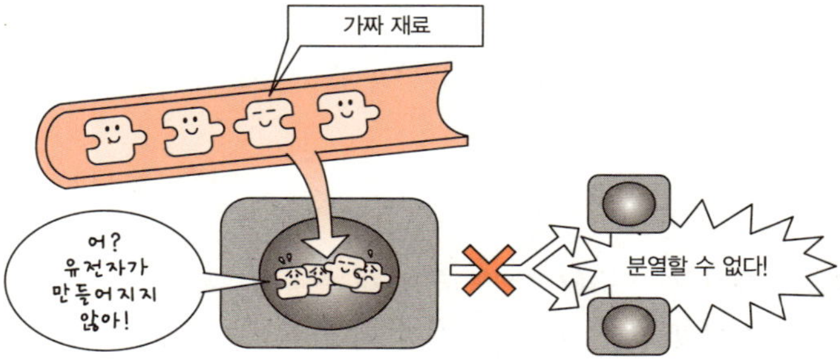

그래서 세포가 늘어나지 못하는군요!

참고로 문학수 씨에게 사용되는
항암제는 어떤 거지?

'시스플라틴'이랑
'에토포시드'(vol.4 p.453 참조)요.

◀ RB-843

시스플라틴(cisplatin)은 백금제제 종류인데,
이것도 **세포 유전자에 여분의 물질을 결합시켜서 분열할 수 없게 하는** 알킬화제의 일종이야.

아하~.
그럼 에토포시드는요?

에토포시드(etoposide)는 식물알칼로이드제의 일종인데,
이건 **세포분열에 필요한 세포 내 기관의 분열을 방해하지**.

우와~. 여러 가지 작용이 있군요.
약이란 게 참 대단하네요.

또 약간 특수한 항암제로는
인터페론요법(interferon therapy)이란 게 있어.

인터페론은 분명…
간염(vol.4 p.176 참조) 치료제 아니었나요?

맞아. C형 간염에도 사용되지.
암세포는 몸에 이물질로 인식되니까
T세포 등의 면역세포를 이용해서 파괴할 수 있어.
이 면역기능을 인터페론(interferon)이라는 약으로
더 활성화시키는 방법이지.
면역요법이라고도 해.

Comment

인터페론(interferon)에는 그 밖에도 암세포의 증식을 직접 억제하는 작용 등이 있다. 인터페론이 적용되는 암은 간암, 위암, 혈액의 악성종양 등 몇 가지에만 한정된다.

치료법도 참 다양하네요.
하지만 이렇게 많은 치료법과 약이 있는데도
암으로 죽는 사람은 정말 많잖아요?

그렇지. 치료를 해도 암을 제거하지 못했거나
재발 또는 전이되지.
그리고 부작용 때문에 치료를 중단해야만 하거나
암이 내성을 획득해서 약이 안 듣게 되기도 해.
우리나라의 경우 1990년대 후반부터 지금까지
계속해서 **암이 사망원인의 1위**를 차지하고 있어.

뭔가 좋은 방법이 없을까요?

지금도 다양한 치료법과 치료제가 연구되고 있어.
새로운 약도 계속해서 개발되고 있고.
예를 들면 **분자표적치료제** 등이 그것이지.

분자표적치료제요?

그래. 악성종양에 존재하는 분자생물학적 특징에
대응하는 **분자를 표적으로 한 약물**이야.
임상현장에서도 일상적으로 사용되고 있어.

▼ 대표적인 분자표적치료제

<table>
<tr><td rowspan="9">소분자화합물</td><td>이마티닙(imatinib)</td><td>만성 골수성 백혈병, 급성 림프성 백혈병, 위창자기 질종양(GIST)</td></tr>
<tr><td>게피티닙(gefitinib)</td><td>비소세포암종</td></tr>
<tr><td>엘로티닙(erlotinib)</td><td>비소세포암종, 이자암</td></tr>
<tr><td>라파티닙(lapatinib)</td><td>유방암</td></tr>
<tr><td>보르테조밉(bortezomib)</td><td>다발골수종</td></tr>
<tr><td>소라페닙(sorafenib)</td><td>콩팥세포암종, 간세포암종</td></tr>
<tr><td>수니티닙(sunitinib)</td><td>콩팥세포암종, 위창자기질종양</td></tr>
<tr><td>에베로리무스(everolimus)</td><td>콩팥세포암종, 이자내분비종양</td></tr>
<tr><td>템시로리무스(temsirolimus)</td><td>콩팥세포암종</td></tr>
<tr><td rowspan="5">대분자화합물</td><td>리툭시맙(rituximab)</td><td>B세포성 림프종</td></tr>
<tr><td>트라스트주맙(trastzumab)</td><td>유방암, 위암</td></tr>
<tr><td>베바시주맙(bevacizumab)</td><td>대장암, 비소세포암종, 유방암</td></tr>
<tr><td>세툭시맙(cetuximab)</td><td>대장암, 두경부암</td></tr>
<tr><td>파니트무맙(panitumumab)</td><td>대장암</td></tr>
</table>

어떤 특징이 있어요?

항암제과 비교해서 암세포에 대해
선택적, **특이적으로 효과를 발휘**하지.
즉, 표적 분자를 가지고 있지 않은 정상세포에는
이론상 작용하지 않으니까
골수억제나 탈모와 같은 **독성은 낮다고 해**.

그렇구나!

다만, **피부장애**, **심장근육장애**, **고혈압**,
투여 시 과민반응(infusion reaction) 등
분자표적치료제 특유의 **부작용은 여러 가지가 있어**.
그래서 투여 시에는 주의가 필요하지.

네.
부작용이 없는 건 아니네요.

어떠한 치료법도 마찬가지지만,
환자에게 예상되는 효과와 부작용,
도중에 치료를 중단할 수 있다는 점,
다른 치료법에 대해서도 확실히 설명해서
환자 자신이
치료법을 선택할 수 있도록 돕는 것이
간호사의 역할이지!

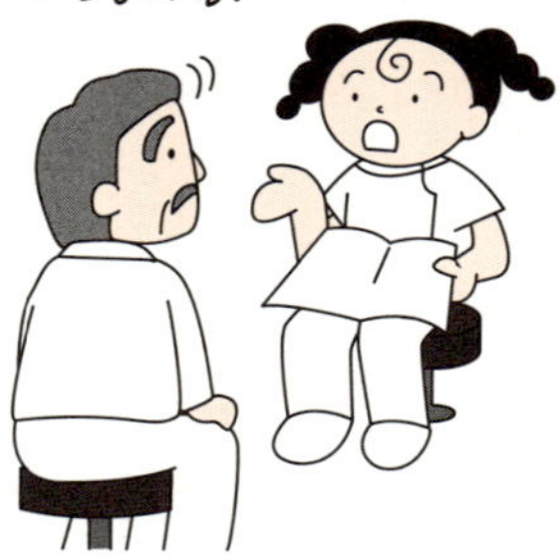

네~에.

Hot News

항암제 사용 당일에 주의해야 하는 부작용으로는 알레르기반응, 순환기 증상(혈압저하, 빠른맥, 부정맥), 소화기 증상(구역질, 구토)이 중요하다.

항암제의 부작용
SIDE EFFECTS OF CHEMOTHERAPY

문학수 씨가
화학요법을 시작한지 10일 정도 됐는데,
최근 자주 기침을 한다 싶더니
폐렴(pneumonia)에 걸린 모양이에요.

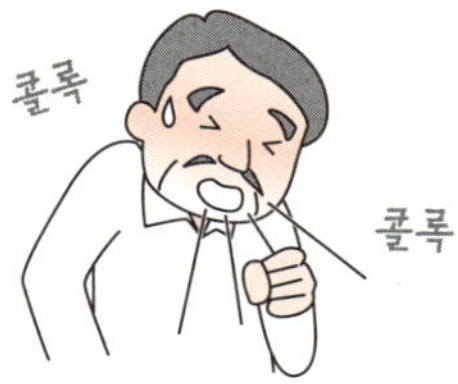

항암제 **부작용**이로구나. ◀ RB-844

부작용이요?
폐렴이?

아마 면역력이 약해졌을 거야.
항암제에는 '**골수억제**(myelosuppression)'라고 하는
중요한 부작용이 있어.

골수억제?

골수억제란 골수의 조혈세포가 손상되어
백혈구 수가 감소함으로 인해
신체의 면역이 약해져서
감염병에 걸리기 쉬운 상태가 되는 거지.

point! 골수억제란?

① 항암제로 인해 골수의 조혈세포가 손상되어 혈구가 감소한다.
② 백혈구의 감소로 신체 면역력이 약해져서 감염병에 걸리기 쉬워진다.

Mini Memo

약물의 종류와 전신상태에 따라서 다르지만, 일반적으로 골수억제 증상은 화학요법 시작 후 8~14일에 가장 심하게 나타난다.

그래서 폐렴에…?
하지만 항암제가 왜 골수억제를 일으키죠?

골수억제에 대해서는
종양 전문간호사의
강의를 들어 보자.

네~에!

Lecture

골수억제

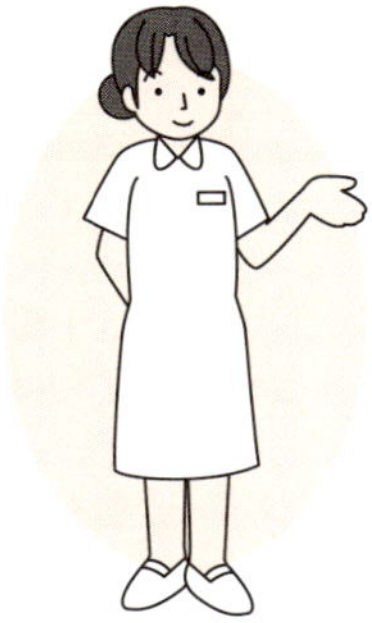
종양 전문간호사

골수억제(myelosuppression)는 화학요법에서 반드시 나타나는 유해반응이다. 항암제에는 정상세포의 분화와 증식을 방해하는 부작용이 있으며, 이 때문에 골수 중 줄기세포의 혈구생산 기능이 장애를 입게 되어 혈구 수가 정상보다 저하되는 상태이다. 이에 따라 모든 혈구가 감소하는 범혈구감소가 일어난다.

중성구(호중구) 감소에 따른 감염병, 혈소판 감소에 따른 출혈, 적혈구 감소에 따른 빈혈 → 심장기능상실(심부전) 증상은 삶의 질 저하나 치료를 지속하는 데 지장을 주며 간혹 치명적이 될 수 있다. 백혈구 1,000/μL 이하, 과립구 500/μL 이하에서는 감염병을 일으킬 위험이 있으므로 감염병 대책(p.185 참조)이 필요하다.

혈구의 분화속도나 혈구의 수명은 혈구의 종류에 따라 차이가 있으며 혈구가 감소하는 시기는 각각 다르다. 감소 정도 및 지속기간은 치료 내용이나 환자의 상태(전신상태, 이전 치료 경험, 연령, 골수침윤 여부 등)에 따라 변동된다.

간호국시 예상문제

항암제에 의한 골수기능 억제증상으로 올바른 것은?

① 구토
② 탈모
③ 설사
④ 잇몸출혈
⑤ 방사선병

정답 : ④

▼ 항암제 투여에 따른 혈구의 감소시기와 증상

백혈구	**감소시기** : 최저치가 되는 것은 보통 투여 시작 후 7~14일이 많다. **증상** : 감염성 증가 상태 **대책** : 1,000/μL 이하, 과립구 500/μL 이하에서는 감염병을 일으킬 위험이 있어 클린룸에 입실하거나 가열식을 섭취하는 등 감염예방대책이나 G-CSF(vol.2 p.288 참조) 등의 백혈구 증가작용이 있는 약물 사용을 검토한다.
혈소판	**감소시기** : 항암제 투여 시작 후 1주일 무렵부터 감소하기 시작하여 2~3주일에 최저치가 되는 경우가 많다. **증상** : 출혈경향 **대책** : 출혈 예방을 위한 적절한 관리가 필요하다. 5만/μL 이하가 되면 출혈경향이 나타나므로 상황에 따라 혈소판 수혈을 하기도 한다.
적혈구	**감소시기** : 2~4개월 후가 많다. **증상** : 조혈줄기세포의 손상에 따른 적혈구 생산 감소 외에 혈소판 감소에 따른 출혈로 인해 빈혈이 발생하기도 한다. **대책** : 헤모글로빈 8g/dL 이상을 유지하도록 목표로 하여 저하되는 경우에는 농축적혈구나 적혈구형성인자(erythropoietin) 제제를 사용한다.

항암제의 부작용으로 **조혈줄기세포가 손상**을 입고
혈구 수가 감소하는 것이 골수억제로군요.
중성구(neutrophil, 호중구, vol.2 p.289 참조)의 감소로
문학수 씨는 감염성 증가 상태가 되어 있는 거네요?

그렇지. 문학수 씨와 같은 감염병을 예방하려면
마스크를 착용하거나 양치질,
손 씻기 등을 철저히 해야지!
마스크는 보온 효과도 있고
양치질은 감염병 예방 효과뿐만
아니라 **입안염**(stomatitis, **구내염**) 등의
구강점막장애나 **이차감염** 예방으로도
이어지니까 특히 중요해.

point! 골수억제가 관찰되는 환자의 치료

① 마스크 착용, 양치질, 손 씻기 등의 장려
② 입안염 예방법으로서 입안 청결도 중요!

Mini Memo

입안 감염 예방, 또 건조 예방을 위해 인공침이나 침샘(salivary gland, 타액선)에 작용해서 침 분비를 촉진하는 약물을 사용하거나 침샘을 마사지하여 물리학적으로 개선시키는 경우가 있다.

그렇구나. 여러 가지에 주의해야겠어요.

골수억제에 따른 범혈구 감소 외에도
항암제 치료 중에 자주 나타나는 부작용이 있어.

어떤 건데요?

암세포는 분열속도가 대단히 빠르다고 하는
특징이 있었잖아? (p.156 참조)

간호국시 예상문제

비소세포폐암으로 화학요법을 처음 받은 환자. 치료 시작 후 10일째 혈액데이터는 적혈구 300만/μL, Hb 11.8g/dL, 백혈구 1,000/μL, 혈소판 12만/μL, 크레아티닌 1.0mg/dL이었다. 이 시기에 가장 주의해서 관찰할 것은?

① 색소침착 ② 소변량 감소 ③ 감염징후
④ 출혈경향 ⑤ 혈압 증가

정답 : ③

대부분의 항암제는 그 특징을 살려서
세포분열이 활발한 조직을 공격하도록 만들어졌지.
그래서 마찬가지로 **세포분열이 활발한 조직**은
정상적인 조직이라도 항암제의 영향을 받기 쉬운 거야.

point! 항암제와 부작용

① 대부분의 항암제는 세포분열이 활발한 조직에 작용하기 쉽다.
② 세포분열이 활발한 조직이 항암제의 영향을 받기 쉽다.

그래서 부작용이 나타난다는 말이군요!
세포분열이 활발한 조직이라면…?

예를 들어 매일 자라는 게 있잖아?

앗! 머리카락! 그리고 손발톱이요?

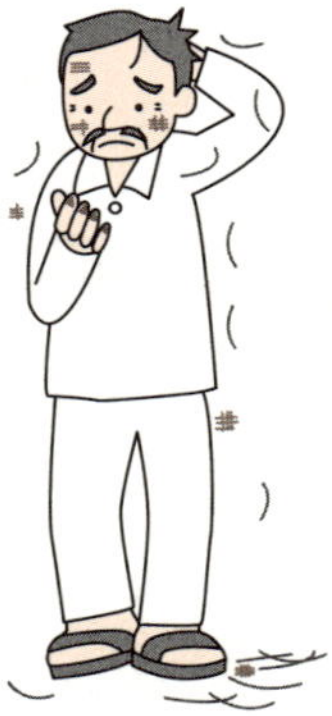

매일 자라는 머리카락이나
손발톱 등은 영향을 받기 쉽다!

그렇지. 탈모 등의 부작용은
항암제 사용 2~4주일 후에 나타나는 것이 일반적이야.
그리고 **소화관 점막**도 대사 속도가 대단히 빨라.

소화관 점막이요?

그래. 창자 점막은 1~2일에 새로운 세포로
교체되거든.
금식 중인 사람도 배변이 있는데,
이는 **오래된 점막세포가 떨어져 나간 것이**
대변이 된 거야.

그렇구나!

구역질이나 설사가 일어나는 것도
소화관 점막의 세포가
항암제의 영향을 쉽게 받기 때문이지.

아하~. 몰랐어요.
조금씩 항암제와 부작용의 관계에 대해
알 것 같아요.

항암제의 주요 부작용과 그 대처를 정리해서
잘 복습해 둬!

네~에!

▼ 항암제의 주요 부작용과 대처법

부작용	대처법
구역질 · 구토	진토제(antiemetic), 수액보충, 무리해서 식사하지 말고 먹을 수 있는 것을 섭취, 구역질과 구토를 유발하지 않는 환경을 조성, 이완요법(relaxation therapy) 등
탈모	탈모 전 두발 처리, 가발 사용
골수억제 (p.183 참조)	면역세포 자극인자 투여, 손 씻기, 양치질, 마스크착용 등의 감염병 예방, 1인실 격리, 낙상사고 예방
입안염	식사형태 배려, 부드러운 칫솔모 사용, 적절한 양치제를 이용한 소독, 통증완화
식욕부진 · 미각장애	식사메뉴 배려, 입안 간호, 입안 보습(침스프레이 등)
권태감	심리적인 지원, 안정
말초신경장애	약물요법, 장애부위 보온, 낙상, 화상 예방
변비 · 설사	약물요법, 배변습관 조절, 충분한 수분보충

▶ 표적치료제

표적치료제는 기존 항암제의 한계점, 즉 암세포만 선택적으로 공격하지 못한다는 문제점을 개선한 약이다. 암의 발생 및 성장에 결정적인 역할을 하는 유전자를 표적으로 치료하는 치료제로서 대표적인 예가 만성골수성 백혈병인데, 현대의학의 발전으로 특정 유전자가 병의 원인임이 밝혀지면서, 이 발암 유전자만 선택적으로 공격하는 표적치료제가 개발되어 완치율을 현저히 증가시켰다. 이외에도 흡연을 하지 않는 여성에게 발생한 폐암, 유방암, 악성림프종 등에서도 암세포에만 선택적으로 작용하는 표적치료제가 개발되었다.

간호국시 예상문제

항암제의 정맥 내 주사를 시작한 직후에 주의해야 하는 관찰항목을 2개 고르시오.

① 빠른맥　② 탈모　③ 혈압저하　④ 입안점막염　⑤ 백혈구 수 감소

정답 : ①, ③

Mini Memo

전문간호사는 간호사 면허증을 취득한 후 임상경력을 갖추고(3년) 대학원이나 이에 준하는 전문간호사 교육과정을 이수한 다음 시험에 합격한 간호사를 말한다. 분야에는 가정, 노인, 마취, 산업, 감염관리, 보건, 호스피스, 중환자, 종양, 정신, 임상, 응급, 아동 등 총 13개가 있다.

간호국시 예상문제

박항암 씨(65세, 남성)는 오른쪽 아래엽의 폐암을 진단받고 항암화학요법(시스플라틴 + 에토포시드)을 1사이클씩 4일간 4사이클을 시행하였다. 입원 당시 박항암 씨는 체온 36.2℃, 호흡수 18/분, 맥박 72/분, 혈압 124/74mmHg이었다. 경피적 동맥혈산소포화도(SpO_2)는 98%이고, 기침이 간혹 있으나 가래 객출은 없고 가슴 청진에서 부잡음은 없다. 박항암 씨의 혈액검사 결과 백혁구 5,600/μL, 알부민 3.7g/dL, CRP 0.3mg/dL이었다. 박항암 씨는 20살부터 매일 20개비의 담배를 피웠고 60세 때 금연하였다.

항암화학요법을 시작한지 2일이 지났다. 박항암 씨는 구역질, 구토, 설사가 나타나고 식사는 거의 하지 못하였다. 박항암 씨에 대한 간호사의 대응으로 적절한 것은?

① 구역질이 있는 것은 약이 듣고 있는 증거라고 말한다.
② 억지로 식사하지 않아도 된다고 말한다.
③ 구토 후 입안 간호는 삼간다.
④ 경관영양을 검토한다.
⑤ 힘들더라도 꼭 식사를 거르지 않고 먹게 한다.

항암화학요법을 시작한지 5일이 지났다. 박항암 씨의 혈액검사 결과 백혈구는 2,100/μL(중성구 50%)로 나타났다. 박항암 씨에 대한 간호사의 감염예방 대책으로 적절한 것은?

① 가열식으로 변경한다.
② 마스크를 착용하도록 한다.
③ 면회자의 입실을 금지한다.
④ 클린룸으로 입실하게 한다.
⑤ 바깥 공기와의 차단을 위해 환기는 금한다.

정답 : ② / ②

혈관바깥유출이란?
CHEMOTHERAPY CARE

선생님, 큰일 났어요!!
문학수 씨 **방울주입누출**일지도 모른대요.

어머나! 큰일이네!
빨리 **주입을 멈추고 대처**해야 해!

간호사들이 모두 당황해하고 있어요.
그런데… 왜 다들 놀라서 난리인 거죠?

너 항암제에 대해 제대로 공부 안 했지?
혈관바깥유출(extravasation, **혈관외유출**)에 대해
예습 안 했어?

혈관바깥유출이요?

으이그! 공부 안 했구나.
혈관바깥유출이란 건 말 그대로
항암제가 혈관 밖으로 새는 걸 말해.
궤양(ulcer)**이나 괴사**(necrosis)**를 일으키기도** 해서
환자에게 통증이나 치료에 대한 공포감을 주지.

궤양? 괴사?

그래. 항암제는 ◀ RB-843
정상적인 세포도 손상시키는 작용이 있는 데다가
항암제 자체에 '**발암성**'**이 있는 경우도 있어**.
'일반 수액과는 다르다'고 하는 의식이 필요해.

그래요?

항암제가 혈관 밖으로 새면
환자에게는 '의료사고'로 인식되기 쉬워.
그래서 세심한 주의를 기울여서 예방할 필요가 있지.
조기발견과 **피부장애의 악화 방지**에
노력해야 해.

그렇구나….

그러면 자세한 건 종양 전문간호사의 설명을 들어 보자.

부탁해요!

▶ 혈관바깥유출(extravasation)

여러 가지 원인으로 혈관주사가 정맥 안에서 빠져 나오는 경우가 있다. 특히, 아동이나 노인의 경우 혈관벽이 튼튼하지 못하거나 격하게 움직이는 경우 주사관이 빠질 수 있다. 이런 경우 정맥으로 투여되는 수액이나 약물이 혈관 밖으로 누출되는데 이런 것을 혈관바깥유출이라고 한다. 빈도가 적지 않아서 정맥주사의 대략 10~30% 정도에서 발생하고 아동의 경우는 11~58%까지 빈도가 다양하다.

Lecture

항암제와 혈관바깥유출

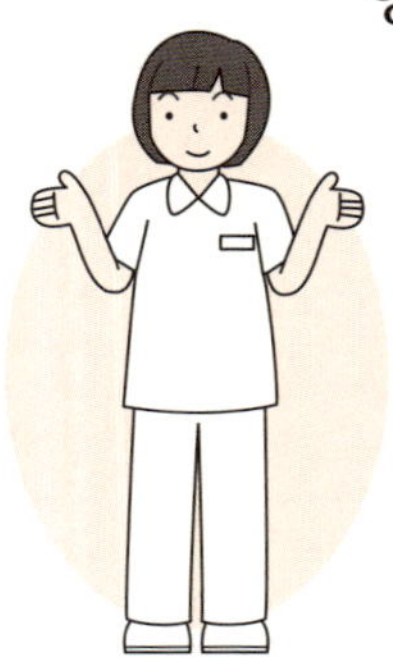

종양 전문간호사

항암제를 투여받은 환자들은 고령이거나 당뇨병, 고혈압 등의 합병증을 함께 가지고 있는 경우가 많으므로 혈관이 많이 약해져 있다. 또, 당뇨병이나 혈액순환이 나쁜 경우 유출로 인해 피부조직이 손상되면 좀처럼 낫기 어렵다. 따라서 삽입할 정맥을 적절하게 선택하고 삽입부위를 확실히 고정하는 것이 중요 핵심이다. 또, 혈관의 안전성을 확인하기 위해 혈액 역류가 순조로운지 확인하는 것도 좋다.

혈관바깥유출(extravasation, 혈관외유출)에는 정맥 삽입바늘 주위에서의 유출과 삽입 주위 혈관파열에 의한 유출이 있다. 항암제의 종류에 따라 증상의 출현시간이 다르며 유출 직후에는 증상이 없어도 수시간~ 수일 후에 증상이 나타날 우려가 있으므로 관찰하는 것이 중요하다.

▼ 혈관바깥유출 징후

- 발적 · 종창
- 작열감이나 통증
- 주입속도의 지연이나 주입 정지
- 피부의 이상(물집이 생기거나 딱딱해짐) (2, 3일~수일 후)
- 궤양 · 괴사(수주일 후)

혈관바깥유출이 의심되면 즉시 항암제 투여를 중지하고 의사에게 보고하여 염증을 억제하는 처치를 한다. 그 후 삽입바늘에 주사기를 대고 누출된 액체를 흡인한 다음 삽입바늘을 뺀다. 정맥염, 피부염, 피부밑지방조직염 등의 급성 염증이 나타나면 ① 환부 팔 올리기, ② 스테로이드연고 등의 외용약을 광범위하게 도포, ③ 그 위에 0.1% 아크리놀액의 냉찜질을 하는 등의 대책이 권장된다. 또, 유출부위 주위에 스테로이드(steroid)를 국소 피부밑주사하는 방법도 효과적이다.

유출이 있으면 유출된 양과 시간을 최대한 신속하게 파악하도록 노력하자.

Comment

항암제는 소량이 유출되어도 피부괴사나 궤양을 일으킬 가능성이 있고, 매우 심한 통증을 동반한다. ① 괴사유발성 항암제와 대량 유출이 있는 경우에 대책이 필요한 ② 염증성 항암제, 다소 유출되어도 염증은 잘 생기지 않지만 경과관찰이 필요한 ③ 염증유발성 항암제의 3가지로 크게 분류된다. 특히 ① 괴사유발성 항암제의 취급에는 세심한 주의가 필요하다.

▼ 괴사를 일으키는 주요 항암제

알킬화제	시스플라틴(cisplatin)
항암성 항균제	독소루비신(doxorubicin)
	다우노루비신(daunorubicin)
	미토마이신 C(mitomycin C)
	악티노마이신 D(actinomycin D)
	미톡산트론(mitoxantrone)
	에피루비신(epirubicin)
식물알칼로이드	빈크리스틴(vincristine)
	빈블라스틴(vinblastine)
	빈데신(vindesine)
	비노렐빈(vinorelbine)
	파클리탁셀(paclitaxel)

그렇구나….
항암제 투여에는 정말로 세심한 주의를
기울여야겠네요.
그런 자각이 부족했어요….
그래도 혈관바깥유출을 일으키면 어쩌죠?
불안하네요.

아무리 세심한 주의를 기울여도
혈관바깥유출이 일어날 가능성을 없애기란 어려워.
혈관바깥유출은 간호사와 환자가 함께
예방해야 하는 거지.

함께 예방한다고요?

그래. 환자에게는 **혈관바깥유출의 가능성을 잘 설명**해서
조금이라도 통증이나 이질감을 느끼면 즉시 알리도록
미리 설명해 두면 좋지.

아하! 알겠어요. 그리고 우리도
삽입부위를 잘 관찰하고
수액병의 수액 양이나 환자의 활력징후 등을
세심하게 관찰하는 게 중요하겠네요.

그렇지. 잘 이해했는데?

▶ 항암제의 혈관바깥유출(extravasation)

항암제를 정맥으로 투여할 때 정맥이 약하거나 그 밖의 이유로 항암제가 정맥 밖으로 새는 경우가 있다. 이러한 경우 아프기만 하다가 점차 호전되는 경우도 있지만, 항암제가 샌 부위의 피부가 괴사를 일으키는 심각한 결과를 초래할 수 있다. 이때의 증상으로는 주사 부위가 타는 듯한 느낌, 가려운 느낌, 홍반이 나타날 수 있다. 이렇게 혈관바깥유출이 발생하면 의료진에게 즉각 알려야 한다. 치료방법으로는 유출된 항암제를 가능한 한 모두 제거하고, 온찜질이나 냉찜질을 하거나 몇 가지 치료 약물을 주사하거나 또는 바르는 방법이 있다.

항암제 취급 시의 주의점
ANTI-CANCER DRUG

그런데 지금까지 한 설명으로도 이해했겠지만,
환자의 혈관바깥유출뿐만 아니라,
항암제를 다루는 우리 **의료인도 물론**
그 취급에는 주의가 필요해.

아! 그렇구나….
튜브 관리 시에 직접 닿지 않도록
주의해야겠군요.

그뿐만이 아니야.
예를 들어 **항암제 혼합 시**에
흩어지거나 튀어 올라서 피부나 눈에 부착하거나
에어로졸(기체 중에 떠다니는 미세한 액체나 고체입자)을
흡입해 버리거나….

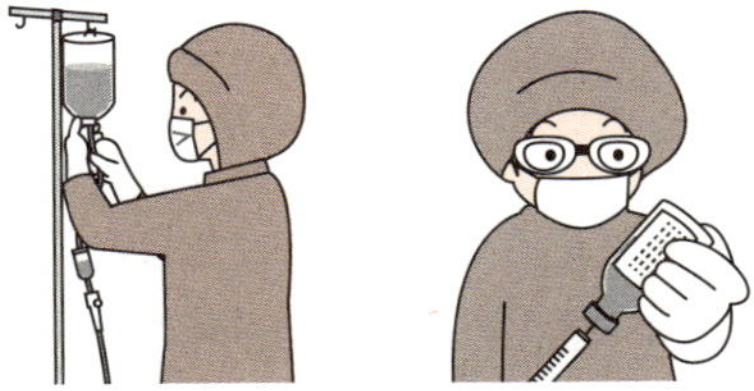

의료인도 노출될 위험이 있다.

Mini Memo

사용 후 용기, 바이알(vial), 앰풀(ampoule) 취급에도 주의가 필요하다. 환자의 배설물에 항암제가 그대로 들어 있거나 그 활성대사물이 존재하는 경우도 있으므로 주의해야 한다.

그렇구나….
확실히 다양한 각도에서 고려해야겠어요.

그래서 항암제 노출 예방에는
약물의 독성 강도를 파악하고
피부, 기도, 입안 등의 **노출 경로를 차단하는**
주의가 필요하지.

만일 항암제가 피부에 묻으면 어떡하죠?

우선 **신속하게 휴지 등으로 닦고**
흐르는 물에 비누로 충분히 씻어야지.
응급처치 후에는 피부과에서 진료를 받는 것이 바람직해.
눈에 들어간 경우에도
즉시 **흐르는 물이나 생리식염수로 충분히 씻어내고**.

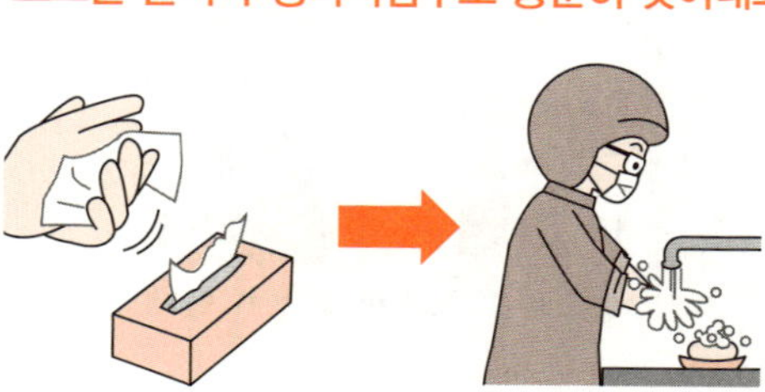

신속하게 휴지 등으로 닦고 흐르는 물에 비누로 충분히 씻어낸다.

알겠어요.

저기 좀 봐. 항암제를 조제하는 사람 보이지?

▼ **안전 캐비닛**

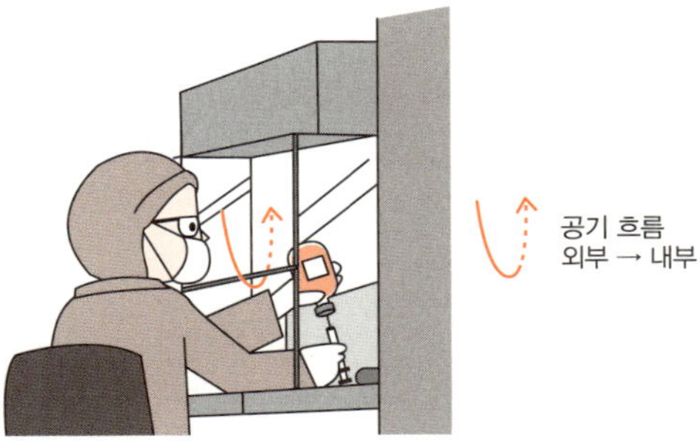

내부 공기를 흡수하도록 되어 있다.

▶ 항암제 노출 시의 처리방법

- 장갑이나 가운이 오염된 경우 즉시 분리 폐기한다.
- 피부에 접촉된 경우 물과 비누로 충분히 씻는다.
- 눈에 튀었을 경우 물이나 등장수(isotonic water)로 최소 15분 이상 세척한다.
- 필요 시 병원 규정에 따라 보고하고 진료를 받는다.

▶ 항암제의 보관 및 취급

- 항암제는 제조회사에서 정한 보관방법에 따라 적절한 온도, 습도, 환기, 조도가 유지되는 장소에서 다른 약물과 분리 보관해야 한다.
- 약물 보관용 냉장고의 온도는 매일 확인해야 하고 유효기관이 경과된 약물은 사용하지 않도록 별도 공간에 보관해야 한다.
- 항암제 회수에 관한 적절한 대책이 마련되어 있어야 한다.

유리 맞은편으로 손만 내밀어서
작업하고 있어요. 장갑이랑 마스크도 하고.
아하! 공기 중으로 퍼지는 것도 위험하니까
안전 캐비닛에서 작업하는 거구나.

맞아. 저 **안전 캐비닛**은
팬을 통해 **내부 공기를 흡수하도록** 되어 있어서
조제자가 항암제에 노출될 위험성이 매우 적지.

우와~.

Comment

'안전 캐비닛'과 '클린벤치'는 외견상 같은 것으로 착각하기 쉬우나 클린벤치는 조제자 쪽을 향해 공기가 흐르는 구조이므로 항암제 조제에는 적합하지 않다.

만약 안전 캐비닛 등의 설비가 없을 때는
공기청정기가 설치된 실내에서
사람의 출입을 제한한 다음
고무장갑, **마스크**, **모자**, **가운**, **보안경** 등의
보호용구를 착용해야 해.

만약 바닥에 약을 흘리거나 하면 어떡하죠?

스필키트(spill kit)를 사용해서
자신의 몸을 **충분히 보호한 상태에서 처리하는** 게 원칙이야.

▼ **스필키트**

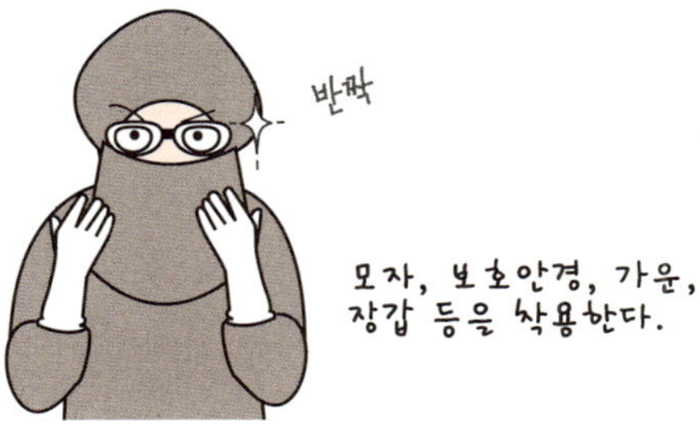

어쩐지 수술 복장 같네요.

스필키트로 방어했다면
약물이 퍼져나간 주위에서
중심을 향해 종이나 천으로 닦아내면 돼.

point! 항암제의 취급

① 조제는 민감하고도 위험이 따르는 작업이므로 적절한 환경을 갖춘다.
② 피부에 닿은 경우에는 흐르는 물에 비누로 씻어낸다.
③ 바닥에 흘렸을 때는 주위에서 중심을 향해 닦아낸다.

밖을 향해 닦으면 널리 퍼지니까 그렇군요?

그렇지.
게다가 항암제 중에는 상당히
비싼 것도 있으니까
흘리지 않도록 더 주의해야겠지?

비싸다고요? 얼마나요?

특히 **분자표적치료제**가 비싼데,
예를 들어 악성림프종 등에 많이 사용되는
맙테라주®[Mabthera Inj.®,
일반명 : 리툭시맵(rituximab)]라는
항암제는 1회 투여하는 데만 300만 원 정도 들어.
10% 실비 부담이래도 30만원이나 들지!

한 번에요?

그렇다니까. 약을 쏟거나
흘렸다는 이야기를 자주 듣는데,
기본적으로 약을 취급할 때는 집중하도록 해.
항암제는 특히 신중하게 취급해야 한다는
사실을 잊지 말고.

네! 주의할게요.

게다가 환자들은
암을 극복하기 위해서 신체적 부담뿐만 아니라,
굉장한 경제적 부담을 안고서 병마와 싸우고 있어.
그러니 그런 마음을 생각해서라도
함부로 다루면 안 되겠지?

네!
정신 똑바로 차릴게요!

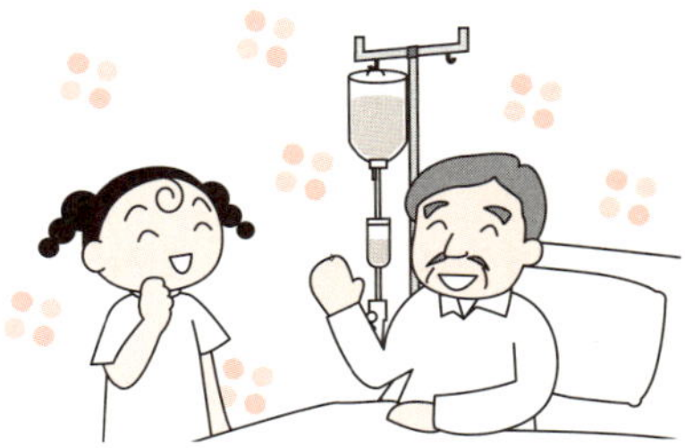

▶ 암의 역학

우리나라에서는 암이 사망원인의 1위를 차지하고 있으며, 총사망자 수의 28.3%를 넘어 대략 3명 중에 1명이 암으로 사망하고 있는 상황이다. 암에 의한 사망률은 사망원인 통계 집계가 시작된 1983년 이후 32년째 1위를 유지하고 있다. 이것은 평균수명의 연장으로 인해 암 연령층이 증가한 데다가 암 이외의 질환에 의한 사망자 수가 감소한 것과도 관련이 있다. 2014년 사망원인 통계에 따르면 암 종류별 사망률은 폐암이 가장 높고 간암, 위암이 뒤를 잇고 있다. 성별로 보면 남성은 폐암, 간암, 위암, 여성은 폐암, 대장암, 위암 순으로 높다.

Chapter Review

암과 주요 치료법

☐ 암은 유전자가 **돌연변이**를 일으켜 조직이 **재생**되지 않게 된 상태이다(p.148).

☐ 정상적인 세포에서는 **세포증식을 촉진하는 유전자**와 **세포가 너무 증식하지 않도록 억제하는 유전자**가 균형을 이루면서 작용하고 있다(p.152).

☐ 암세포의 특징으로 핵/세포질 비율이 **높고** 분열속도가 **빠르며**, 이형성이 **높고** 분화도가 **낮다**는 점을 들 수 있다(p.156).

☐ 호르몬의존종양에는 여성의 경우 **유방**암이나 **자궁몸통**암, 남성의 경우 **전립샘**암이 있다(p.162).

☐ 암의 치료에는 **외과적 수술요법**, **화학요법**, **방사선요법**, 면역요법 등이 있다(p.164).

☐ 암세포는 정상적인 세포보다 분열이 왕성하여 분열과 분열 사이의 간격이 짧으므로 정상적인 세포보다 **화학요법**, **방사선요법**으로 사멸시키기 쉽다(p.167).

☐ 방사선요법에 따른 유해반응은 치료 시작부터 90일 이내에 일어나는 **급성 유해반응**과 그 이후에 일어나는 **만기성 유해반응**으로 나뉜다(p.169).

☐ 급성 유해반응의 경우는 치료를 **멈추면** 개선되지만, **휴지기간**이 길어지면 종양세포의 **DNA**도 회복되어 치료하기 전 상태로 되돌아간다(p.170).

Chapter Review

- □ 방사선요법에서는 **피부장애**가 일어나기 쉬우므로 **피부의 청결과 보호**에 주의한다(p.171).
- □ 분자표적제의 부작용에는 피부장애, 심장근육장애, 고혈압, **투여 시 과민반응** 등 특유의 다양한 현상이 있다(p.179).
- □ 항암제 사용 당일에 주의해야 하는 부작용으로는 **알레르기반응**, **순환기** 증상(**혈압**저하, 빠른맥, 부정맥), **소화기** 증상(**구역질**, **구토**) 등이 있다(p.180).
- □ 정상세포 중에서도 분열속도가 빠른 **골수**, 소화관**점막**, **머리카락** 등은 항암제의 영향이 쉽게 나타나며, 항암제의 부작용으로 **골수억제**, **설사**, **탈모**가 많은 이유는 바로 이 때문이다(p.186).
- □ 항암제 투여 시에 **혈관바깥유출**이 일어나면 피부괴사나 궤양형성의 위험이 있으므로 삽입부위를 관찰하여 삽입부위 **통증**이나 이물감, 수액량, 활력징후 등에 주의한다. 이상이 관찰되면 즉시 투여를 중지하고 의사에게 보고한다(p.192).
- □ 항암제가 피부에 닿으면 재빨리 휴지 등으로 닦고 흐르는 물에 비누로 **충분히 씻어**낸다(p.196).
- □ 우리나라에서는 암이 사망원인의 1위를 차지하고 있으며, 대략 3명 중에 1명이 암으로 사망하고 있는 상황이다(p.201).
- □ 암 종류별 사망률은 폐암이 가장 높고 간암, 위암이 뒤를 잇고 있다. 성별로 보면 남성은 폐암, 간암, 위암, 여성은 폐암, 대장암, 위암 순으로 높다(p.201).

제 6 장 암통증

RB-848

암통증에 관한 연구가 나날이 발전하고 있으며, 새로운 진통제도 계속해서 개발되고 있다. 암통증을 어떻게 관리할 것인지 학습하도록 하자.

핵심어 3단계 진통제 사다리, WHO방식 암통증 완화치료법, 암통증의 원인과 종류, 통증척도, NSAIDs, 진통보조제, 아편유사제, 응급약물의 적정용량, 아편유사제 전환, 비약물적 통증완화

3단계 진통제 사다리란?
WHO's Pain Ladder

왜 그래? 난감한 표정을 짓고.

내일부터 **완화의료**병동에서 실습해요.
그래서 **암의 통증 치료**에 대해 예습하고 있는데,
너무 복잡하고 어려워서….

▶ 암 환자의 통증

대부분의 암 환자는 심한 통증으로 고통을 받고 있다. 암 환자의 70~90%가 통증관리 원칙에 따라 관리를 받으면 통증을 완화시킬 수 있음에도 불구하고, 이 중 60~70%의 암 환자가 적절한 통증관리를 받지 못하고 있다.

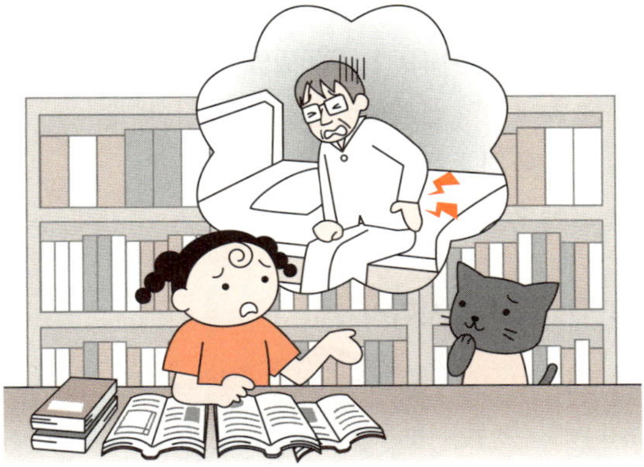

뭔데 그래?

그게… 암통증은
통증 원인도 다양한 것 같고,
통증의 강도가 다르니까 약을 어떻게 해야 하는가 등…
과연 다 기억할 수 있을지 불안해요.

그렇게 걱정하지 않아도 돼.
암통증(cancer pain) 치료의 기본에는
3단계 진통제 사다리
(3 step analgesic ladder)라는 게 있어.
그건 이미 예습했지?

사다리요?
그게 뭐죠?

세계보건기구(WHO)가 1986년에
암통증 치료제의 단계적 사용법을 제시한 게
바로 3단계 진통제 사다리야.
다음 표에 있는 3군의 약물을 단계적으로 추가해 가는 방법이지.

▼ WHO의 3단계 진통제 사다리

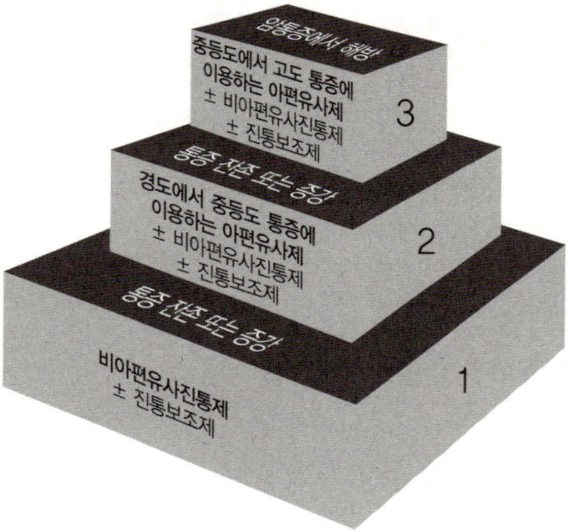

'암통증에서 해방'(세계보건기구편) 제2편 1996년에서 인용

비아편유사진통제(p.218 참조)	비스테로이드항염증제(NSAIDs), 아세트아미노펜
아편유사제 : 의료용 마약(p.226 참조)	모르핀, 옥시코돈, 펜타닐, 인산코데인
진통보조제(p.224 참조)	항울제, 항경련제, 항부정맥제 등

단계적이라서 '사다리'라고 하는군요?
통증 강도에 따라
단계적으로 치료를 진행한다는 말인가요?

그렇지.
이 방식을 토대로 적절하게 진통제를 처방하면
환자 통증의 약 80~90%를 제거할 수 있다고 해.
통증에 맞게 어떠한 단계부터 시작하든 상관없어.

80~90%요? 굉장하네요!
3단계에 따라 사용하는 진통제를 선택할 수 있군요.
이해하기 쉬운데요?

치료에 있어서 중요한 목표나
5가지 기본원칙도 있으니까 잘 외워둬.

point! WHO방식 암통증 완화치료법의 기본원칙

① 경구로(by mouth)
② 시간을 정해서 규칙적으로(by the clock)
③ 진통제 사다리에 따라 효력순으로(by the ladder)
④ 환자마다 개별적인 양으로(for the individual)
⑤ 그런 다음 세심한 배려를 기울인다(attention to detail).

'암통증에서 해방'(세계보건기구편) 제2편 1996년에서 인용

왜 **경구투여가 기본**이에요?

가장 쉬운 방법이니까.
주사나 좌약 등은 장소를 가려야 하지만,
경구투여는 다른 사람의 손을 빌리지 않고
외출한 곳이나 집에서도 **간단하게 복용할 수** 있잖아?

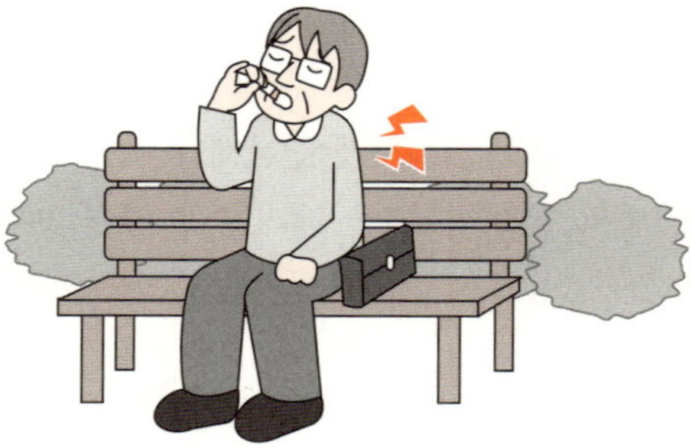

경구투여라면 외출한 곳에서도
간단하게 복용할 수 있다.

정말 그러네요.
이렇게 치료하면 통증이 전부 없어지나요?

통증을 모두 없애는 걸 처음 목표로 삼지 말고
이것도 **단계에 따라 완화되도록**
약을 조절해 가는 거야.
부작용을 관찰하면서 말이지.

▼ WHO방식 암통증 완화치료법의 목표

제1목표 : 통증에 방해받지 않고 야간 숙면을 확보할 수 있을 것 **제2목표** : 낮 동안의 안정 시에 통증이 없는 상태로 지낼 수 있을 것 **제3목표** : 기상 시나 활동 시에 통증이 없는 것으로, 최종적으로는 통증을 제거하여 평소 생활에 가깝게 하는 것

그렇구나….

빨간 머플러

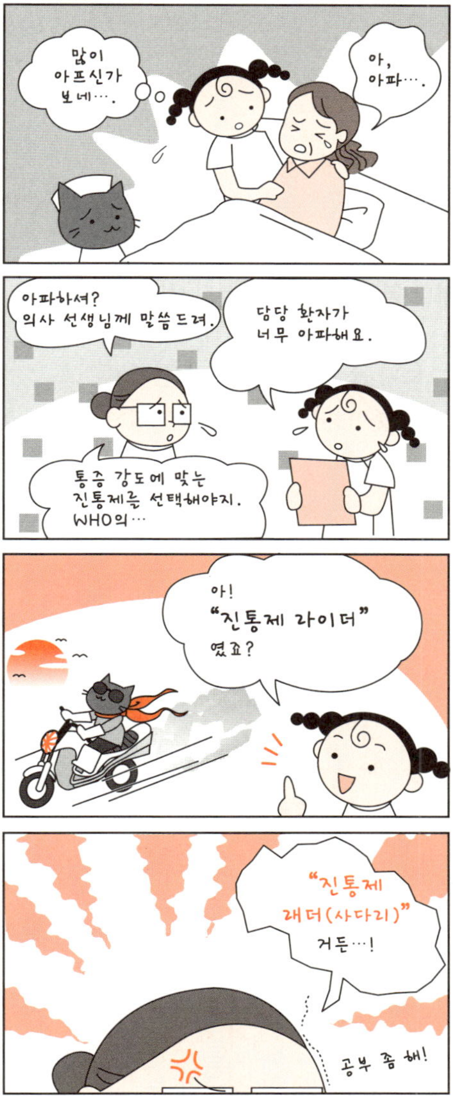
많이 아프신가 보네….
아, 아파….
아파하셔? 의사 선생님께 말씀드려.
담당 환자가 너무 아파해요.
통증 강도에 맞는 진통제를 선택해야지. WHO의…
아! "진통제 라이더" 였죠?
"진통제 래더(사다리)" 거든…!
공부 좀 해!

그리고 '통증'이라고 해도
몸의 통증만 말하는 게 아니라는 점도
기억해 두렴.

네? 그게 무슨 말이죠?

통증에는 정신적 고통도 있어(p.285 참조).
불안이나 불면으로 통증이 심해진다고 하지.

그러고 보니 요전에 배가 아팠을 때
밤이 되니 불안해서 통증이 점점 심하게 느껴졌어요.

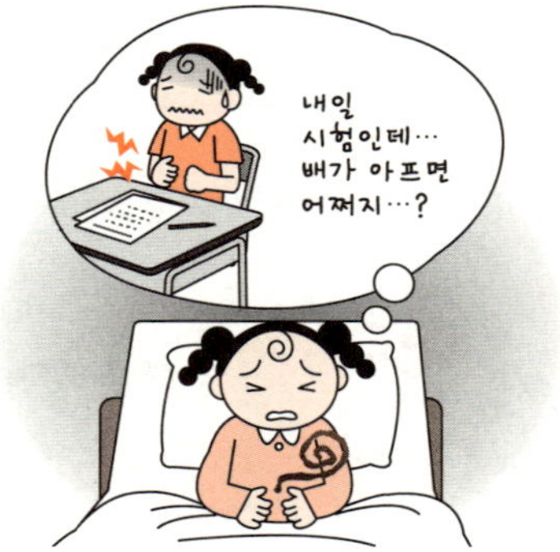

불안해서 통증이 심해진다.

그런 경우는 많이 있지.
아프면 불안해지고
불안해지면 점점 통증이 심해지잖아?
통증의 악순환에 빠지는 경우가 있어.

Mini Memo

통증이 만성화되면 몸도 뻣뻣해지듯이 힘이 들어가기도 하여 이 때문에 더 통증이 증가하는 경우도 있다.

point! 정신상태와 통증

① 불안이나 불면 등으로 통증이 증가하는 경우가 있다.
② 통증의 악순환에 빠지는 경우도 있다.

어머나!
통증은 빨리 제거하는 게 좋겠네요.

그렇지. 그래서 WHO방식에 따른
약으로 치료하면서
간호해 나가는 건 매우 중요해.
(비약물적 간호에 대해서는 p.252 이후 참조)

좋았어! 통증 치료에 대해
좀 더 공부하고 싶어졌어요.

좋은 자세야.
같이 공부해 보자.

네~에!

암통증이란?
WHAT IS CANCER PAIN?

'암통증'이라고 말하는데,
암에 걸리면 왜 그렇게 심하게 아픈거죠?

우선 **암 자체에 따른 통증**이 있어.
암, 즉 악성종양이란 건
세포가 신체의 균형을 무시하고 증식해 버린 거라서
주위 조직으로 파고들어 그 조직을 파괴하거든(p.150 참조).
이걸 **침윤**(infiltration)이라고 하지.

그래서 **전이**(metastasis)가 일어나는 군요.

그렇지. 암세포로 인한 종양이 커지면
주위 **조직이나 신경을 압박**하거나 **염증**을 일으키기도 해.

아, 그래서 아픈 거구나.

그뿐만 아냐. 암통증은 훨씬 복잡해.

복잡하다고요?

암 자체로 인한 통증뿐만 아니라, 암 때문에
다른 통증이 유발되기도 하거든.
이 부분에 대해서는 간호사 선생님의 강의를 들어 보자.

Lecture

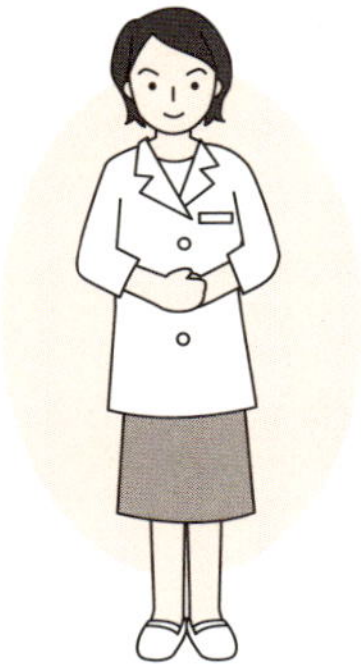

호스피스 전문간호사

암통증

암통증(cancer pain)에는 몇 가지 종류가 있는데, 모두 암에 대한 불안이나 공포 등 심리적인 영향으로 더욱 심해진다.

먼저 통증의 종류를 '원인'과 '기전'이라는 관점에서 생각해 보자.

통증의 '원인'으로 살펴보면 다음과 같이 분류된다.

▼ 암통증의 원인

암에 의한 통증	• 암의 침윤, 압박이나 폐쇄에 의한 통증 • 뼈전이에 의한 통증
암 치료에 의한 통증	• 화학요법에 의한 신경장애의 통증 • 수술부위
암 · 암 치료와 직접 관련이 없는 통증	• 욕창 • 외상 후 통증

암에 의한 통증은 다음과 같은 성질을 가지며 진통제의 효과가 다르다.

▼ 통증의 종류

	통증의 성질	특징
내장통 (visceral pain)	배종양의 통증 등 통증부위가 명확하지 않은 둔한 통증, 묵직한 통증	아편유사제(의료용 마약, p.227 참조)가 효과적이다.
몸통증 (somatic pain)	뼈전이 등 통증부위가 확실하고 명확한 통증, 찌르는 듯한 통증	돌발통증에 대한 응급약물(임시추가제 : p.238 참조)의 사용이 중요하다.
신경병증성 통증 (neuropathic pain)	신경얼기 침윤 · 척추 침윤 등 찌릿하게 전기가 지나가는 듯한 저리고 욱신거리는 통증	난치성이며 진통보조제(p.225 참조)를 필요로 하는 경우가 많다.

아~ 그렇구나….
직접적인 통증뿐만 아니라,
여러 가지 통증이 있네요.

그리고
통증은 **주관적**이라는 사실을 잊어서는 안 돼.
(전인적 고통 : 통합통증에 대해서는 p.285 참조)

그건 당사자가 아니면 모른다는 뜻인가요?

그래. 너도 남이 아파하는 걸 보면
얼마나 아픈지 모르잖아?
'아프다'고 느끼는 **본인이 아니면**
그 통증은 이해할 수 없다는 말이야.

Comment

국제통증학회(World Institute of Pain, WIP)에 따르면 통증이란 '조직의 실질적 또는 잠재적인 장애와 관련되었거나 그러한 장애를 나타내는 말로 표현되는 불쾌한 감각적, 감정적인 체험이다. 통증은 항상 주관적인 것이다.'라고 정의되어 있다.

분명 사람에 따라서
통증을 잘 참는 사람과 통증에 약한 사람이 있지요.

그래서 환자 자신이
통증의 강도나 부위, 성질 등을 파악해서
자신이 느낀 대로 표현할 수 있도록 하는 게 중요해.

있는 그대로 표현할 수 있어야 한다는 말이군요.

게다가 '아프지 않을 것'이라는
의료인의 주관적인 **선입견은 금물**이야.
객관적으로 통증을 파악하기 위해
통증척도(pain scale)를 사용하는 경우도 있어.
종양 전문간호사의
강의를 들어 보자.

네~에.

point! 통증이란?

주관적인 선입견은 금물이다.

▶ 암통증의 시작 및 시간적 양상

암통증은 급성 통증, 만성 통증, 그리고 돌발성 통증(breakthrough pain)으로 구분한다. 급성 통증은 보통 신체 조직이 손상되는 것이 신호로 나타나며, 심한 통증이 비교적 짧은 시간 지속되다가 조직 손상이 치유되면 일반적으로 사라지는 양상을 보인다. 만성 통증은 급성 질환의 일반적인 과정을 넘어서 3개월 이상 지속되는 통증으로, 암이 진행될수록 점차 심해지는 특징을 나타내며 통증의 범위는 경한 정도에서 중증까지이다. 돌발성 통증은 평상시의 통증을 넘어서 일시적으로 악화된 통증으로, 만성 통증이 있어서 규칙적으로 적정량의 통증 조절약을 복용하고 있는 중에도 나타난다. 통증의 범위는 중등도에서 중증으로, 짧은 시간 지속되며 하루에도 여러 차례 발생할 수 있다. 운동, 배뇨, 기침, 배변과 같은 환자의 자발적 행위나 창자의 확대와 같은 비자발적인 요인에 의해서 통증이 악화되어 발생할 수 있다.

Lecture

통증척도와 통증의 평가요점

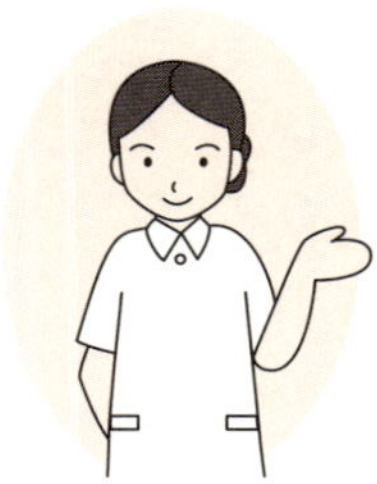

종양 전문간호사

우리나라 사람에게는 통증을 참는 것을 미덕으로 여기는 문화가 있어서 통증이 있어도 호소하지 않는 환자들이 많은 경향이 있다. 통증 관리는 일상생활을 개선시키기 위함이며 '통증 치료의 첫 걸음은 있는 그대로의 통증을 표현하는 것이다.'라는 점을 환자에게 이해시키는 것이 매우 중요하다.

통증척도(pain scale)란 환자의 통증 변화를 의료인이 객관적으로 파악해서 치료에 활용하기 위한 것으로 다음과 같은 종류가 있다. 모두 환자 자신에게 자신의 통증이 어느 정도인지 가리키게 한다. 주관적인 통증을 객관적으로 표현하는 필요성 등 척도를 사용하는 이유를 미리 환자와 가족에게 설명하는 것도 중요하다.

- **NRS(통증지수, numeric pain rating scale) :**
  1부터 10까지의 숫자 중에 현재의 통증 정도를 가리키게 한다.

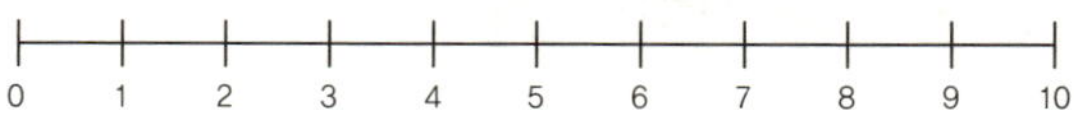

- **VAS(시각척도, visual analog scale) :**
  전혀 아프지 않은 것이 0, 예상되는 통증 중에서 제일 아픈 상태를 10cm로 봤을 때 어느 정도 아픈지를 가리키게 하여 몇 cm인지를 측정한다.

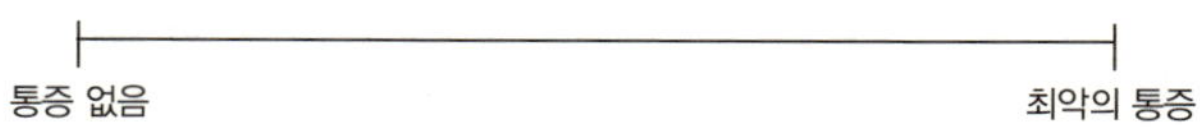

※ 전문간호사는 간호사로서 자격에 걸맞은 해당 과의 경력(3~5년)을 가지고 대학원의 전문간호사 과정을 마친 사람이 취득하는 자격이다.

● **표정척도(face scale) :**
배열되어 있는 몇 가지 표정 중에서 지금의 통증 상황을 나타내는 데 가장 적합한 얼굴을 고르게 한다. 아동에게서는 유용성이 확인되었지만 (vol.8 p.194 참조), 성인에게서는 기분이 영향을 미치기 쉬워서 일반적으로 이용하지 않는다.
(그림 : Wong-Baker face scale)

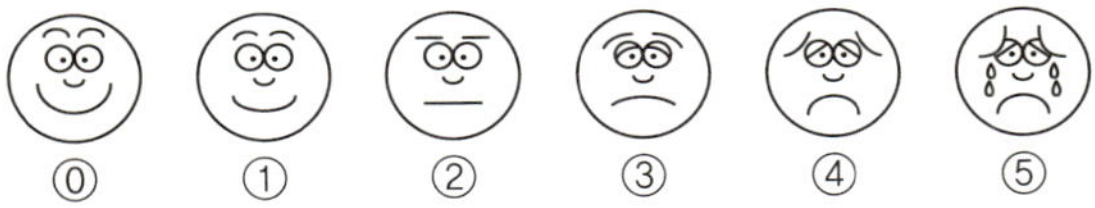

충분한 통증 평가를 위해서는 통증 강도를 파악하는 것뿐만 아니라 아래와 같이 몇 가지 요점에 대해서도 평가하는 것이 매우 중요하다.

▼ 통증을 평가하는 요점

① **통증 양상** : 하루 동안 계속 아픈가, 간혹 아픈가?
② **통증 부위** : 여러 곳일 때는 통증 제거의 우선순위를 매긴다.
③ **통증 경과** : 언제부터 통증이 있는가?
④ **통증 성격** : 묵직하고 쑤시며 저리는 통증
⑤ **통증 악화인자**(예로 배변, 움직임, 불안 등)와 **호전인자**(안정, 보온, 냉각, 마사지 등)
⑥ **지금까지의 통증 치료 효과**
⑦ **일상생활에 미치는 영향** : 수면에 미치는 영향이나 일상생활에 어느 정도 지장을 일으키고 있는가와 같은 생활의 문제점

또, 통증의 원인을 진단하기 위한 신체소견이나 영상검사, 심리적 · 사회적 · 정신적인 측면도 아울러 총체적인 시각에서 평가한다.

그렇구나.
한마디로 '통증'이라고 해도
평가하는 요점은 다양하네요.
통증에 대해 조금은 알 것 같아요.

그럼, 이번에는 통증을 없애는 약에 대해 공부해보자.

네~에!

제1단계 : 비아편유사진통제
NSAIDs? Opioid?

우선 통증을 없애는 첫 단계에 이용하는 게
바로 NSAIDs야. ◀ RB-343

그게 뭔데요?

비스테로이드항염증제
(nonsteroidal antiinflammatory drugs)라는 건데
디클로페낙나트륨(diclofenac sodium), 인도메타신(indomethacin) 등
국내에서는 50종류 정도가 있어.

아, 들어본 적 있어요.
두통약 같은 데 많잖아요.

맞아.
NSAIDs는 뼈전이 통증이나 피부전이 통증 등
염증을 동반하는 통증에 특히 효과적이어서
통증 환자에 대한
경도의 통증 단계(제1단계)에
처방되지.

흐~음. 그럼, 통증이 있을 때에는
우선 이걸 복용하는 거네요?

일반적으로 사용되는 약이긴 한데,
부작용에 주의가 필요해.

부작용이요?

그래. **위의 점막장애**나
콩팥기능장애를 일으키거나
혈소판응고작용 저해 등의
부작용이 있어.

◀ RB-343

왜 진통제가 그런 장애를 일으키죠?

NSAIDs에 대해서는 약사 선생님께
강의를 부탁해 보자.

네~에!

Lecture

NSAIDs(비스테로이드항염증제)

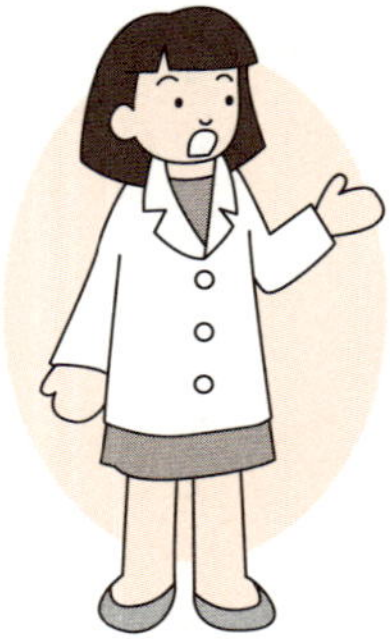

약사

NSAIDs(nonsteroidal antiinflammatory drugs, 비스테로이드항염증제)란 스테로이드 구조를 갖지 않고 진통, 해열, 항염증 작용을 하는 약물을 일컫는 말이다. 프로스타글란딘(prostaglandin, PG)을 생산하는 효소인 시클로옥시게나아제(cyclooxygenase, COX)의 작용을 억제하여 PG 생산이 억제되면 통증 문턱값(역치)이 상승하여 통증이 경감된다. 한편, 이 PG는 통증의 전달뿐만 아니라 위점막 보호작용 등 다양한 작용을 한다.

이 COX에는 혈소판, 내피세포 등 온몸의 조직 등에 항상적으로 존재하는 COX-1과 염증상태에서 유도되어 만들어지는 COX-2 두 종류의 효소가 있으며, NSAIDs는 양쪽 모두의 작용을 억제한다. COX-1의 역할인 위점막 보호나 혈류 · 혈압유지, 혈소판응고 등의 작용이 억제되면 위궤양 등의 소화관장애나 콩팥장애 등의 부작용이 나타나기 때문에 현재 COX-2만 선택적으로 억제하여 부작용을 경감시키는 약물이 등장하고 있으며 세레콕시브(celecoxib) 등은 암통증 완화에도 사용되고 있다.

그렇구나. NSAIDs는 통증 유발물질을 줄이지만 그 결과 위점막 보호작용도 억제하는군요.

그렇지.

point! NSAIDs의 주요 부작용

① 위점막 보호작용을 억제한다.
② 콩팥장애를 일으킨다.
③ 혈소판 응고작용을 억제한다.

비아편유사진통제에는 NSAIDs만 있나요?

아세트아미노펜(acetaminophen)도 포함돼.
아세트아미노펜에는 해열작용, 진통작용은 있지만
항염증작용이 매우 낮다고 알려져 있지.
하지만 NSAIDs와 같은 부작용은 없어.

그럼, NSAIDs를 사용하기 어려운 사람에게도 쓸 수 있겠군요.

point! 비아편유사진통제

① NSAIDs : 해열작용, 진통작용, 항염증작용
② 아세트아미노펜 : 해열작용, 진통작용

그렇지. 다만 부작용이 적다고 해도
매일의 환자 상태 변화에는 주의가 필요해.

만일 이걸로도 통증이 사라지지 않으면
어떡해요?

제2 · 3단계의 아편유사제(opioid)를 써야지.

아편유사제요?

아까 설명한 WHO의 3단계 사다리로
다시 한번 돌아가 볼까?

▼ WHO의 3단계 진통제 사다리

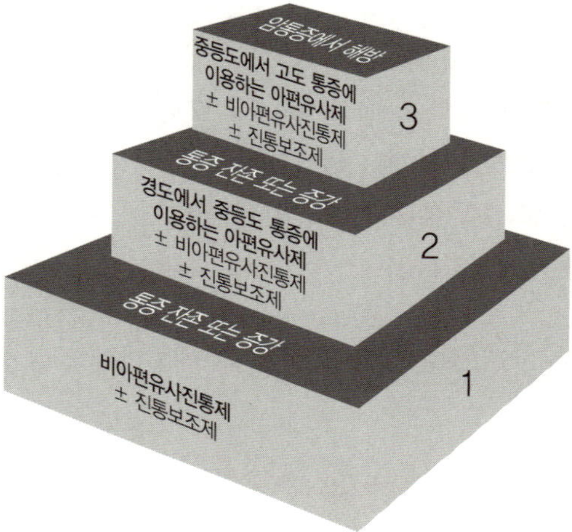

'암통증에서 해방'(세계보건기구편) 제2편 1996년에서 인용

이것 봐. 이 제2 · 3단계 부분에
'아편유사제'가 있지?

아, 정말이다! 이제 생각났어요.
아편유사제 말고도 '**진통보조제**'라는 것도 있었어요.

그래. 암통증은
비아편유사진통제, **아편유사제**(의료용 마약),
진통보조제 3그룹의 진통제로
치료를 진행해 나가.

그렇구나~.

아편유사제에 대해서는 나중에 공부할 거니까
우선은 진통보조제에 대해 공부해 보자.

네~에!

point! 암통증

① 비아편유사진통제
② 아편유사제(의료용 마약)
③ 진통보조제
의 3그룹으로 치료한다.

▶ 아세트아미노펜(acetaminophen)

아세트아미노펜은 매우 광범위하게 사용되는 일반의약품인 진통제이자 해열제이다. 주로 두통의 완화나 다른 작은 진통 또는 감기나 독감 치료제로 많이 쓰인다. 아편유사진통제(opioid analgesics)와 함께 쓰면 파라세타몰(아세트아미노펜)은 수술 후의 통증처럼 심각한 통증도 관리할 수 있게 되고 암 말기 환자들의 고통도 줄일 수 있다. 진통제의 효과는 경구투약했을 경우 약 11분 후에 시작되며, 반감기는 1~4시간 정도이다. 아세트아미노펜은 염증의 통증을 치료하는 데 쓰이지만 소염작용이 약해서 비스테로이드 항염증제(NSAIDs)로 분류되지는 않는다. 일반적인 안전을 위해서 추천되는 투여량은 성인 하루 기준 한 번 투약에 1,000mg에서 4,000mg이다. 아세트아미노펜을 빠르게 과다복용하면 심각한 간 손상을 입을 수 있다(개인에 따라 드물지만 보통의 복용량으로도 같은 증상을 일으킬 수 있고 알코올 성분이 있을 경우 위험은 더 커짐). 아세트아미노펜의 독성은 맨 먼저 급성 간기능상실(간부전)을 일으킨다. 한때 진통제와 해열제로 주로 쓰였던 페나세틴(phenacetin)이 대사되어 생긴 물질 중에 유효성분이 아세트아미노펜이다. 페나세틴과 그 조합들과는 다르게 아세트아미노펜은 치료 용량 범위에서 발암성을 나타내지 않는다. 아세트아미노펜이라는 용어는 미국, 캐나다, 일본, 우리나라, 홍콩과 이란에서만 사용되고, 그 외의 모든 나라에서는 파라세타몰이라고 불리는데 두 이름 모두 화합물로부터 유래한 것이다.

진통보조제란?
WHAT IS ADJUVANT?

진통보조제란 건
통증 완화를 돕는 약이라는 뜻인가요?

진통보조제란
원래는 진통제가 아니지만
통증을 완화시키는 작용이 있는 약을 말해.

진통제도 아닌데 통증을 없앤다고요?

그래.
원래는 항경련제나 우울제로 개발되었지만,
실제로 신경 통증에 효과적인 약이 있어.
이러한 약 그룹을 '진통보조제'라고 부르지.

네? 항경련제나 우울제가 통증을 없앤다고요?

▶ 암통증의 진통보조제

진통보조제는 아편유사제의 진통작용을 강화하거나, 특정한 종류의 통증에 대한 진통제로 사용된다. 또한, 통증과 연관된 증상을 완화시키고 아편유사제의 부작용을 치료하기 위하여 사용되며 WHO 진통제 사다리의 어느 단계에서나 사용이 가능하다. 그 종류에는 스테로이드, 항경련제(gabapentin), 항우울제(amitriptyline), 수면제(benzodiazepine) 및 항히스타민제 등이 있다.

Comment

진통보조제는 넓은 의미에서 '진통 효과를 높이기 위한 약물'과 '아편유사제(p.227 참조)의 부작용을 완화시키기 위해 사용하는 약물'이 포함된다. 좁은 의미에서는 진통 효과를 높이기 위한 약물에 국한하여 사용되고 있다. 임상에서는 좁은 의미로 이용되는 경우가 많아지고 있다.

▼ 진통보조제

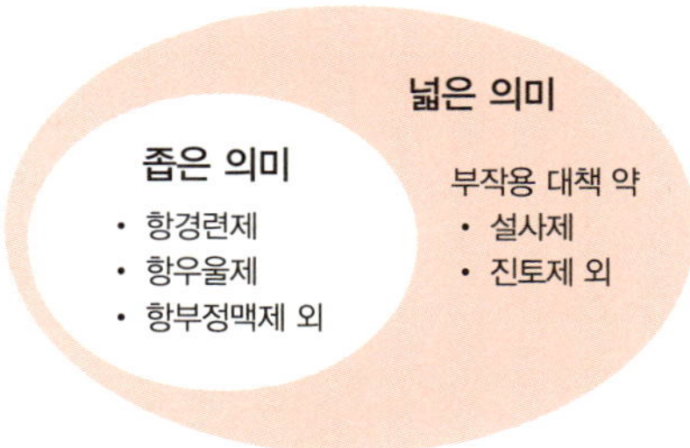

그래.
과도한 자극이 전달되는 것을 억제하는 효과가
통증에도 효과를 발휘하는 거지.

우와! 그렇구나!

각각의 약에 특징이 있어서
서로 보완하여 최대한 통증이 없는 상태를 만들지.
다음은 아편유사제에 대해
설명해 볼까?

잘 부탁드려요!

아편유사제란?
WHAT IS OPIOID?

마약성 진통제(아편유사제)란 주로 뇌나 척수 등 중추신경에 있는 **아편유사제수용체**(opioid receptor)와 결합함으로써 통증이 잘 전달되지 않게 하여 암의 심한 통증을 완화시키는 약이야.

흠~. 그럼
흔히 말하는 '마약'과는 다른가요?

지금까지 마약이라고 불리던 약물도 포함되지만, 여기에서 말하는 마약이란 **유효성이나 안전성이 확인되어서 국가가 승인한 '의료용 마약'**을 말하는 거야.

Mini Memo

'마약'이란 약물관리 등을 규제하는 법률용어이며, '의료용 마약'은 법률에서 금지하고 있는 부정 마약과는 명확하게 구별된다.

그렇구나!

아편유사제(opioid)에 대해서는 조금 더 자세하게 종양 전문간호사의 강의를 들어 보자.

네~에!

Lecture

아편유사제

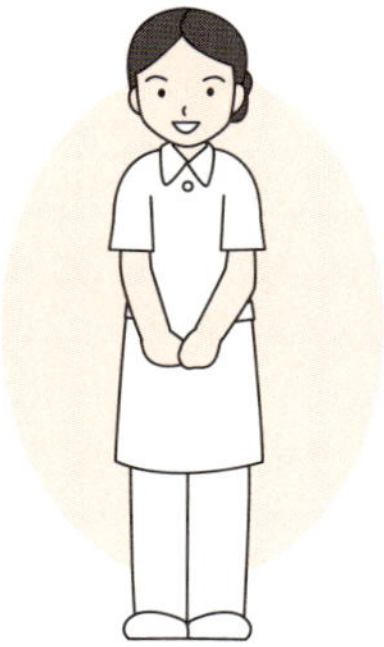

종양 전문간호사

우리나라에서는 아편유사제(opioid)로 주로 **모르핀**, **옥시코돈**, **펜타닐**, **코데인**(**인산코데인**)이 사용되고 있다. 모르핀은 양귀비의 꽃과 열매에서 추출한 아편(opium)에 함유된 성분이다.

아편은 진통을 위해 고대부터 사용해온 오래된 역사가 있지만, 모르핀으로서 임상에서 널리 사용된 것은 20세기에 들어서부터이다. 특히, 1986년에 WHO방식 암통증 완화치료법이 발표되면서 암통증에 매우 효과적이며 안전하게 사용할 수 있는 약물이라고 인식되기 시작하였다.

모르핀(morphine)은 투여경로가 다양해서(경구, 정맥 내, 곧창자 내, 피부밑, 경질막바깥, 거미막밑공간) 임상에서 폭넓게 사용되고 있다.

옥시코돈(oxycodone)에는 경구제와 주사제가 있다. 경구제에는 저용량으로 사용할 수 있는 정제가 있다.

펜타닐(fentanyl)은 주사제와 **첩포제**가 있는데 정맥내, 피부밑, 그리고 경피로 투여할 수 있다. 첩포제에 의한 투여가 가능한 것이 특징이다.

인산코데인(codeine phosphate)은 진해제로 사용되어 왔지만 진통 효과도 있어 WHO 진통제 사다리 제2단계의 약으로 알려져 있다.

통증을 관리하는 경우에는 각 아편유사제의 작용이나 특징을 잘 이해해서 환자의 신체와 생활상황을 관찰하면서 선택하는 것이 중요하다.

아편유사제에 대해 일단 사용하면 끊을 수 없고 중독되어 폐인이 된다고 걱정하는 사람이 있으나, 의존이나 내성은 생기지 않는다. 적절하게 감량해가면 안전하게 사용을 멈출 수 있어 아편유사제를 장기간 사용하면서 사회생활을 하는 사람도 많이 있다.

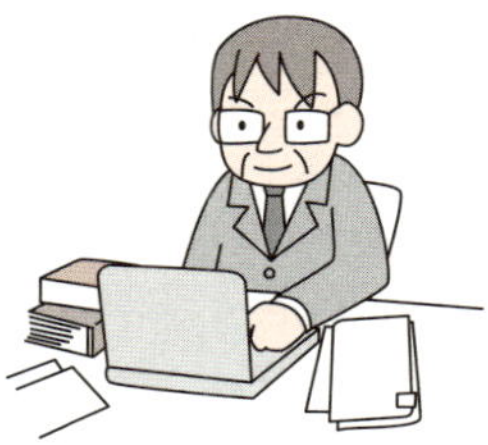

우와~! 안전한 약이군요.

'마약'이라고 하면 어쩐지
무서운 약이라는 이미지가 떠오를지도 모르지만,
의료인의 지시 하에 적절하게 사용하면
통증도 감소되고 평상시와 같은 생활을 할 수가 있어.

그런 말을 들으니 안심이 되네요.

임상에서 자주 사용되는 아편유사제에는
다음과 같은 것이 있으니까 잘 기억해 두렴.

▼ 임상에서 자주 사용되는 아편유사진통제

<table>
<tr><th colspan="2"></th><th>모르핀</th><th>옥시코돈</th><th>펜타닐</th></tr>
<tr><td rowspan="2">경구제</td><td>서방제</td><td>모르핀황산염수화물 서방정
모르핀황산염수화물 서방캡슐
모르핀황산염수화물 과립
모르핀염산염수화물 서방캡슐</td><td>옥시코돈염산염수화물 서방정</td><td></td></tr>
<tr><td>속방제</td><td>모르핀염산염 정제
모르핀염산염수화물</td><td>옥시코돈 속방산제
(속방성 옥시코돈수화물)
옥시코돈염산염수화물 산제</td><td></td></tr>
<tr><td colspan="2">좌약</td><td>모르핀염산염수화물 좌약</td><td></td><td></td></tr>
<tr><td colspan="2">주사제</td><td>모르핀염산염주사액</td><td>옥시코돈염산염수화물 주사액</td><td>펜타닐구연산염 주사액</td></tr>
<tr><td colspan="2">첩포제</td><td></td><td></td><td>펜타닐 첩포제
펜타닐구연산염 첩포제</td></tr>
</table>

※ 아편유사진통제의 일반명은 약식 표기하는 경우가 있다.

Hot News

트라마돌염산염(tramadol HCl)은 2010년에 '각종 암의 진통' 효능과 효과로 승인받은 비마약성 진통제이다. WHO의 3단계 진통제 사다리에서 제2단계에 해당하며, 경도 또는 중등도 통증을 동반하는 암의 진통이나 수술 후 진통에 이용된다. 현재는 내복약과 주사제가 판매 중이다. 코데인을 대신하는 아편유사제로서 그 이용이 기대된다.

경구제 부분에 서방제와 속방제라는 게 있는데,
이건 뭐예요?

서방제는 **천천히 효과가 나타나기 시작해서**
오래 지속되는 약이야.
하루에 1~2회 복용하는 약도 있고,
첩포제(붙이는 유형)는 1일 1회와
3일에 1회 붙이는 2종류가 있어.
속방제는 빨리 효과가 나타났다가 사라지는 약이야.
이건 **응급약물**이라고 해서 일시적으로 사용되지.
여기에 대해서는 나중에 설명해 줄게(p.238 참조).

point! 서방제와 속방제

서방제	천천히 효과가 나타나기 시작하여 오래 지속되는 약	정시 투여	복용, 좌약, 첩포제
속방제	빨리 효과가 나타나서 빨리 사라지는 약	응급 투여	복용

같은 약이라도 효과가 나타나는 시간에 따라
2종류가 있군요.
그런데 아편유사제에 중독 걱정이 없다는 건 알겠는데,
부작용은 없어요?

부작용은 있어.
하지만 대처할 수 있는 부작용이야.
지금부터 공부해 보자.

네~에!
열심히 할게요.

Mini Memo

아편유사제에는 표준적인 투여량이 없다. 환자의 상황에 따라 그 효과가 다르므로 환자별로 적절한 투여량을 정해야 한다.

▶ 서방형 약물전달시스템(sustained release drug delivery system)

서방형 약물전달시스템은 약물의 방출을 지연시켜 약효를 지속시키는 제제를 이용하여, 반복 투여 시 일어날 수 있는 부작용을 방지하고 일정시간 또는 일정기간 이상 약물의 유효농도범위를 유지할 수 있는 제제기술을 말한다. 표적지향화, 난용성 약물의 가용화, 유전자 및 펩티드(단백질 전달) 등을 포함하는 다양한 종류의 기본적인 약물전달시스템 중 하나이며 가장 광범위하고 오랜 기간 동안 연구된 분야라 할 수 있다.

아편유사제의 부작용
SIDE EFFECTS OF OPIOID

아편유사제의 부작용 대책은 엄청나게 중요해!
그래서 통증 관리와 함께
부작용 대책을 마련해야 하지.
주요 부작용은 다음과 같아. ◀RB-850

▼ 아편유사제의 주요 부작용

빈도가 높은 부작용	출현시기	출현빈도
변비	투여기간 중 계속	거의 100%
졸음	주로 투여 초기, 증량 시	25% 정도
구역질, 구토	주로 투여 초기	30~50%
기타 부작용		
휘청거림, 어지러움, 섬망, 가려움, 발한 이상, 호흡억제, 배뇨장애		

Comment

아편유사제의 소화기 계통 주요 부작용은 구역질, 구토, 변비이다. 구역질과 구토는 아편유사제를 투여하기 시작할 때 많이 나타나는데, 약 30%의 사람에게서 발현하여 며칠 정도면 사라진다. 이에 대해 변비는 아편유사제 투여기간 중 계속해서 발생한다. 대부분의 사람에게서 나타나기 때문에 아편유사제를 시작할 때 완하제(laxative) 등의 예방적 대책이 필요하다.

변비는 거의 100%에서 나타나네요.
왜 아편유사제로 변비에 걸리죠?

아편유사제에는 **창자꿈틀운동**(장연동)**을 저하시키는 작용**과 **항문조임근**(항문괄약근)**의 긴장을 높이는 작용**이 있어.

point! 변비를 일으키는 아편유사제의 작용

① 창자꿈틀운동을 저하시키는 작용
② 항문조임근의 긴장을 높이는 작용

아편유사제에는 통증을 제거하는 것 말고도 이런 작용이 있었군요.

변비는 **아편유사제 투여 중에는 계속**되니까 완하제를 함께 복용하게 하지.

완하제도 계속 복용해야 한다고요?

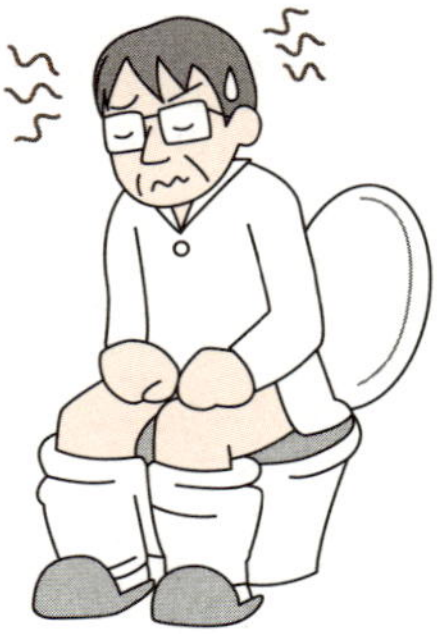

변비는 거의 100%에서 나타나며
투여기간 중 계속된다.

그렇지. 그리고 다음으로 많은 것이 **구역질**과 **구토**야.
이건 아편유사제를 시작할 때 생기는데,
변비와 달리 **1주일 정도면 자연적으로 사라져**.

그건 다행이네요.

그래. 하지만 환자에게 힘든 경험을 하지 않도록
아편유사제를 시작할 때
진토제도 함께 복용하게 하지.

구역질이 안 나도 복용해요?
예방적으로 복용한다는 말인가요?

맞아. 이건 완하제와 달리
1주일 정도 후에 중단해도 괜찮아.

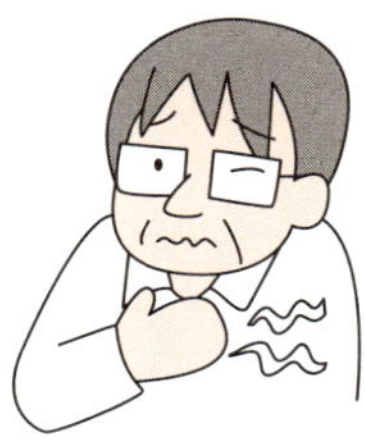

예방적으로 진토제를 투여하면 된다!

그렇구나.
졸음은요? 어떨 때 일어나죠?

아편유사제를 **복용하고 몇 시간** 이내일 때와
통증에 대해 아편유사제가 **많이 투여**되었을 때,
콩팥기능장애가 있어서 모르핀이 투여되었을 때에는
졸음이 나타나기 쉬워.

졸음이 나타나면 어떡하죠?

보통은 2~3일이면 사라지지만
그 이상 지속되면
아편유사제 이외의 원인으로 졸음이 생기는 건 아닌지
의사선생님과 상의해야 해.

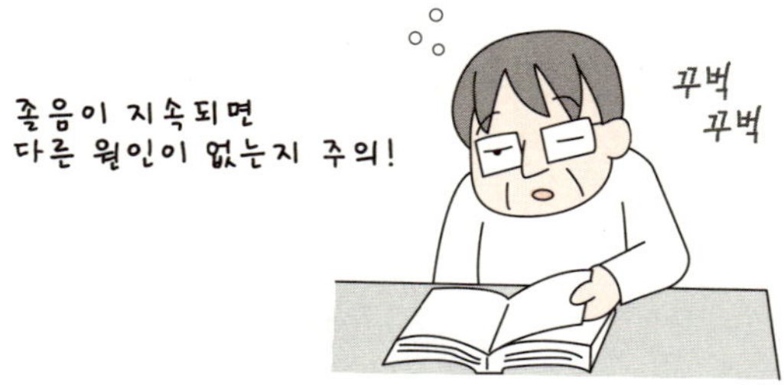

그리고 **호흡억제**에도 주의하고.

호흡억제요?

통증에 비해 너무 많은 양이 투여되면
호흡수가 줄고 이산화탄소가 쌓이는 경우가 있거든.

네~엣? 그러면 어떻게 되는데요?

그럴 때는 아편유사제를 중지하고 산소투여를 하면 괜찮아져.
그래도 호흡수가 적을 때는
아편유사제 대항제(antagonist, 길항제)인
날록손(naloxone)을 투여하면 바로 회복돼.

다행이에요. 대처법이 있어서….

전신상태가 좋지 않은 환자는
자고 있을 때나 말을 하고 있지 않을 때
호흡수를 세어서 기록하면 돼.

point! 호흡평가

전신상태가 좋지 않은 환자에게 아편유사제를 투여할 때 1분당 호흡수를 세어서 기록해 두면 좋다.

네~에!
지금까지는 잘 이해했어요.
아편유사제를 투여하기 시작할 때는 **구역질**,
아편유사제가 투여되는 동안에는 **변비**에 주의해야 하니까
계속해서 완하제를 함께 사용하면 좋다는 말이죠?

이해가 빠르구나!
이제는 안전하게 사용할 수 있겠지?

음…. 그런데 모르는 게 하나 있어요.
아까 '**비아편유사진통제로 통증이 사라지지 않으면 아편유사제를 추가한다**'고 들었는데,
아편유사제를 시작해도 여전히 통증이 심하면 어떡해요?

비아편유사진통제든 진통보조제든
보통 약에는 사용할 수 있는 양의 상한선이 있잖아?
이걸 **유효한계**라고 해.
그런데 아편유사제에는 이게 없어.

네? 그럼 계속해서 늘릴 수 있어요?

모르핀, 옥시코돈, 펜타닐에는
유효한계가 없어서
통증이 심해져도 통증 강도에 맞게 늘리면
다시 진통 효과를 얻을 수 있지.

point! 유효한계(ceiling effect, 천장효과)

① '더 이상 늘려도 효과에는 변화가 없다'고 하는 약의 양, 한계치
② NSAIDs, 아세트아미노펜(비아편유사진통제), 진통보조제, 코데인에는 유효한계가 있다.

근데 점점 늘린다고 해도…
아까 아편유사제의 양이 많으면
호흡억제가 생긴다고 했잖아요.

늘릴 때에는 규칙이 있어. 통증에 맞추어
안전하게 조절하는 것을 **적정**(titration)이라고 해.

적정이요?

그리고 약물 양의 조정에 반드시 필요한 것이
임시추가제야.
응급약물이라고도 하지.

응급약물…?

자, 적정이나 응급약물에 대해서는
이제부터 설명할 거니까
조금 더 공부해 보자.

네~에!

간호국시 예상문제

약과 그 부작용의 조합으로 올바른 것은?

① 항히스타민제 ………………… 난청
② 술포닐우레아제 ……………… 기침
③ 중추성 마약성 진해제 ……… 변비
④ 아미노글리코시드계 약 …… 뼈엉성증
⑤ 아편유사제 …………………… 부종

정답 : ③

응급약물(임시추가제)이란?
WHAT IS RESCUE?

WHO의 기본원칙(p.207 참조)을
다시 한번 떠올려봐.
'시간을 정해서 규칙적으로'
라는 원칙이 있었지?

네. 기억나요.

그리고 앞에서 배운 서방제(p.229 참조)는
효과가 나타날 때까지 시간은 걸리지만
장시간 효과가 지속되는 약물이라서
정해진 시간에 규칙적으로 복용하는 약이었잖아?
반면 속방제는 아플 때 사용하는 약이고.

아플 때 사용하는, 빨리 효과가 나타나는 그 약?

그래.
일시적(증상이 나타났을 때 일시적으로 복용하는 약)으로
갑작스러운 통증(돌발통증)을
경감시키는 데 사용하는 약 말이야.

정기적으로 진통제를 사용해도
갑자기 아픈 경우가 있으니까요.

그래. 암통증은 지속적일 뿐만 아니라,
그때의 몸 상태나 움직임에 따라
갑자기 엄습해 오는 경우가 있어.
아편유사제로 통증을 관리하는 비결은
응급약물을 잘 활용하는 거지.

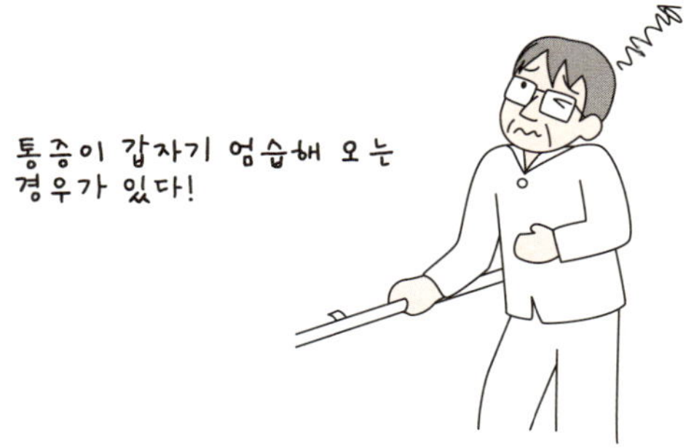

어떻게 사용하면 돼요?

▶ 암의 돌발통증(breakthrough pain, BTP)

암통증은 크게 급성 통증, 만성 통증, 돌발통증으로 구분한다. 암환자들이 가장 두려워하는 통증은 돌발통증이다. 돌발통증은 글자 그대로 갑자기 찾아오는 통증으로 평소 약을 복용하는 만성 통증 환자에게서도 흔히 발생한다. 돌발통증은 3분 안에 통증 정도가 최고조에 달했다가 30~60분 동안 지속된다. 미국통증재단(APF)은 진통제를 복용하는 만성 통증 환자의 경우 하루 평균 2회, 일주일에 14회 돌발통증을 경험한다고 밝혔다. 또 암통증 환자를 대상으로 조사한 결과, 80% 이상이 삶의 질에 영향을 끼쳤고 70% 이상이 가족과의 관계 및 일상생활에 악영향을 주었다고 응답하였다.

이걸 봐.
예를 들어 황산모르핀 서방정을 하루 2회(9시와 21시) 복용한 환자가 19시에 갑자기 통증을 호소했다고 하자. 그때 21시까지 계속 아픈 상태로 기다려서는 안 되겠지?

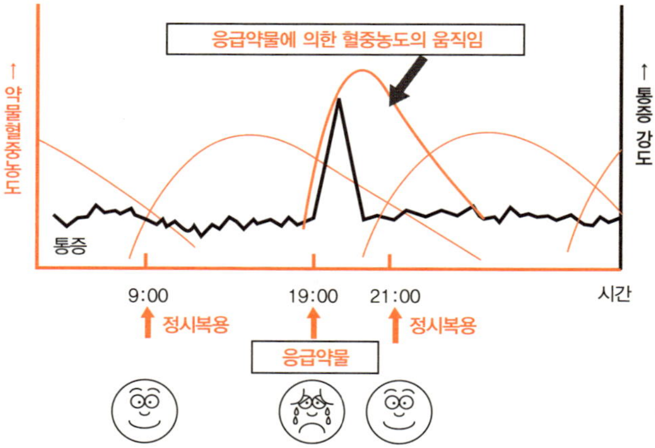

응급약물로 돌발통증을 경감시킨다.

아하! 그럴 때 응급약물을 사용하는 거군요.

▶ 암통증의 관리

암통증은 암 환자의 삶의 질에 가장 큰 영향을 끼치며, 암 종류, 진행 정도, 환자의 전신적인 상태에 따라 통증 정도가 달라진다. 또 암 환자는 통증뿐만 아니라 불안, 공포, 피로, 불면, 권태, 고독, 우울, 분노, 경제적 부담, 사회적 지위의 상실, 종교적 갈등 등 여러 복합적인 문제를 안고 있으므로 이들도 모두 고려되어야 한다.

그렇지. p.228 표의 '속방제'에 있는 모르핀염산염수화물 등의 속방제를 복용하는 거지.

그렇구나!

응급약물의 역할은 다음과 같아.

point! 응급약물의 역할

① 아편유사제의 필요량을 설정하기 위한 조정
② 돌발통증에 대한 대처

Comment

갑작스러운 통증에 서방제로는 빠르게 대처할 수 없다. 또, 수면제로 통증을 완화시키는 것은 바람직하지 않다. 펜타조신(pentazocine)은 아편유사제수용체 작용제 중 하나이지만 유효한계가 있고, 다른 아편유사제의 효과를 없애는 것으로 알려져 있어 모르핀과 함께 사용해서는 안 된다.

간호국시 예상문제

암통증으로 황산모르핀 서방정을 하루에 2회(9시, 21시) 복용하는 환자가 19시에 통증을 호소하였다. 이때의 대응으로 가장 적절한 것은?

① 수면유도제 복용
② 염산모르핀액 복용
③ 펜타조신의 근육주사
④ 21시에 복용할 황산모르핀 서방정을 일찍 복용
⑤ 21시까지 통증을 참게 한다.

정답 : ②

이처럼 통증이 경감될 때까지
서방제나 속방제 등을 사용해서
아편유사제의 양을 조절해 가는 것을
'적정(titration)'이라고 해.

point! 적정(titration)
통증에 맞추어 아편유사제의 양을 조절하는 것

적정….

적정에는 규칙이 있어.
유효한계가 없어서 무한대로 늘릴 수는 있지만,
너무 늘리거나 약의 양이 너무 많으면 졸음이 쏟아지지.
너무 줄이거나 약의 양이 부족하면
통증이 나타나고.

통증에 맞추어 늘리거나
줄여야 하군요?

맞았어. 그 기준이 졸음과 통증이야.

그러고 보니 부작용에서도
졸음은 양을 늘렸을 때 나타난다고 배웠어요(p.234 참조).

잘 기억하고 있구나.
늘리는 방법에는 2가지가 있어.

① 전날 20~50% 정도의 양을 환자에게 맞추어 늘려가는 방법

예) 어느 날 나진통 씨는 옥시코돈 서방정 10mg을 아침에 2정, 12시간 후인 저녁에 2정 복용하였다. 통증이 심해져서 다음 날은 아침에 3정, 저녁에 3정으로 변경하였다. 3일 후 다시 통증이 심해져서 아침에 4정, 저녁에 4정을 복용하였다.

▼ 나진통 씨의 복약일기

복약일	○월 ×일		○월 △일		○월 □일	
복약시간	9시	21시	9시	21시	9시	21시
옥시코돈 서방정 10mg	2정	2정	3정	3정	4정	4정

② 전날 투여한 응급약물의 양을 다음 날의 정시약으로 나누어가는 방법

예) 민투여 씨는 어느 날 옥시코돈 서방정 10mg을 아침에 2정, 12시간 후인 저녁에 2정 복용하였다. 통증이 심해져서 응급약물인 옥시코돈 속방산제 5mg을 10시, 15시, 22시에 각각 1회씩 복용하였다. 이날의 옥시코돈의 양은

10mg × 2정 + 10mg × 2정 + 5mg × 3회 = 55mg 이 된다.

다음 날은 10mg 정제를 아침에 3정, 저녁에 3정 복용하였다.

▼ 민투여 씨의 복약일기

복약일	○월 ×일					○월 △일	
복약시간	9시	10시	15시	21시	22시	9시	21시
옥시코돈 서방정 10mg	2정			2정		3정	3정
옥시코돈 속방산제 5mg		5mg	5mg		5mg		

Mini Memo

복약일기에는 변의 상태도 함께 기록하도록 지도하자. 변비 대책에 도움이 된다.

point! 적정 방법

① 전날 20~50% 정도의 양을 환자에게 맞추어 늘려가는 방법
② 전날 투여한 응급약물의 양을 다음 날의 정시약으로 나누어 가는 방법

우와! 그렇구나. 이제 조금 알 것 같아요.
다양한 방법으로 환자의 통증을 줄일 수 있네요.
이렇게 기록으로 남겨두는 것도 중요하고요.

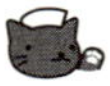

그렇지. 복용 일시를 정확하게 기록하도록
환자 자신이나 가족에게 설명해야지.

간호국시 예상문제

구항암 씨(74세, 여성)는 우른쪽 허파꼭대기 부분에 발생한 폐암(apical lung cancer)으로 진단받고 외과적 치료는 어려워 외래에서 항암화학요법을 시행하였다. 6개월 후 가슴벽으로 침윤이 진행되어 항암화학요법을 목적으로 입원하였다. 구항암 씨는 5년 전에 남편을 잃은 후 혼자 살고 있으며, 입원 전에는 근처에 살고 있는 딸이 매일 방문하였다.

구항암 씨는 현재 가정산소요법 2L/분 외에 정기적으로 옥시코돈 염산염수화물 서방제를 10mg씩 하루 2회 복용하고, 임시추가제로 옥시코돈 염산염수화물을 사용하고 있다.

방문간호사가 구항암 씨에게 하는 통증관리지도로 적절한 것은?

① 통증이 없을 때에는 정기적인 약 복용을 중지하게 한다.
② 식사를 할 수 없을 때에는 정기적인 약 복용을 중지하게 한다.
③ 임시추가제를 복용한 날짜와 시각을 기록하게 한다.
④ 통증이 심할 때에는 임시추가제는 간격을 두지 않고 추가 복용하게 한다.
⑤ 통증이 심할 때에는 수면제를 복용하게 한다.

정답 : ③

알겠어요. 그런데….
만일 환자가 약을 복용하지 않으면 어떡하죠?

그러면 곤란하지.
그럴 때는 **아편유사제 전환**(opioid rotation)을 해야지.

아편유사제 전환이요?

▶ 통증 치료에 대한 오해

- **통증이 있을 때만 약을 복용한다?**
  통증이 심해질 때까지 기다렸다가 약을 복용할 필요는 없다. 통증은 심할 때보다 약할 때 조절하기가 쉬우며, 처방된 진통제를 규칙적으로 제시간에 복용하는 것이 효과적으로 통증을 예방할 수 있다.

- **진통제에 습관성이 생기거나 중독될 수 있다?**
  암 환자의 통증 조절을 위해 사용되는 진통제는 습관성이나 중독성을 유발하지 않기 때문에 걱정할 필요가 없다. 다른 치료방법으로 통증이 줄어들면 약을 줄일 수도 있지만, 무엇보다도 규칙적인 약의 복용이 통증 조절에 효과적이라는 사실을 명심해야 한다.

- **마약성 진통제는 미리 사용하면 나중에 쓸 약이 없다?**
  마약성 진통제는 유효한계(ceiling effect, 천장효과)가 없어서 통증이 심해지더라도 용량을 늘리면 효과가 지속된다.

- **오랫동안 약을 사용하면 약효가 줄어들어 용량을 늘려야 한다?**
  진통제를 오래 사용하는 경우 몸이 진통제에 적응하여 효과가 감소되는데 이것을 내성이라고 한다. 이때는 용량을 늘리거나 다른 약으로 바꾸거나 추가할 수 있다. 그러나 용량을 늘려야 하는 경우는 진통제에 내성이 생겨서라기보다는 암이 더욱 악화되었기 때문인 경우가 많다.

아편유사제 전환이란?
OPIOID ROTATION

아편유사제 전환이란
아편유사제의 부작용 때문에
진통 효과를 얻을 수 있을 만큼
충분한 양의 아편유사제를 투여할 수 없을 때,
또, 진통 효과가 불충분할 때
투여 중인 아편유사제를 바꾸는 것을 말해.

다른 아편유사제로요?

그렇지. 넓은 의미에서는
투여경로의 변경도 포함돼.

▶ 아편유사제의 선택과 전환

아편유사제는 과량을 사용할 경우, 호흡억제와 같은 치명적인 부작용이 발생하므로 각 개인의 특수한 상황에 따라 아편유사제를 선택하고 용량을 결정해야 한다. 그런데 아편유사제 효과에 대한 내성은 발생할 수 있지만 많은 사람이 잘못 이해하는 경우가 많다. 임상에서 아편유사제의 사용 시 적절한 통증 조절이 될 때까지는 지속적인 용량의 증량이 필요하나 많은 암성, 비암성 통증 환자는 몇 달 혹은 몇 년 동안 아편유사제를 사용하여 증량과 부작용 없이 편안하게 통증을 조절하며 살아간다. 그러므로 만약 환자의 특별한 상태 변화 없이 통증이 증가될 경우는 다른 종류의 아편유사제로 전환을 고려해 볼 수 있다.

▼ 아편유사제 전환

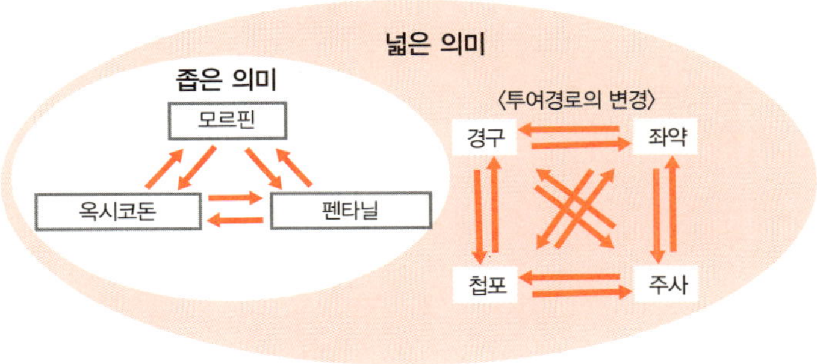

point! 아편유사제 전환

① 투여 중인 아편유사제를 다른 아편유사제로 바꾸는 것
② 넓은 의미에서는 투여경로의 변경도 포함된다.

아편유사제 교체는 알겠는데,
투여경로의 변경은 뭐죠?

아편유사제에는 제형에 따라
경구, 좌약, 주사제, 첩포제 등
다양한 투여경로가 있어.
투여경로의 변경이란 예를 들면 내복약을
첩포제로 바꾸는 것을 말해.

아하!

환자 각자의 상태에 맞게 최적의 약이 선택되는 거지.
p.228의 표를 다시 한 번 볼까?

▼ 임상에서 자주 사용되는 아편유사진통제

		모르핀	옥시코돈	펜타닐
경구제	서방제	모르핀황산염수화물 서방정 모르핀황산염수화물 서방캡슐 모르핀황산염수화물 과립 모르핀염산염수화물 서방캡슐	옥시코돈염산염수화물 서방정	
	속방제	모르핀염산염 정제 모르핀염산염수화물	옥시코돈 속방 산제 (속방성 옥시코돈수화물) 옥시코돈염산염수화물 산제	
좌약		모르핀염산염수화물 좌약		
주사제		모르핀염산염주사액	옥시코돈염산염수화물 주사액	펜타닐구연산염 주사액
첩포제				펜타닐 첩포제 펜타닐구연산염 첩포제

※ 아편유사진통제의 일반명은 약식 표기하는 경우가 있다.

아, 같은 약이라도
경구제 외에 다양한 것이 있네요.

그렇지. 각 아편유사제 간에는
똑같은 통증을 제거하는
약물량의 비율이 정해져 있어.
예를 들어 모르핀 30mg을 복용하는 환자는
모르핀좌약(곧창자 내 투여)이라면
20mg으로 동일한 효과를 얻을 수 있지.
이걸 표로 나타낸 것이 p.250의 환산표야.

Plus…

펜타닐 첩포제란?

펜타닐 첩포제란 전신용 경피흡수형 아편유사제로, 통증이 있는 부위에 붙이는 것은 아니다. 지속시간이 길기 때문에 3일에 1번 교체하는 것과 하루에 1번 교체하는 것이 있다. 피부에 대한 자극을 피하기 위해 부착 위치는 매번 바꾸도록 한다.

반나절이 지나야 효과가 나타나고 떼어도 반나절 이상 지나야 효과가 사라지기 때문에 세밀하게 양을 조절할 때에는 적합하지 않다. 또, 일시적으로 사용하는 응급약물로는 이용할 수 없다. 약을 복용하지 못하는 환자에게는 복용의 고통을 줄여주기 때문에 유익하고, 스스로 갈아 붙일 수 있어 가정에 있는 환자도 이용하기 쉬운 약제이다.

실내온도에서 보관할 수 있지만, 부착부위의 온도가 상승하면 흡수량이 증가하여 과량으로 투여되는 경우가 있다. 부착 중에는 외부 열원(전기담요 등)의 접촉이나 뜨거운 물에서의 목욕은 피하도록 지도해야 한다. 발열 시에는 부작용(p.231 참조) 발현에 충분히 주의하여 관찰할 필요가 있다.

사용이 끝난 제제는 부착면을 안쪽으로 두 번 접은 후 일반 의약품과 같이 폐기해야 한다.

▶ 모르핀(morphine)

모르핀은 아편의 주요 성분인 알칼로이드이며 아편 진통 의약품이다. 그리스 신화의 꿈의 신 모르페우스에서 유래되었다. 1804년에 프리드리히 제르튀르너(Friedrich Sertürner)가 처음 발견하였으며 1817년에 처음 같은 물질을 양산하기 시작하였다. 1827년에 머크(Merck)가 처음 상용화하여 판매하였으며 1857년에 피부밑 주사바늘이 발명된 뒤로 널리 쓰이게 되었다.

▼ 환산표

투여경로	정맥 내 투여 · 피부밑투여	경구투여	곧창자 내 투여	경피투여
모르핀	10~15mg	30mg	20mg	
코데인		200mg		
옥시코돈	(15mg)	20mg		
펜타닐	0.2~0.3mg			※ 아래 참조

※ 펜타닐 첩포제에 대해서는 첨부문서의 환산표를 참조. 12.5µg/h에 상당한다.
모르핀 경구 30mg을 기준으로 한 경우에 계산상 같은 역가가 되는 아편유사제의 환산표를 나타내고 있다.

우와! 그럼 복용하지 않아도
통증이 심해지지 않게 바꿀 수 있군요.
정말 다양한 방법으로
환자의 통증을 치료하네요.

그런데 말이야.
진통제 등의 **약 말고도**
원활하게 통증을 없앨 수 있는 게 있단다.

약 말고요?

이번에는 약 이외의 방법에 대해
공부해 보자.

네~에!

Hot News

미국 질병통제예방센터(CDC)는 만성 통증에 대한 과도한 아편유사제의 처방이 약물 오남용 확산의 주범이 되고 있으며 암 환자이거나 시한부 및 고식적 치료를 받지 않는 이상 만성 통증에는 우선적으로 아세트아미노펜이나 이부프로펜 등 비아편유사진통제를 권고하고 있다.

간호국시 예상문제

진장암 씨(78세, 남성)는 76세 아내, 딸과 함께 살고 있다. 진장암 씨는 대장암으로 진단받아 수술을 받고 인공항문을 만들었다. 그 후 재발하여 치료를 받았지만 효과가 없어 가정에서 완화의료를 받게 되었다. 진장암 씨는 배의 암통증을 호소하여 옥시코돈염산염 서방정을 1일 2회 복용하고 있다. 진장암 씨는 먹고 싶은 것을 소량씩 먹고 있지만 섭취량이 감소하고 있다. 아내는 허리통증이 있고 딸은 하루 종일 밖에서 일을 하고 있다.

퇴원 후 진장암 씨는 통증이 심해졌다. 외래에서 옥시코돈염산염 서방정을 증량하였다. 그 후 전신상태가 악화되어 졸음이 나타났고 통증을 확실히 관리할 수 있도록 펜타닐 첩포제로 교체하였다. 진장암 씨의 일상생활동작은 저하되어 있고 간호하는 아내는 허리통증이 심해진다고 호소하기 시작하였다. 방문간호사의 가족에 대한 지도로 적절한 것은?

① 펜타닐 첩포제는 통증이 있는 부위에 붙인다.
② 펜타닐 첩포제는 통증이 나타나기 시작하면 교환한다.
③ 남은 옥시코돈염산염 서방정은 의료기관에 반납한다.
④ 아내의 허리통증 완화를 위해 펜타닐 첩포제를 사용해도 된다.
⑤ 펜타닐 첩포제는 통증이 사라질 때까지 떼지 않는다.

암통증에 대한 펜타닐 첩포제에 대한 설명으로 적절한 것은?

① 냉장보관한다.
② 매번 붙이는 부위를 바꾼다.
③ 용량조절이 쉽다.
④ 일시적으로도 사용이 가능하다.
⑤ 붙이면 바로 효과가 나타난다.

정답 : ③ / ②

비약물적 통증치료
NONPHARMACOLOGICAL THERAPY

약 말고도 통증을 없애는 방법에는
비약물적 통증치료라고 해서
방사선치료, 신경차단 등이 대표적인데,
간호도 여기에 들어가지.
비약물적인 방법을 병행함으로써
함께 통증이 완화되는 경우도 많으니까
기억해 두면 좋을 거야.

그렇군요. 어떤 간호가 좋아요?

통증이 있으면 그 통증에 의식이 집중되어
몸 전체가 긴장하게 되니까
몸을 이완할 수 있는 간호가 좋겠지?
예를 들어 일상적인 간호로서
찜질이나 **마사지**가 효과적이라고 해.

찜질이요?

찜질에는 **온찜질**과 **냉찜질**이 있어.
온찜질은 뜨거운 팩이나 뜨거운 수건,
족욕 등으로 몸을 따뜻하게 해서
피부의 **혈류를 촉진**시키고, 감각신경의 흥분을 진정시켜서
조직으로의 **산소나 영양 공급 촉진**을 기대할 수 있어.

▼ 온찜질(족욕)

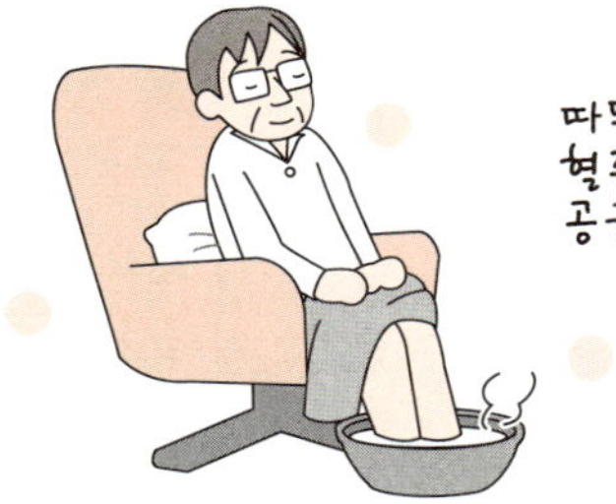

그렇구나! 따뜻해지면 혈액순환이 좋아지니까요.

그리고 **근육의 긴장이 풀어**지면
통증이 완화되는 것처럼 느껴지지.
그래서 **이완** 효과도 있어.

그럼 냉찜질은 어떤 거예요?

냉찜질은 얼음주머니나 차가운 수건으로 식히는 거야.
차게 하면 **염증, 부기를 억제**할 수 있고
통증도 완화되는 경우가 있거든.

우와~. 마사지는 어때요?

마사지에도 심신의 이완 효과가 있지.
환자가 좋아하는 마사지 부위를 물어보면서
하면 효과적이야.
만져도 통증이 심해지지 않는 것을 확인한 다음
마사지하도록 하고.

아, 그렇구나.

특히 신경병증성 통증(p.213 참조)인 경우에는 살짝만 닿아도 심한 통증을 느끼는 경우가 있으니까 주의가 필요해. 이 통증을 **무해자극통증**(allodynia, 이질통증)이라고 해.

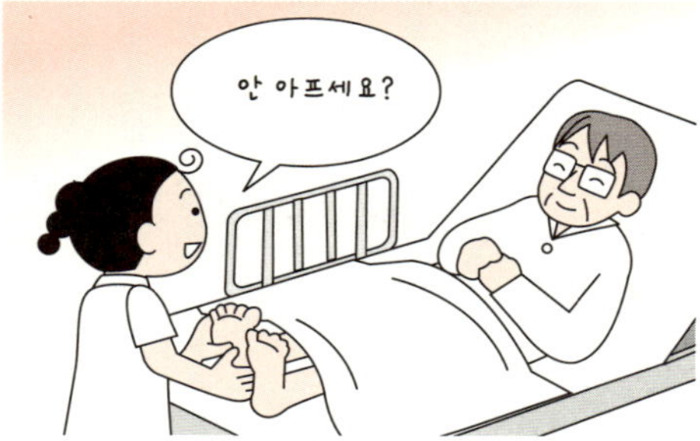

마사지는 통증이 심해지지 않는 것을 확인한 다음 시행한다.

주의해야겠어요.
간호할 때에는 통증을 확인하면서 해야 하는군요.

맞았어.

Mini Memo

뼈전이가 있거나 출혈이 일어나기 쉬운 경우에는 심하게 주무르거나 두드리지 않도록 주의하자. 부드럽게 피부를 문지르는 정도라도 기분이 좋아질 수 있다. 기분이 좋아지는 감각을 중요하게 여기면서 마사지하면 효과적이다.

그 밖에는 어떤 간호가 있어요?

통증이 경감되는 **편안한 자세**를 취하는 것도 중요한 간호야.
일상적으로 **환자가 선호하는 자세**를 알아두면 좋겠지?
같은 자세로 있으면 욕창(decubitus ulcer, vol.7 p.258 참조)도
생기기 쉬운 데다가
몸의 방향을 바꾸면 기분이 전환되기도 하거든.

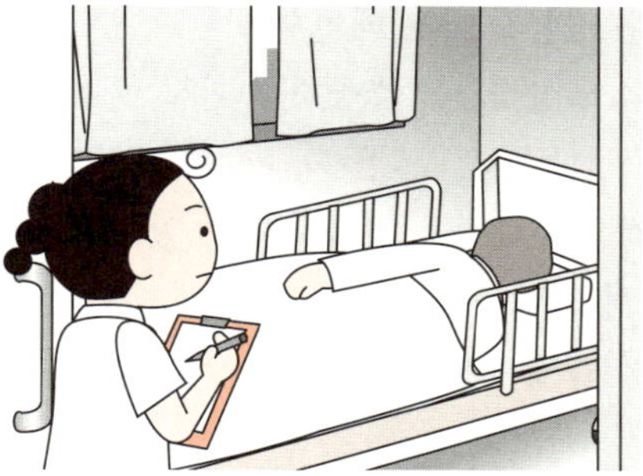

통증이 경감되는 자세를 알아두자.

기분이 전환되면 통증도 조금 나아질 것 같네요.

그래. 의도적으로 통증에서 의식을 멀리하면
통증은 가볍게 느껴지기도 하지.
환자가 좋아하는 일을 하는 것도 기분전환이 돼.
예를 들어 좋아하는 TV 프로그램을 보거나 음악을 듣거나
질병 이외의 화제에 관심을 돌리는 것도 좋아.

산책하며 바깥 공기를 마시는 것만으로도 기분이 달라지죠!

맞아. 통증이 있으니까
가만두는 게 좋을 거라고 생각하기 쉽지만
그럴 때일수록 환자와의 **의사소통**은 매우 중요해.
환자의 상황을 충분히 평가하면서
효과적인 관리에 대해 생각하도록 하자.

괴로운 경험을 하는 때일수록
환자의 일상생활을 소중하게 여길 필요가 있군요.
약물요법과 함께 간호를 제공함으로써
효과적으로 통증을 완화시킬 수 있다니….
좋은 정보 감사해요.
이제 실습에서 열심히 할 일만 남았네요.

그래. 잘 다녀와.

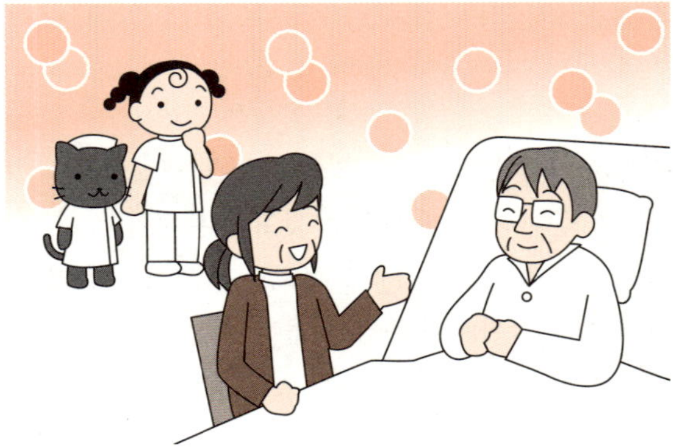

Plus···

마약의 종류

마약류는 '마약류 관리에 관한 법률(마약류관리법)'에 따라 특별하게 표시방법이나 보관방법이 규정되어 있다. 마약류란 마약, 향정신성의약품, 대마를 말하는데, 이처럼 법으로 규정된 약물은 일반 약물과 함께 보관할 수 없고 별도로 규정된 장소에 정리하여 보관해야 한다. 특히, 엄격한 규제를 받고 있어서 잠금장치가 있는 철제금고에 보관하도록 의무화되어 있다.

▼ 마약류 관리에 관한 법률 및 동법 시행규칙에 따른 마약관리의 개요

마약	모르핀(morphine), 코데인(codeine), 헤로인(heroin), 코카인(cocaine), LSD, MDMA 등
보관	이동할 수 없고 이중으로 잠금장치가 된 철제금고에서 보관
개요	• 마약 취급은 마약류관리자 및 마약류취급 의료업자로 나뉜다. 1) **마약류관리자** : 의료법에 의한 의료기관에 종사하는 약사로서 그 의료기관에서 환자에게 투약 또는 투약하기 위하여 교부하는 마약 또는 향정신성의약품의 조제 · 수수 및 관리의 책임을 진 자 2) **마약류취급 의료업자** : 의료기관에서 의료에 종사하는 의사 · 치과의사 · 한의사 또는 수의사법에 의거하여 동물 진료에 종사하는 수의사로서 의료 또는 동물 진료의 목적으로 마약 또는 향정신성의약품을 투약 또는 투약하기 위하여 교부하거나 마약 또는 향정신성의약품을 기재한 처방전을 발부하는 자 • 마약은 장부를 비치하고 양도 · 양수, 사용상황, 폐기 등을 기록해야 한다. • 마약사고(멸실, 도난, 소재불명 등)에 대해서는 5일 이내에 그 사실을 증명하는 서류(전자문서를 포함한다)를 첨부하여 해당 허가관청에 보고해야 한다.

Chapter Review

암통증

☐ WHO방식 암통증 치료의 기본원칙은 ① 경구로, ② 시간을 정해서 규칙적으로, ③ 진통제 사다리에 따라 효력순으로, ④ 환자마다 개별적인 양으로, ⑤ 그런 다음 세심한 배려를 기울이는 것이다(p.207).

☐ 암통증에는 암 자체에 따른 통증 외에도 주위 조직이나 신경을 압박하거나 염증을 일으키는 것에 따른 통증, 또 암으로 인해 유발되는 다른 통증 등이 있다(p.212).

☐ 통증은 주관적인 것이며 의료인의 선입견을 금물이다(p.215).

☐ 통증이 있는 환자에게 첫 단계로서 비아편유사진통제를 사용한다(p.218).

☐ NSAIDs란 비스테로이드항염증제를 말하며 통증 유발물질을 생성하지 못하게 하는 작용이 있지만, 위점막 보호작용을 억제하는 부작용이 있다(p.218, 220).

☐ 진통보조제란 원래는 항경련제나 우울제로서 개발되었으나 신경 통증에 효과가 있다고 알려지면서 이용되는 것으로, 넓은 의미에서는 '진통 효과를 높이기 위한 약물'과 '아편유사제의 부작용을 완화하기 위해 이용하는 약물'이 포함된다(p.224, 225).

☐ 마약성 진통제(아편유사제)란 주로 중추신경에 있는 아편유사제수용체와 결합함으로써 진통 효과가 나타나는 약을 일컫는 말이다(p.226).

☐ 아편유사제로서 주로 모르핀, 옥시코돈, 펜타닐, 코데인(인산코데인)이 사용되고 있다(p.227).

Chapter Review

- ☐ 서방제는 효과가 나타날 때까지 시간이 걸리지만 장시간 효과가 지속되는 약이며, 속방제는 갑작스러운 통증(돌발통증)을 경감시키는 데 사용하는 약이다(p.229).
- ☐ 아편유사제에는 변비, 구토, 졸음 등의 부작용이 있으므로 아편유사제를 사용할 경우에는 부작용 대책에 주의한다(p.231).
- ☐ NSAIDs에는 유효한계가 있으나 모르핀, 옥시코돈, 펜타닐에는 없다(p.236).
- ☐ 응급약물(임시추가제)은 일시적으로 사용하는 것으로 갑작스러운 통증(돌발통증)을 경감시키는 데 사용한다(p.238).
- ☐ 통증이 경감할 때까지 서방제나 속방제 등을 사용해서 아편유사제의 양을 조절하는 것을 적정이라고 한다(p.242).
- ☐ 아편유사제 복용 시에는 복용한 날짜를 기록에 남기도록 환자나 가족에게 설명한다(p.244).
- ☐ 아편유사제의 부작용 때문에 진통 효과를 얻을 수 있는 충분한 양의 아편유사제를 투여할 수 없을 때, 또 진통 효과가 불충분할 때 투여 중인 아편유사제를 바꾸는 것을 아편유사제 전환이라고 한다(p.246).
- ☐ 펜타닐 첩포제는 전신용 경피흡수형 아편유사제이다. 실내온도에서 보관할 수 있으나 첩포제를 붙인 부위의 온도가 상승하면 흡수량이 증가해서 과량 투여될 수 있으므로 주의한다(p.249).
- ☐ '마약류 관리에 관한 법률(마약류관리법)'에 따라 마약류는 이동할 수 없고 이중으로 잠금장치가 된 철제금고에서 보관해야 한다(p.257).

제 7 장 완화간호

RB-846

완화간호는 생명을 위협하는 질환에 따른 문제에 직면한 환자와 그 가족을 대상으로 질환 초기부터 제공된다. 이 장에서는 완화간호란 무엇인지, 언제, 누가, 어떻게 시행하는 것인지를 학습하도록 하자.

핵심어 삶의 질, 말기, 죽어 가는 사람의 심리과정, 위기모델, 통합통증, 정신적 통증, 호스피스완화의료병동, 완화의료팀, 생존유서, 사전의사결정서, 가족간호, 슬픔치유, 유족간호

완화간호란?
PALLIATIVE CARE

유방암으로 화학요법을 받고 있는 환자에게 암 치료와 함께 완화간호도 하자고 의사 선생님이 말씀하셨는데, 평소처럼 화학요법이 끝나서 퇴원하셨어요. 완화간호는 말기 환자에게 하는 치료 아니예요?

과거에는 '치유가 불가능한 상태의 환자나 가족에게 행해지는 치료'로 알려졌지만, 지금은 **질환 초기부터 치유 여부에 상관없이 진단과 함께 시작**하도록 바뀌고 있어. 완화간호에 대해 WHO에서는 다음과 같이 정의하고 있어.

▼ 완화간호의 정의(WHO, 2002년 개정)

완화간호란 생명을 위협하는 질환에 따른 문제에 직면한 환자와 그 가족에게 질환 초기부터 통증, 신체적 문제, 심리사회적 문제, 정신적 문제에 관해 제대로 평가하여 그것이 장애가 되지 않도록 예방하거나 대처함으로써 삶의 질을 개선하는 접근방법이다.

▼ 완화간호시스템의 변화

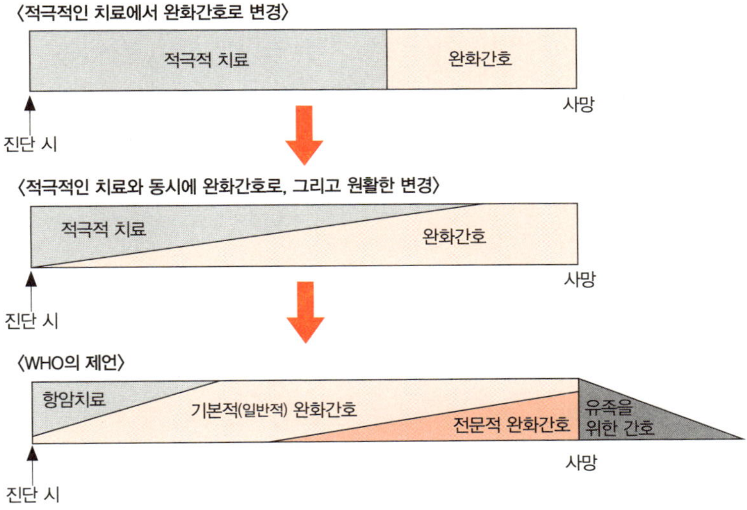

▶ 호스피스(hospice)

호스피스란 중세 유럽에서 성지 예루살렘으로 가는 순례자들이 쉬어갈 수 있도록 마련되었던 숙소 '호스페스(Hospes)'에서 유래된 말이다. 오늘날의 호스피스는 치유적 치료가 더 이상 효과를 보지 못하는 환자 즉, 치료에도 불구하고 상태가 계속 악화되는 환자에게 제공되는 신체적 · 정신적 · 영적 · 사회적 · 경제적 문제들을 해소하기 위해 제공되는 완화적이며 지지적인 의료를 의미한다. 아울러 환자가 따뜻한 사랑을 느끼고 평화로운 임종을 맞을 수 있도록 종교를 초월하여 도우며 사별 가족이 슬픔을 극복하여 보람과 의미를 찾는 삶을 살 수 있도록 돕는 것이다.

그렇구나.
그럼, 구체적으로는 무엇을 어떻게 하는 거죠?

그 환자는 어떤 걸 걱정한다고 했어?

“항암제가 언제까지 효과가 있을까?”,
“5살 된 딸아이가 걱정이다.”라고 했어요.
그런데 어떻게 해 주면 좋을지 잘 모르겠어요.

옆에 앉아 이야기에 귀를 기울여주는 게 중요해.
경청이란 말 들어본 적 있지?

경청이요?

단순히 듣는 것과는 달리 정성을 다해서
상대방의 감정을 헤아려 주는 자세를 말해.
즉, 말이나 말의 배경에 있는 감정에
관심을 가지면서 주의 깊게
열심히 들어주는 것 말이지.

열심히 들어주라는 말이죠?
하지만 말 속에 내포된 감정을 알 수 있을까요?

인간의 의사소통에는 언어 이외의 신호가 매우 많아.
예를 들어 목소리 톤이나 말투에서도
사람의 감정이 보이기도 하거든.

네~에.

그리고 상대방이 한 말을 자신의 말로
공감하듯이 상대방에게 다시 들려주면
자기 마음을 알아준다는 생각에 위안이 될 수 있지.

그렇군요. 자기를 알아주는 사람이 있으면
그것만으로도 안심할 수 있죠.
저도 환자의 마음의 소리를 들을 수 있도록 노력해야겠어요.

관계를 어떻게 맺는지 그 요점을 머릿속에 잘 넣어 둬.

간호국시 예상문제

고부암 씨(74세, 여성)는 오른쪽 허파꼭대기 부분의 폐암(apical lung cancer)으로 진단받아 외과적 치료는 어려워 외래에서 항암화학요법을 시행하였다. 6개월 후 가슴벽으로 침윤이 진행되어 항암화학요법을 목적으로 입원하였다. 고부암 씨는 5년 전에 아내를 잃은 후 혼자 살고 있으며, 입원 전에는 근처에 살고 있는 딸이 매일 방문하였다.

입원 후 호흡곤란과 앞가슴 부위의 통증에 대해 주치의는 완화의료팀이 치료할 것을 고부암 씨에게 제안하였다. 그 후 고부암 씨는 병동간호사에게 "전 말기 환자도 아닌데 왜 완화간호를 받지요?"라고 물었다.

병동간호사의 설명으로 적절한 것은?

① "효과적인 치료방법이 없어서 완화간호로 전환해야 해요."
② "통증을 참을 수 있다면 완화간호를 받을 필요는 없어요."
③ "완화간호는 질병의 단계와는 상관없이 괴로운 증상을 완화시키는 거예요."
④ "통증을 경감하기 위한 마약을 처방할 수 있는 건 완화의료팀 의사뿐이기 때문이에요."
⑤ "완화간호를 받아야 통증을 관리할 수 있어요."

정답 : ③

point! 완화간호의 요점

① 진단과 함께 시작한다.
② 암만이 대상은 아니다.
③ 단순한 생명 연장이 아니라 삶의 질 향상을 목표로 한다(p.267).
④ 신체뿐만 아니라 마음이나 사회적 문제에도 대처한다.
→ 통합통증(p.285)
⑤ 입원, 외래, 가정 등 다양한 요양 현장에서 받을 수 있다(p.291).

point! 환자와의 관계

환자의 이야기를 경청하고, 말의 배경에 있는 감정을 헤아린다.

▶ 호스피스 완화의료

① **호스피스 완화의료의 개념 :** 호스피스 완화의료의 목적은 환자와 가족의 고통을 줄이고 삶과 죽음의 질을 향상시키는 데 있다. 호스피스 완화의료는 완치를 목표로 하는 치료에 반응하지 않으며 질병이 점차 진행됨으로써 수개월 내 사망할 것으로 예상되는 환자와 그 가족들을 대상으로 질병의 마지막 과정과 사별기간에 접하는 신체적 · 정신적 · 사회적 · 영적 문제들을 해소하기 위해 제공되는 전인적인 의료이다. 단, 완화의료는 임종이 예상되는 시점 이전이라도 투병과정에서 발생하는 통증 및 증상완화가 필요한 모든 환자에게 의사에 의해 제공되는 적극적인 의료이다.

② **호스피스 완화의료의 특징**

- 대상자는 개인이 아니고 환자와 가족이다.
- 중환자실 치료, 심폐소생술 등은 가능한 한 시행하지 않는다.
- 통증완화와 증상관리를 통해 환자와 가족의 삶의 질을 높이는 데 중점을 둔다.
- 죽음을 삶의 한 과정으로 인식한다.
- 전인적 돌봄을 제공하며 팀으로 접근한다.
- 환자가 머무는 장소가 바뀌어도 간호가 계속 제공된다.
- 임종간호가 포함되며, 환자 사망 후에도 가족에게 사별간호를 제공한다.

삶의 질 향상
QUALITY OF LIFE

이번에 담당하게 된 폐암 환자 홍인화 씨,
등이 너무 아파서 식욕이 없대요.

그렇다면 우선 통증을 완화시킬 필요가 있어.
통증이 있으면 기분도 우울해지고
잠도 제대로 못 잘 뿐만 아니라 식욕도 떨어지니까
점점 더 통증이 심해지거든(p.212 참조).

맞아요.
안 먹으면 기운도 없어지죠.

식욕이 없을 때는 무리해서 먹기보다는
아주 적은 양이라도 맛있게 먹을 수 있는 게 중요해.
지금까지의 식사 패턴을 활용하면서
그릇에 담은 양을 줄이거나
그릇을 바꾸는 방법도 있어.

그렇구나.

통증이 없어지면 식사 말고도
어떤 걸 할 수 있을까?

음…
낮에는 TV를 보고
밤에는 잠을 푹 자거나
목욕도 할 수 있게 되겠죠?

그렇지.
환자는 병이나 통증 때문에
여러 가지로 자유롭지 못해서
참고 사는 경우가 많잖아?
참지 말고 평소와 같은 생활을 할 수 있도록
도움을 주는 게 완화간호의 기본 목적이야.

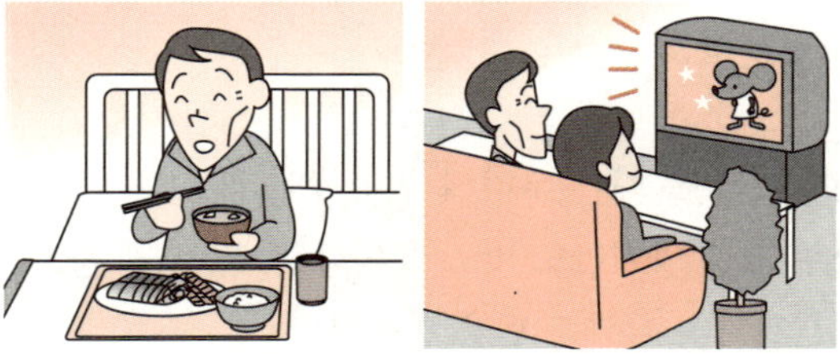

조금이라도 예전과 같은 생활을 되찾을 수 있도록 돕는 것이 완화간호의 기본 목적이다.

그렇군요. 병에 걸린 것만으로도 낙담하고 있는데,
입원까지 하면 더욱 자유가 없어진 것처럼 느껴지겠어요.
조금이라도 예전과 같은 생활을 보낼 수 있도록
도와주는 게 간호사의 역할이네요?

완화간호는 간호사뿐만 아니라
다양한 직종이 연계함으로써
환자나 가족에게 전인적인 의료나
간호를 할 수 있어.
어떠한 간호가 환자의 **삶의 질을 높일**지
항상 생각할 필요가 있어.

삶의 질을 높인다고 하셨는데,
어떤 걸 말하는 거죠?

더 쉽게 표현하자면
'환자가 스스로 만족하고 이해할 수 있는 생활 자체',
'현재 생활의 만족도나 행복감' 등을 말해.

Comment

완화간호에서 삶의 질을 향상시키는 것은 매우 중요하다. WHO의 정의에 따르면, '삶의 질이란 개인이 생활하는 문화나 가치관 속에서 목표나 기대 혹은 기준 및 관심과 관련한 자기 자신의 인생에 대한 인식'으로 규정되어 있다. 그 사람의 상황이 변함에 따라 삶의 질도 변하기 때문에 '지금 그 사람에게 있어 삶의 질이란 무엇인가?'를 파악하는 것이 중요하다. 의료인이 바람직하다고 생각하여 일방적으로 정한 의료를 환자에게 제공하는 것이 아니라, 환자가 지금 요구하는 것이 무엇인지를 모색하면서 삶의 질 향상을 꾀해야 한다.

병에 걸려도 상황을 받아들이고 생활에 만족할 수 있을까요?

병에 걸리면 누구나 처음에는 수긍하지 못하지.
하지만 주변 사람들의 지원이 있으면
새롭게 보람이나 행복을 발견할 수 있어.

주변 사람들의 지원이라….
저도 할 수 있을까요?

삶의 질을 높이는 간호라는 건
그 사람의 **가치관**이나 **의사**를 존중하는 관계 속에서
그 사람이 인생의 **선택 폭**을 가능하면
넓힐 수 있도록 지원해 주는 거야.

그렇구나. 그렇다면 우선
홍인화 씨가 지금이나 앞일을 어떻게 생각하고 있는지,
왜 살고 싶은지 잘 경청하는 게 중요하겠네요.

그렇지, 절대로 자신의 가치관을 강요해서는 안 돼.
여기서 완화간호에 대해 조금 더 자세하게 강의를 들어 보자.

간호국시 예상문제

삶의 질을 평가하는 데 가장 중요한 것은?

① 가족의 의향
② 본인의 만족감
③ 생존기간 연장
④ 재원일수 단축
⑤ 가족의 보람

정답 : ②

Lecture

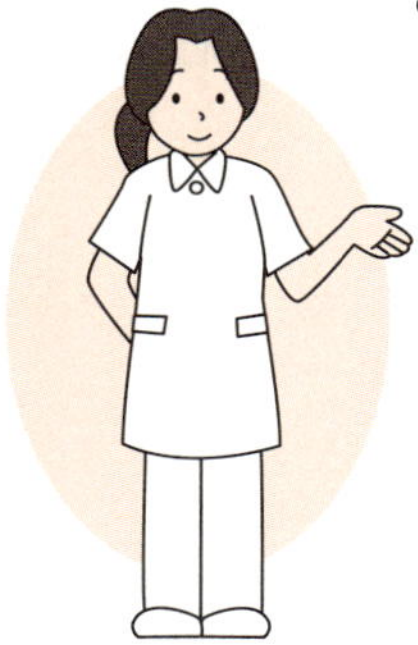

호스피스 전문간호사

암 치료와 완화간호

암으로 진단받은 때부터 완화간호는 시작된다. 암의 3대 치료인 수술요법, 화학요법, 방사선요법으로 암의 근절이나 축소를 지향하지만, 암이 진행됨에 따라 진행 억제 치료에서 대증요법으로 이행하여 완화간호가 차지하는 비율이 서서히 늘어 간다.

암 치료와 완화간호의 비율은 암의 종류나 환자의 인생관에 따라 다양하게 변화하며, 환자가 필요로 할 때 어떠한 간호라도 받을 수 있어야 한다.

▼ 병기에 따른 간호

암 진단 · 최초 치료
- 불안 경감을 포함한 정신적 지원
- 치료(수술, 항암제, 방사선 등)의 안전 확보
- 지지요법

치료 도중이라도 증상이 있으면 제거하여 치료를 받기 쉽게 한다.
- 치료에 동반하는 부작용이나 합병증 대책
- 적극적인 증상 관리
- 정신증상(불안, 우울, 섬망)에 대한 대처

죽음으로 가는 과정을 받아들이고 살아가는 것을 지원한다.
- 정신적 · 영적 간호
- 가족간호
- 적극적인 고통 완화
- 상황에 따라 진정

Mini Memo

완화간호를 고식적 의료(palliative care), 호스피스간호(hospice care)라고도 하며 그 밖에도 유사한 용어로 말기간호(terminal care), 생애말기간호(end of life care), 지지요법(support care) 등이 있다.

▼ 말기와 간호

완화간호 (palliative care, hospice care)	암으로 진단받았을 때부터 질병의 전체 기간을 통해 시행하는 전인적인 간호를 말한다.
말기간호 (terminal care)	죽기 전 수일 또는 수주일에 내에 제공되는 간호를 말한다.
생애말기간호 (end of life care)	환자와 가족을 다차원적인 관점에서 지원하는 보건(health care) 영역으로, 암이나 AIDS에 국한하지 않고 죽어가는 사람들의 간호를 조금 더 폭넓게 생각하려는 새로운 개념이다.
지지요법 (support care)	암 치료의 부작용 대책에도 역점을 두고 진단받은 시점부터 계속해서 시행되는 간호를 말한다.

▶ 말기암환자

사람에 따라 다르지만 말기암은 진단이 내려진 후 죽음에 이르는 기간이 11주 내외인 것으로 보고되고 있다. 이때쯤 되면 가족들도 모두 지쳐 있는 데다 환자도 치료에 대한 희망을 잃고 통증과 우울증, 수면장애, 변비 등에 시달린다. 더 이상의 치료 효과가 보이지 않을 경우 병원에서는 치료해도 큰 효과가 없음을 가족들에게 알리고 이후의 치료방향을 가족들이 결정하게 하는 경우가 많다. 이때 가족들이나 환자가 취하는 태도는 크게 두 가지로 나뉜다. 첫째는 이제 더 이상 경제적 부담능력이 없고 치료 희망도 없으므로 환자를 데리고 퇴원하는 경우이다. 둘째는 끝까지 병원에 남아서 대증치료만 하다 사망하는 예이다. 죽음을 피할 수 있는 사람은 아무도 없으며 삶의 질 못지않게 죽음의 질도 소중하다. 따라서 죽음 직전의 간호와 관리에 최선을 다하는 것이 중요하다.

말기의 의미
WHAT IS TERMINAL STAGE?

홍인화 씨 폐암 말기래요.
나을 순 없겠죠?

말기(terminal stage)라는 건 일반적으로
치료해도 치유될 가망이 없어서
전인적으로 보아 환자에게
치료 행위를 하기 어렵다고 판단되는 시기 ◀ RB-851
를 가리키는데,
확실한 정의는 없어.

Comment

말기간호(terminal care)의 역할은 환자에게 남은 시간 동안 삶의 질을 높이고 그 사람다운 삶을 마감할 수 있도록 돕는 것이다. 통증, 호흡곤란, 전신권태감 등의 증상 관리를 비롯한 신체적 간호나 불안, 공포, 초조함, 고독 등의 심리적 고통에 대한 정신적 간호를 하게 된다.

세상에…! 홍인화 씨 아직 54살이에요.
입원하고는 있지만
어디가 아픈지 모를 정도로
아무렇지도 않게 다닌다고요.

한마디로 말기라고는 해도
홍인화 씨처럼 걷거나 말할 수 있는 사람이 있는가 하면
거의 못 움직이는 사람도 있어서 증상은 사람에 따라 다양해.
그래서 말기 환자는 말기의 어느 즈음인가 하는
기준이 필요해지지.

기준이요?

환자의 예후를 아는 것은
남은 시간을 그 사람답게 보낼 수 있도록
치료에 대해 검토하거나
요양 장소를 정하는 데 있어서 매우 중요해.
같은 '말기'라고 해도
예후 예측이 수개월인지 수주일인지에 따라서는
간호 내용이 달라지잖아?

그렇구나….
그런데 그런 것도 알 수 있어요?

유감스럽지만 현재 의료에서는
예후를 알 수 있는 수단은 없어서
경험이나 추측으로 어느 정도 남았는지 알려주고 있지.
현실적으로 환자의 생명 예후를 판단하기란
매우 어려운 일이야.

그래요?

수개월은 괜찮을 거라고 생각했던 사람이
갑자기 상태가 나빠져서 사망하기도 하고,
반대로 수주일 남았다던 사람이
수개월을 더 사는 경우도 있어.

그렇구나….

그중에서도 일상생활동작의 장애나
신체증상의 출현빈도는
어느 정도 생존기간을 파악하는 데
효과적인 소견이 되고 있어.

Mini Memo

생존기간이 1개월 이상 남은 경우에는 다양한 증상 중에서도 '통증'이 가장 많이 나타나게 된다. 생존기간이 짧아짐에 따라 전신권태감이나 식욕부진, 변비, 불면, 구역질, 구토, 호흡곤란 등이 증가한다. 게다가 생존기간이 주 단위(p.474)가 되면 이동 장애가 증가해서 일상생활동작에 도움이 필요해진다.

홍인화 씨는 지금 어느 시기에 있을까요?
시기에 따라 간호 내용이 달라지겠죠?

그렇지.
이쯤에서 말기간호에 대해 강의를 들어 보자.

네~에! 부탁드려요.

Lecture

말기간호

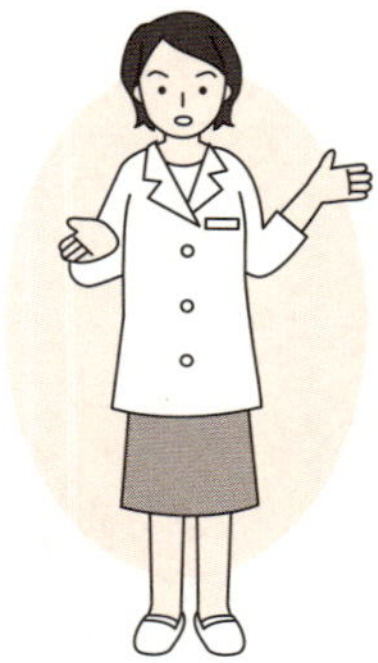

호스피스 전문간호사

예후는 '앞으로 ○개월'이라는 표현이 아니라 '증상 변화는 월(주 또는 일) 단위'라는 표현으로 바뀌었다. 1개월마다 병태에 변화가 나타나기 시작하면 생명 예후로서 많게는 수개월에서 1년 정도가 된다. '앞으로 ○개월'이라는 표현에 비하면 여유를 가질 수 있다고 생각한다.

그렇다면 각 시기의 간호에 대해 살펴보자.

〈증상 변화가 월 단위 : 생명 예후는 수개월~1년 정도〉

적극적인 치료를 계속하거나 증상 완화를 병용한 치료를 하는 시기이다. 향후 생활설계나 치료의 축소나 중지 등을 예측하는 지원이 필요하다. 게다가 짧은 월 단위로 병태가 바뀌기 시작하면 증상 완화를 꾀하면서 환자나 가족이 적극적인 치료를 계속하기는 어렵다고 하는 현실을 이해하고, 남은 시간을 어디서, 어떻게, 무엇을 소중히 여기며 보낼 것인가를 생각해서 결정하는 과정을 지원한다.

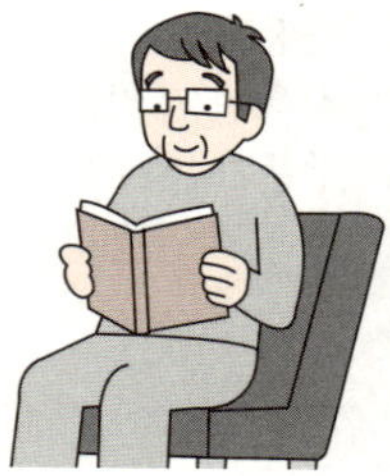

비교적 고통 증상이 적기 때문에 집에서 보낼 수 있는 경우가 많지만, 시간이 경과함에 따라 고통 증상이 증가하여 일상생활에 지원이 필요해지기도 한다. 방문간호나 노인장기요양보험 신청이 가능한지 확인한다.

〈증상 변화가 주 단위 : 생명 예후는 1개월 전후〉

이 시기에는 전신권태감이나 식욕부진 등의 전신증상이 나타나며, 그 밖에도 통증, 불면, 변비, 호흡곤란 등의 증상이 나타나 점차 심해진다. 그렇게 되면 지금까지 할 수 있었던 일상생활이 다른 사람의 도움을 빌리지 않고서는 할 수 없게 되어 자존심 저하와 초조함, 불안감 등의 정신적 고통도 발생한다.

또, 죽음이 가까워짐을 느끼게 되어 자신의 인생이나 존재 의미에 대해 생각하게 되거나 "왜 지금이지?", "왜 나지?"와 같이 답변이 없는 질문에 괴로워하게 된다. 따라서 그런 **환자의 고통을 진심으로 들어주고 함께 헤아려주는 자세를 보이는 것이 필요하다**.

동시에 가족간호도 필요하다. 가족은 환자와 사별할 때를 생각하며 슬퍼하거나 죽은 뒤를 생각하며 죄책감을 느끼거나 괴로워하는 경우가 있다. 이를 **예기애도**(anticipatory grief)라고 한다(p.307 참조).

〈증상 변화가 일 단위 : 생명 예후는 1주일 전후〉

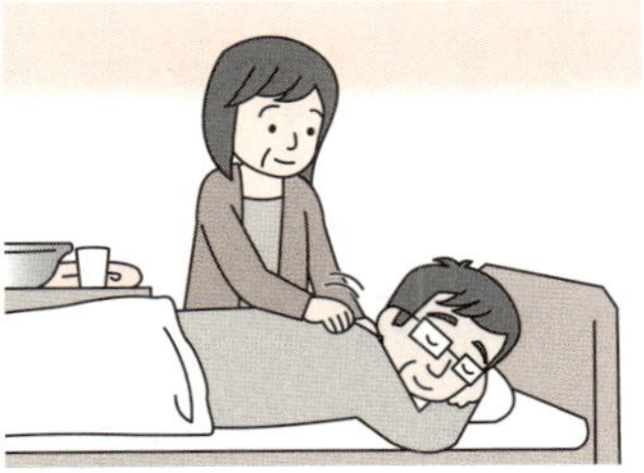

이 시기에는 몸을 뒤척이는 것도 어려워지고 잠자는 시간이 길어진다. 고통 완화를 꾀하면서 일상생활을 지원하거나 의식수준이 저하되었을 때를 대비해 안전한 환경을 만들거나 대부분의 시간을 누워 지내는 환자를 위한 환경 조성에 신경을 써야 한다.

또, 이 시기가 되면 **가족들은 심신 모두 피로가 절정에 달한다**. 매일 환자 옆에 붙어 지내는 가족들에게는 자신의 피로에 신경 쓸 여유가 없다. "많이 피곤하시죠?", "무슨 일이 있으면 바로 알려드릴 테니 좀 쉬세요."라고 하는 등 **말을 걸어주고 노고를 치하하며 환자와의 남은 시간을 소중히 보낼 수 있도록 환경을 정비한다**.

〈증상 변화가 시간 단위 : 생명 예후는 수시간〉

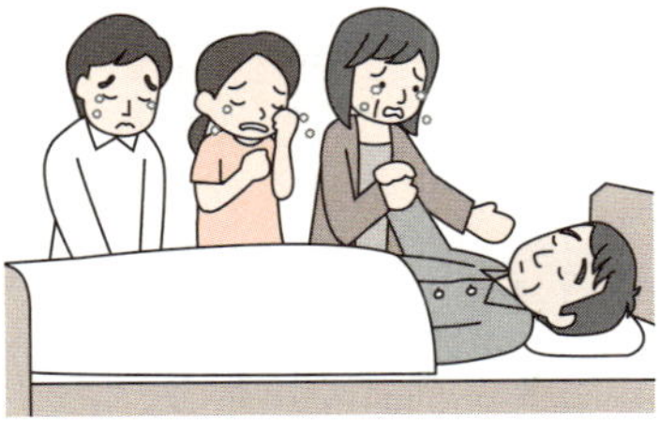

사망 직전 또는 임종기라고도 하며 환자는 의식수준이 저하되어 불러도 반응하지 않게 된다. 가족을 위로하거나 손을 잡아주고 가능하면 당황하지 않고 환자 옆에 있도록 한다(p.309 참조).

Comment

말기에는 질병의 자연스러운 경과가 아니라, 예기치 못한 갑작스러운 병태 변화로 환자가 사망하는 경우도 있다. 가족은 이성적으로는 각오하고 있더라도 갑작스러운 환자의 죽음을 눈앞에서 보면 혼란을 느끼고 자제력을 잃게 되는데, 그것은 당연한 반응이다. 그런 때에도 가족의 괴로운 심정을 헤아리고 옆에서 위로해 주는 것이 중요하다. 또, 사전에 유사시의 일들을 가족이 이해할 때까지 제대로 대화하는 것도 필요하다.

point! 말기 지원

환자에게 남은 시간 동안 삶의 질을 높이고,
그 사람다운 인생을 정리할 수 있도록 도와준다.

그렇구나….
우선 홍인화 씨에 대해 알아야겠네요.

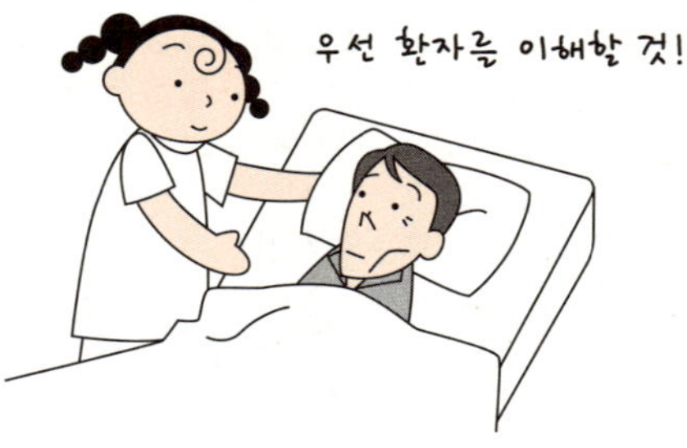

그렇지. 그와 동시에
가족에 대한 간호도 잊어서는 안 돼.
사랑하는 사람의 죽음을 맞이하는
가족에 대한 지원도 중요하니까.

가족에게도
매우 힘든 시기가 되겠어요.

맞아. 절대로 강요하지 않도록 주의하면서
여러 방면에서 도움을 줘야지.
공부할 게 많을 거야.
확실히 기억해 둬!

네~에!

▶ 재가 암환자 관리사업

암 환자의 삶의 질을 높이고 가족 구성원의 환자 보호 및 간호 등에 따른 부담경감을 위하여 지역사회에서 재가 암환자를 대상으로 통합적이고 지속적으로 제공하는 보건서비스이다. 그 대상은 재가 암관리 서비스를 희망하는 모든 재가 암환자로 치료 중인 암환자, 말기암환자, 암 생존자 등을 대상으로 한다. 다만, 동일 조건일 경우 취약계층 암환자와 말기암환자를 우선 지원한다. 거주지 시 · 군 · 구 보건소에 문의하면 환자상태별 재가 암관리 서비스를 제공받을 수 있다.

- 재가 암환자에 대한 통증관리, 완화의료, 간호 및 상담서비스 등을 위한 가정방문사업
- 재가 암환자와 그 가족을 위한 교육프로그램 개발 및 보급
- 암 생존자에 대한 자가 관리교육 및 2차 암검진 등 안내
- 영양관리, 운동지도 등의 건강증진
- 불안 및 우울 상담 및 정서적 지지

죽음을 맞이하는 사람의 심리과정
EMOTIONAL STAGES OF A DYING PERSON

홍인화 씨와 그 가족들이
병태에 대해 설명을 듣고 있었어요.
폐암이 재발하여 수술과 화학요법 모두 불가능하고
남은 시간이 적다는 설명이었어요.

홍인화 씨는 어떤 경과를 보였었지?

2년 전에 허파의 샘암종으로 수술을 받았어요.
3주일 전부터 식욕저하와 등에 통증이 있어서
입원하고는 CT와 뼈스캔 검사를 받았더니
폐암 재발이 발견되었대요.

Mini Memo

뼈스캔(bone scan, bone scintigraphy)이란 뼈대사의 변화를 영상으로 관찰하는 것으로, 테크네튬(technetium)이라는 방사성동위원소를 정맥에 주사하여 X선 촬영하는 검사법이다. 테크네튬은 뼈파괴(osteoclasia, 골파괴) 및 뼈형성(ossification, 골형성)이 일어나는 부위에 집적되기 때문에 뼈전이가 있는 부위는 검게 나타난다.

그것 참, 환자에게는 갑작스런 선고였겠네.
충격이었겠어.
설명을 다 들은 홍인화 씨의 상태는 어때?

가끔 다가가기 힘들 만큼
무서운 얼굴을 하고 있어요.
"그럴 리가 없어."라는 말만 되풀이하면서.
어떻게 대해야 할지도 모르겠더라고요….
뭔가 물어보지 않을까 생각하니
가까이 다가가기가 힘들었어요.

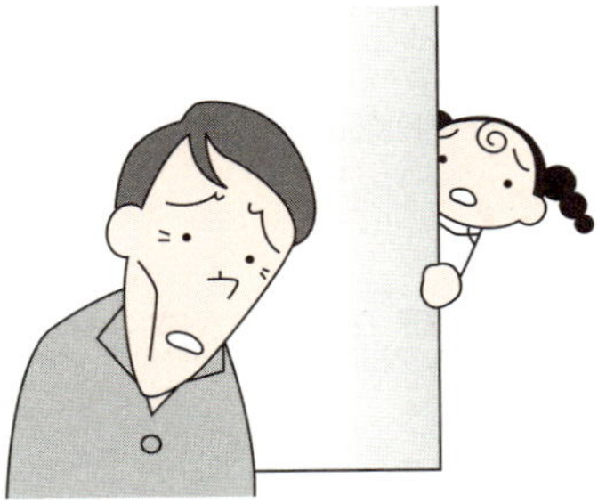

환자의 심리상태를 잘 이해하고 대하면
그럴 필요는 없을 거야.
퀴블러-로스(Kübler-Ross)의
'죽음에 이르는 5단계 과정' 모델
이라고 들어봤니?

그게 뭐죠?

정신과 의사인 퀴블러-로스는
사람이 죽음을 맞이하는 과정에서
5단계의 심리상태를 경험한다고 했어.

5단계요?

그래, 이런 거야.

▼ 퀴블러-로스의 심리과정

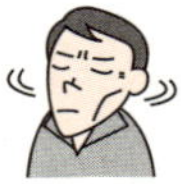

죽음을 피할 수 없는 상태에 있다고 알게 된 환자는 우선 그 사실을 **부정**하려고 한다.

⬇

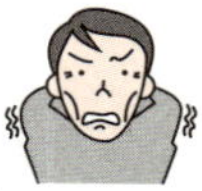

"왜 다른 사람이 아니라 나지?"라고 하며 **분노**를 느낀다.

⬇

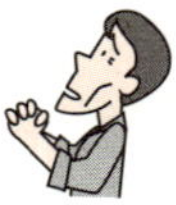

"힘든 치료를 견딜 테니 대신 병이 나았으면 좋겠다."라고 하며 **협상**하려는 심리가 생긴다.

⬇

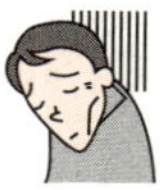

병이 진행됨에 따라 **우울**을 경험한다.

⬇

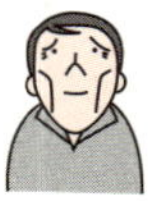

마지막에 죽음을 **수용**한다.

이들 단계의 어느 시기이든
환자는 계속해서 **희망**을 가지고 있어.

Mini Memo

어떤 환자들은 이 단계를 순서가 다르게 겪기도 하고, 어떤 환자들은 몇 단계 또는 모든 단계를 오가며 겪기도 한다.

point! 퀴블러-로스의 심리과정

① 부정
② 분노
③ 협상
④ 우울
⑤ 수용

Comment

퀴블러-로스(Kübler-Ross, 1926~2004)는 스위스에서 태어난 정신과 의사로, 1969년에 발표한 '죽음의 순간(On Death and Dying)'은 25개국 이상에서 번역되었다. 이 저서에서 수많은 사람의 인터뷰를 통해 죽음에 직면한 사람들의 마음의 변화를 탐색하고자 하였다. 그 밖에도 일생에 걸쳐 인간의 삶과 죽음에 대한 고찰을 계속하였다.

처음에는 좀처럼 현실을 받아들이지 못하는
'부정' 상태군요.
지금 홍인화 씨가 딱 이 상태예요.
많이 힘들겠어요. ◀ RB-851

또, 대표적인 모델에 암 전문의인
바흐만(Bachman)이 주장한 '**3단계 모델**'이 있어.
질병으로 죽을 가능성에 직면한 '**초기단계**',
회복을 기대할 수 없는 질병을 앓고 있는 상태인 '**중기단계**',
그리고 죽음을 수용하는 '**최종단계**'의 3단계로 나뉘지.

거기에 적용하면 홍인화 씨는 초기단계네요?

그렇지.
다만 5단계 모델이든 3단계 모델이든 한 방향으로만 진행하는 것이 아니라, 왔다갔다 반복하기도 해.
수용 단계에 도달하더라도 전단계로 되돌아가는 경우도 있지.

▼ **죽음을 맞이하는 사람의 심리과정**

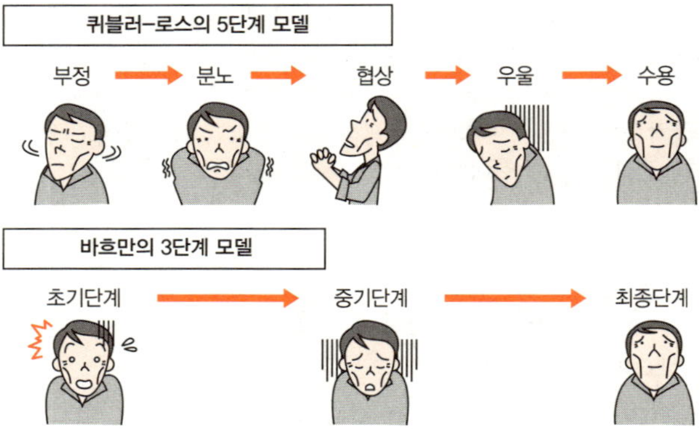

환자는 매우 불안한 심리상태니까요.

또 다른 개념인데 '위기모델'이라고 들어봤니?

위기모델이요?

인간은 다양한 위기상태에 빠졌을 때
어떠한 경과를 거치는지를 모델화한 거야.
가장 유명한 게 스티븐 핑커(Steven Pinker)의 위기모델이지.

▼ 스티븐 핑커의 위기모델

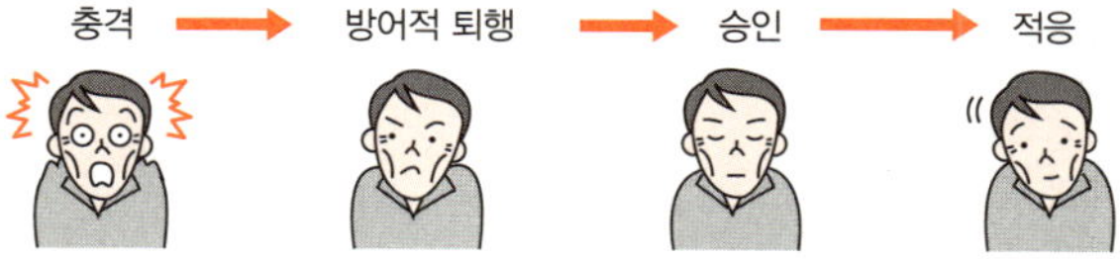

이것도 단계로 나뉘어 있네요.

그래. 이건 급성기는 물론,
많은 임상현장에서 활용되고 있어.
척수손상 환자를 대상으로 한 연구를 바탕으로 한 모델이지.

그렇구나.
만일 제가 위기적인 상황에 처한다면
어떤 기분이 들지 전혀 상상이 안가요.

환자의 심리상태는 **사람마다 모두 다르고**
몸 상태에 따라서도 크게 좌우되기 때문에 복잡해.
다양한 심리상태가 있다는 점을 이해하고
환자를 대하는 게 중요하지.

네. 잘 알겠어요.

Comment

말기 환자들 중에는 그 엄청난 불안과 공포 때문에 제멋대로 굴거나 공격적인 성향을 보이는 경우도 있다. 환자들이 어쩔 줄 몰라 하는 감정을 이해하는 것은 중요하지만, 때로는 간호사 자신도 피폐해질 수 있다. 정신과 지식을 가진 간호사를 활용하거나 사례발표(case conference)를 여는 등 주위의 지원체제도 중요하다.

통합통증
TOTAL PAIN

홍인화 씨, 등 통증이 심해져서
아편유사제(opioid, p.227 참조)를 쓰고 있는데,
좀처럼 통증이 사라지지 않아요.

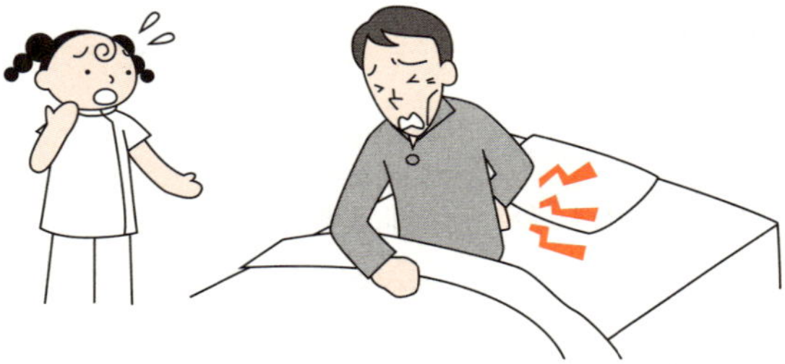

등 통증이 사라지지 않는다!

등 통증의 원인은?

뼈전이(bone metastasis, 골전이)에 따른
통증(p.213 참조)이래요.

뼈전이에 따른 통증은 잘 가라앉지 않는데,
다른 이유 때문에 통증이 심해졌을지도 몰라.
요즘 환자의 상태는 어때?

음…, 울적해 하는 일이 많아졌어요.
표정이 어둡고 뭔가 걱정이 있는 것 같아요.

홍인화 씨는 54세에 예후가 짧다는 선고를 받았으니
회사일이나 가정에서 아버지나 남편으로서의 역할도 있고
경제적으로도 많이 힘들겠지.

그러네요….

환자의 통증은 **신체적인 것뿐만 아니라**
정신적, 사회적, 영적인 고통이
복잡하게 서로 얽혀서 나타나곤 해(p.210 참조).
신체적 고통, **정신적 고통**, **사회적 고통**,
영적 고통의 4가지를 합쳐서
통합통증(total pain)이라고 하지.

통합통증이요?

이건 암에 한정하지 않고
단순히 몸이 아픈 것만은 아니라서
진통제로는 해결할 수 없는 통증이야.
다음 표를 살펴볼까?

point! 통합통증

신체적 고통, 정신적 고통,
사회적 고통, 영적 고통이
서로 연관되어 있는 통증

▼ 통합통증

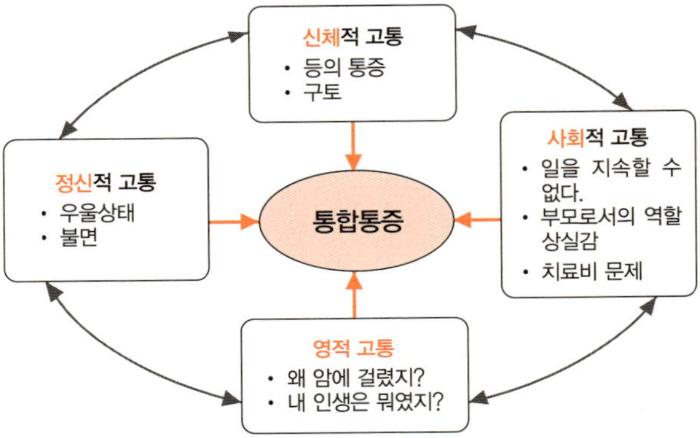

각각 서로 연관되어 있네요.

그래서 어떤 하나의 문제만
해결하려고 해도 잘 되지 않지.
전체로서 홍인화 씨의 고통을 이해하려는
노력이 중요한 거야.

Mini Memo

예를 들어 통증이나 호흡곤란이 오래 지속되고 잘 조절이 안 되면 '죽음이 가까운 건 아닌가?'라는 불안감에 휩싸이게 된다. 이것을 의료인이나 가족에게 물었는데 얼버무리면 '뭔가 숨기고 있는 게 아닌가?'라는 경계심이 생길 수도 있다. 그러면 환자는 자신의 성에 갇혀서 자연히 말수도 줄어들고, 가족도 어떻게 대해야 할지 모르게 되어 결국은 관계가 서먹해지는 경우도 있다. 또, 입원이 길어지면 환자는 '가족에게 폐를 끼칠 뿐이다.'라며 살아가는 의미를 상실해 버리는 경우도 있다. 이처럼 환자는 서로 깊게 얽혀 있는 다양한 고통을 안고 있다.

그렇군요. 기분 상태가 통증을
심하게 하기도, 약하게 하기도 하는군요.
그런데 영적(spiritual)인 부분은…
왠지 잘 모르겠어요.
사전에는 분명 '영', '혼'이라고 쓰여 있는데….

그렇지? 이해하기 쉽지 않은 말이지.
영적 고통(spiritual pain)은 현재 조금씩
연구가 진행되고 있는 단계로,
아직 공통된 개념으로서 자리 잡은 건 아니야.
어떤 의미에서는 철학적인 부분이라고 할 수 있는데,
실제로 환자들이
'왜 나만 이런가?',
'앞으로 어떻게 살아야 하지?',
'더 이상 살아갈 의미가 없어.'라는 것처럼
살아 있는 목적을 묻는
말로 표현하는 경우가 많아.

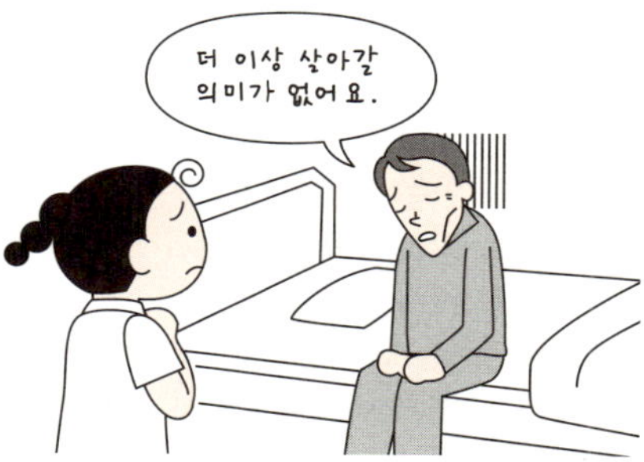

Comment

'영적(spiritual)'이라는 말은 '혼', '마음' 등과 같이 번역된다. 이에 대한 정의는 여러 가지가 있는데, WHO는 '인간으로서 살아 있는 것에 관련된 경험적 한 측면이며, 신체적이고 감각적인 현상을 초월하여 얻은 체험을 나타낸다.'라며 '종교적 개념은 아니다.'라고 정의하고 있다. 이러한 영적인 고통은 '왜, 내가'라는 자기 존재에 대한 물음에서 생기는 고통이라고 할 수 있다.

살아가는 목적이라….

환자 자신도 이게 영적 고통이라고 인식하지 못하는 경우도 있지만 무리해서 인식시킬 필요는 없어.

그렇군요. 하지만 그런 고통에 대해 우리가 할 수 있는 일이 있을까요?

간호국시 예상문제

노유암 씨(50세, 여성)는 오른쪽 유방암으로 진단받고 수술을 위해 입원하였다. 노유암 씨는 3년 전에 남편을 콩팥암으로 잃었으나 임대업을 이어 받아 경제적인 문제는 없다. 취미는 테니스이다.

항암화학요법이 끝나고 1년 6개월이 지났다. 노유암 씨는 갈비뼈와 뇌에 전이가 의심되어 정밀검사를 목적으로 다시 입원하였다. 노유암 씨는 "이제 테니스를 칠 수 없죠? 무슨 재미로 살아야 하나요? 빨리 남편 곁으로 가고 싶네요."라고 하며 눈물을 흘렸다.

노유암 씨가 현재 느끼고 있는 고통에 해당하는 것은?

① 임대업을 지속하는 데서 오는 고통
② 살아가는 목적을 묻는 영적 고통
③ 수술이나 화학요법을 받는 데서 오는 신체적 고통
④ 사회적인 역할을 할 수 없는 데서 오는 사회적 고통
⑤ 남편의 부재에서 오는 정신적 고통

정답 : ②

우리가 평소 환자 옆을
'잘 지켜주는' 것,
그것만으로도 의미 있는 간호인 거야.
환자의 말에 천천히 귀 기울여주고
있는 그대로의 모습을 인정해주며,
환자와 지금까지의 인생을 함께 돌아보는 것은
환자가 자신의 존재가치나
인생의 의미를 발견하는 계기도 되거든.

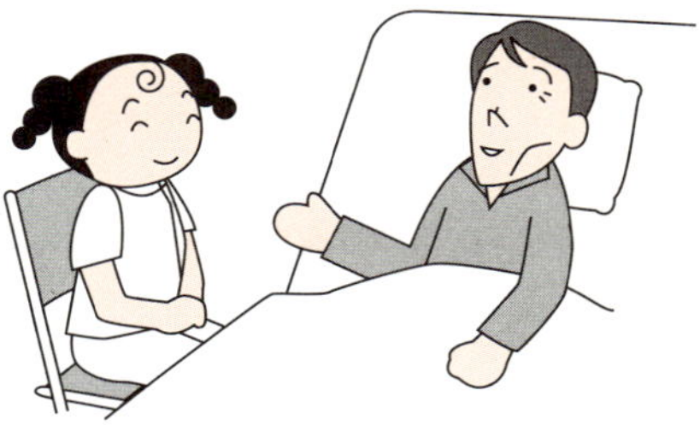

환자의 이야기를 천천히 들어주는 게
정말 중요하군요.

그럼. 그 속에서 환자가
진심으로 전하고 싶은 말은 무엇인지,
공감하는 태도가 필요하지.

공감하는 태도라는 게 무슨 말이죠?

정성을 다해서 상대방의 이야기를 들으면
상대방의 감정이 마치 자신의 일처럼
전해져 오는 것을 느낄 수 있어.
넌 아직 경험하지 못했을 수도 있겠다.
공감이란 상대방이 느끼는 걸
똑같이 느끼고 상대방을 내면으로 이해하려는 거야.
말기 간호에는 **공감**이나 **수용**, **긍정적 배려**가
굉장히 중요하거든.

그렇군요. 수용이란 건요?

수용은 **상대방을 존중하고**
상대방의 있는 그대로를 인정하고 받아들이는 거지.
자신의 가치관으로 상대방을 평가하거나 해서는 안 돼.

있는 그대로를 받아들인다….

죽음은 결코 간단하게 받아들일 수 있는 사안이 아니잖아?
공포나 불안을 가지는 건 당연해. 그렇기 때문에
의료인은 환자에게 죽음을 받아들이게 하는 게 아니라,
환자가 느끼는 공포나 불안을 수용하고
공감하는 자세가 필요해.
그럴 때는 한 사람의 인간으로서
긍정적인 태도로 대하는 게 중요하지.

아…, 그렇군요.

완화간호가 제공되는 장소
PALLIATIVE CARE

홍인화 씨의 가족이
앞으로 홍인화 씨가 어떻게 지낼지
의사 선생님과 상담하고 있었어요.
의사 선생님은 **호스피스 완화의료병동**(p.295 참조)이나
입원치료뿐만 아니라,
가정요양도 선택할 수 있다고 하더라고요.
완화간호는 일반 병원에서는 받을 수 없어요?

받을 수 있어.
병원에서 완화간호를 제공하기 위해
만든 것이 바로 **완화의료팀**이야.

그렇구나. 그건 어떤 팀이죠?

구성원으로는
신체증상을 완화시키는 의사,
정신증상을 완화시키는 의사,
완화간호 부문에 대한 전문자격을 갖춘 간호사,
약사가 필요하고 그 밖에도
영양관리사, 의료사회복지사(MSW),
재활치료사, 작업치료사 등이 참여하기도 하지.

▼ 완화의료팀

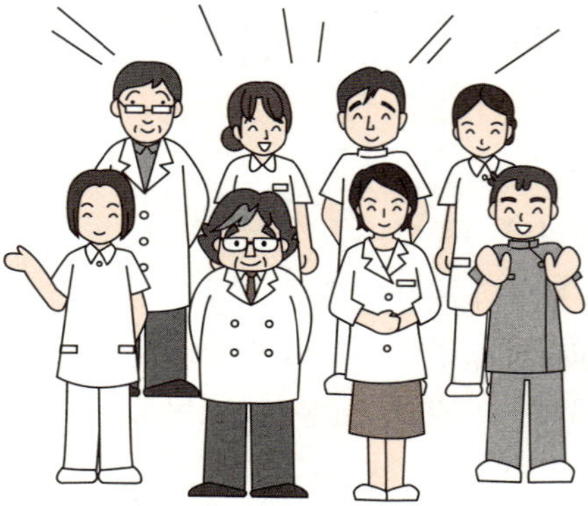

하나의 팀이 되어 완화의료를 시행하고 있다.

우와, 많네요.
어떤 활동을 하나요?

환자의 다양한 고통을 완화시키기 위해
의료계획에 대해 서로 토론하고 계획을 세우지.
또, 실제로 의료행위를 하거나
가족을 지원하는 것 말고도
병동 의료인에게 조언이나 지원을 하기도 하고,
병원과 호스피스 완화의료병동이나
가정과의 연계를 조정하기도 하지.

우와~.
팀을 이루어 종합적으로 지원해 나가네요.

Hot News

보건복지부에서는 말기암환자들에게 완화간호서비스를 제공하는 의료기관을 대상으로 2008년 9월부터 '말기암환자 전문의료기관'으로 지정하여 지원하고 있다. 말기암환자 전문의료기관(암환자 완화간호기관)으로 지정받으려면 완화간호를 하는 별도 병동 또는 건물을 설치 및 운영해야 하고, 1실 5인 이하 입원실(병상당 면적 6.3m^2)과 가족실, 상담실, 임종실 등을 구비해야 하며, 연평균 1일 입원 환자 20명당 의사 1명, 연평균 1일 입원 환자 2명당 간호사 1명, 상근 사회복지사 등을 확보해야 한다. 말기암환자가 더 좋은 환경에서 질 높은 완화간호서비스를 제공받을 수 있도록 말기암환자 전문의료기관으로 지정된 기관을 중심으로 운영비 등 예산을 지원하고 있다.

그런데 호스피스 완화의료병동이란 어떤 곳이죠?

호스피스 완화의료병동은 주로 말기암환자나
후천면역결핍증후군(AIDS) 환자의
삶의 질을 최대한 높이는 것을 목적으로 한 전문병동이야.
통증이나 그 밖의 불쾌한 증상을 최대한 경감시키고,
가능한 한 쾌적한 생활을 보낼 수 있도록 하는 거지.
물론 가족의 고통에 대해서도 간호해 주고.

point! 호스피스 완화의료병동

환자와 가족의 삶의 질을 최대한 높이는 것을 목적으로 한 전문병동이다.

흠~. 그렇구나.
일반병동과 어디가 다르죠?

실내나 설비가 **밝고 조용**하고
가정적인 분위기가 되도록 배려되어 있어.
간호사도 일반병동보다 많이 배치되어 있고
병동에는 가족공간, 환자 전용 부엌, 상담실 등이 있어.
면회시간 등 스케줄이 일반병동보다
자유로운 것도 특징이고.

구체적으로 어떤 간호를 하죠?

환자의 **다양한 고통 증상을**
완화시키는 것을 최우선으로 하지.
통증이 완화되면 환자는 일상생활을
다시 시작할 수 있잖아?

그렇군요.

앉아서 식사를 하거나
화장실이나 산책을 가는 등 환자가
가능한 한 일상생활을 할 수 있도록 간호하는 거야.

네~.

그리고 환자를 돕는 가족이
안고 있는 고뇌도 많은 의료인이
공유하면서 **가족들이 심신 모두**
편안하게 지낼 수 있도록 지원하는 거지.

어떤 의료인이 있어요?

간호사와 의사 외에
성직자 등의 종교 관련자나
음악치료사, 자원봉사자 등
다양한 직종의 사람들이 있어.
환자나 가족이 사회와의 연대감을
느낄 수도 있어.

▼ 호스피스 완화의료병동

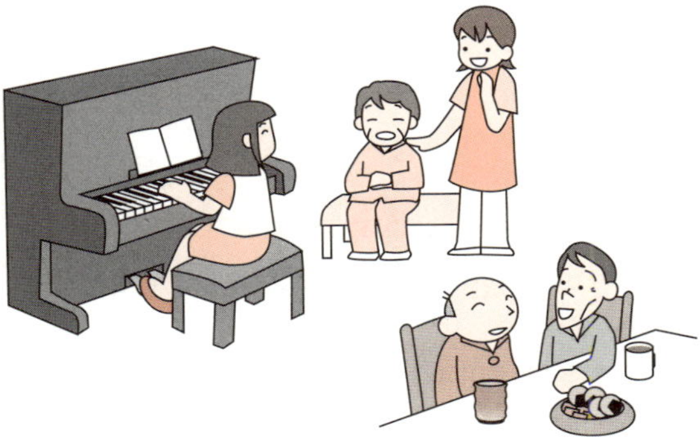

여러 직종의 의료인이 지원해 준다.

point! 완화간호가 제공되는 장소

① 호스피스 완화의료병동 : 입원 및 외래가 있다.
② 일반 급성기 병원 : 완화의료팀에 의한 의료
입원 및 외래가 있다.
③ 가정 : 방문의료와 방문간호

▶ 호스피스 완화의료의 주요 팀 구성원의 자격기준

- 적절한 임상경험을 가지며, 임상수련을 포함한 호스피스 완화의료 교육을 이수한 의사
- 적절한 임상경험을 가지며, 임상수련을 포함한 호스피스 완화의료 교육을 이수한 간호사
- 환자와 가족의 심리사회적 욕구를 충족시킬 수 있는 적절한 임상경험을 가지며, 임상수련을 포함한 호스피스 완화의료 교육을 이수한 사회복지사
- 영적 상담에 적절한 임상경험을 가지며, 임상수련을 포함한 호스피스 완화의료 교육을 이수한 성직자 또는 수도자
- 인격적으로 성숙한 자로서, 호스피스 완화의료 조정자 또는 사회복지사로부터 지도를 받는 호스피스 · 완화의료 교육을 이수한 자원봉사자

간호국시 예상문제

암 환자의 완화간호에 대한 설명으로 올바른 것을 2개 고르시오.

① 입원 치료가 원칙이다.
② 남은 수명 연장이 목표이다.
③ 암 진단과 함께 시작한다.
④ 암 치유를 목적으로 한 치료를 우선한다.
⑤ 환자와 가족의 삶의 질 향상이 목표이다.

정답 : ③, ⑤

말기의 다양한 의사결정
LIVING WILL AND ADVANCE DIRECTIVE

홍인화 씨, 호스피스 완화의료병동과 가정요양 중에서
어떤 걸 선택할지 상당히 고민했는데,
가족들의 바람에 따라
집에서 지내는 쪽을 선택했어요.

그래…. 앞으로 집에서 가족들과 보내게 되겠구나.

홍인화 씨는 "무슨 일이 있어도
구급차로 병원에 실려 오는 건 싫어요.
하지만 의식이 없어지면 어쩔 수 없겠죠?"
라고 말하던데요.

생존유서(living will)나
사전의사결정서(advance directive)라는 말을 들어본 적이 있니?

그게 뭐예요?

말기 환자는 병이 진행됨에 따라
의식장애를 동반하기 때문에 미리 의사를 밝혀둘 수 있어.
구체적인 내용은 호스피스 전문간호사의 강의를 들어 보자.

네~에!

Lecture

생존유서 및 사전의사결정서

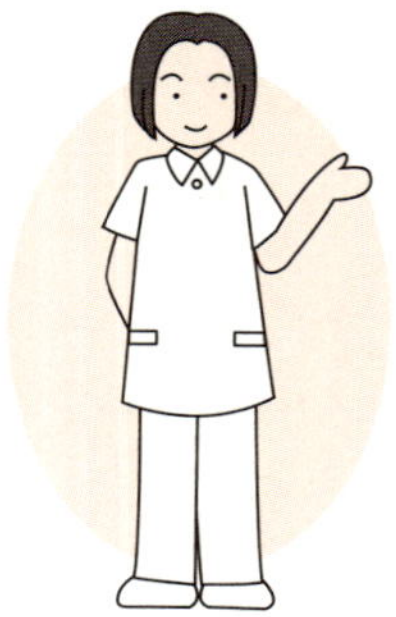

호스피스 전문간호사

우리는 자기 자신의 일에 대해 스스로 판단하여 자유롭게 결정할 권리, 즉 자기결정권을 가지고 있다. 그러나 어떤 원인 때문에 충분한 의사능력이 손상되었을 때 환자 자신의 의사결정은 불가능해진다. 그 때문에 건강할 때 미리 서면으로 의사를 밝혀두는 방법을 **사전의사결정서**(advance directive)라고 한다. **생존유서**(living will)는 그중 하나로, '불치 또는 말기 상태가 된 경우 죽음을 맞이하는 방법의 의향'을 나타낸 것이다.

1976년 캘리포니아 주의 '자연사법'에는 '캘리포니아 주는 말기 상태인 18세 이상의 사람이 지적, 정신적 판단능력이 있는 동안에 의사에게 생명유지장치를 중지하거나 제거하도록 하는 지시를 서면으로 작성해 둘 권리를 인정한다.'라는 내용이 규정되어 있는데, 이것이 시초가 되었다.

우리나라에는 현재 생존유서나 사전의사결정서에 대해 따로 정해진 법률은 없다. 그러나 해마다 이와 관련한 다양한 심포지엄, 제안 공청회 등을 통해 환자의 자기결정권과 행복추구권을 존중하면서 진정한 생명권을 보장할 수 있는 차원의 존엄사를 공론화하고 구체화하기 위한 제도적 마련의 요구와 필요성이 제기되고 있다.

※ 전문간호사(advanced practice nurse, APN)는 보건복지부 장관이 인증하는 13개 분야의 전문간호사를 말하며, 간호사 면허를 소지하고 이 분야의 간호실무 3년 이상의 경력자로서 대학원(전문간호사 과정) 또는 그 수준에 준한 전문간호사 교육과정을 이수한 후 전문간호사 자격시험에 합격하면 자격을 취득할 수 있다. 13개 분야에는 가정, 노인, 마취, 산업, 감염관리, 보건, 호스피스, 중환자, 종양, 정신, 임상, 응급, 아동이 있다.

Mini Memo

우리나라의 많은 병원에서는 말기 환자들에게 DNR(Do Not Resusitation, 심폐소생술금지) 동의서에 대해 설명하여 이를 원하는 환자에게만 시행하고 있다. 그러나 환자의 의식이 소실되고 환자 가족들이 심폐소생술을 요구한다면 '의료진은 단 1분이라도 환자의 생명을 연장하기 위해 최선을 다해야 한다.'라고 규정되어 있는 현행 법률 및 사법판례에 따라 법적인 처벌을 받지 않기 위해 환자의 뜻을 거스르고 소생술을 시행해야 한다.

우와~, 의사결정을 할 수 있는 때에 ◀ RB-852
문서로 정리해 두게 하는군요.
저도 한 번 곰곰이 생각해 봐야겠어요.
언제 무슨 일이 일어날지 아무도 모르니까요.

그렇지. 사전의사결정서나 생존유서라는 것을
확실히 이해해서 환자를 위해서나 자신을 위해서도
진지하게 생각해 보는 게 좋아.

간호국시 예상문제

90세 남성으로 혼자 생활하고 있다. 폐암 말기로 병터에 대한 설명은 충분히 하였다. 식욕부진과 호흡곤란으로 1주일 전에 입원하여 산소 2L/분과 염산모르핀을 투여하였으나 식사를 하지 못해 경면 상태가 계속되었다. 오늘 아침 맥박 100/분, 혈압 80/46mmHg, 동맥혈산소포화도(SpO_2) 85%가 되었다. 환자는 이번 입원 직후에 "말기에는 어떤 치료도 받고 싶지 않아요."라고 하며 생존유서를 의사에게 제출하였다. 먼 곳에서 달려온 동생이 1초라도 더 살게 하고 싶다고 한다.

향후의 의료방법을 결정하는 데 가장 우선시되어야 할 것은?

① 동생의 의견 ② 병원 방침 ③ 의사의 판단
④ 본인의 생존유서 ⑤ 공정한 입장에 있는 제3자의 판단

정답 : ④

Hot News

안락사에는 의료인이 적극적으로 개입하는 적극적인 안락사(환자의 생명을 중단시키기 위해 약물을 주입하여 사망케 하는 경우 등)와 소극적으로 개입하는 소극적인 안락사(인공호흡기를 떼는 것 등)가 있다. 우리나라에서는 2008년 11월 28일 국내 처음으로 소극적 안락사를 인정하는 법원의 첫 판결이 나왔다. 특히, 이 판결에서는 환자의 치료중단 표현이 서면 등을 통해 명시적으로 표시되지 않은 경우라는 점도 주목을 받았다. 대한의사협회 등 의료계는 환영하는 입장이었고, 이 판결로 법적 및 제도적 후속조치와 의료법 등 관련법의 개정 논의, 사회 각계의 논의가 활발해질 것으로 전망된다.

가족간호란?
FAMILY CARE

홍인화 씨, 이제 곧 퇴원하시나 봐요.
그런데 부인은 걱정스러운 얼굴을 하고 있었어요.
뭔가 근심거리가 있는 걸까요?

홍인화 씨는 누구랑 함께 살고 있지?

그러니까… 아들은 이미 독립해서
부인과 둘이 살고 있다고 들었어요.

그렇다면 집으로 돌아가면 부인이
중심이 되어 남편을 간호하게 되겠구나.
도와줄 사람은 있대?

거기까지는 못 물어봤어요.

먼저 그 사람을 둘러싼
가족 환경을 파악하는 게 중요해.
부인 혼자서는 대응할 수 없는 일이 생겼을 때
누군가 도와줄 사람이 있는지,
그 사람이 어느 정도 거리에서 살고 있는지,
미리 파악해 둘 필요가 있어.

그렇구나….
부인은 아마 엄청 불안할거에요.

가족은 앞으로의 생활에 대해
다양한 불안감을 안고 있을 거야.

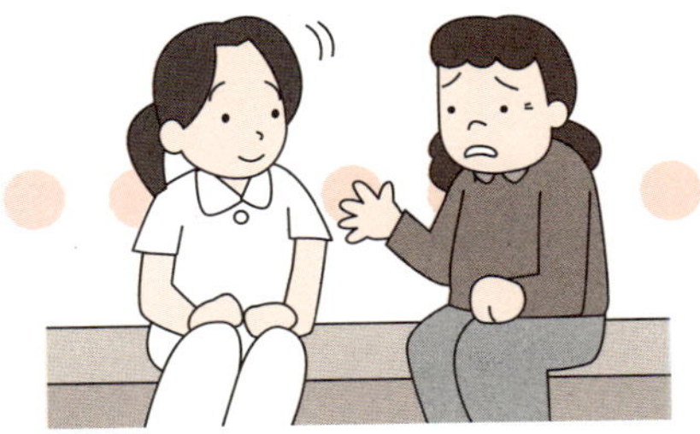

입원 중에도 가족과 양호한 관계를 구축해서
간호사와 상담하는 데 거리낌이 없도록
가족의 감정을 수용하는 자세로
말을 걸어주는 게 중요하지.

네~. 거기까지는 생각 못했어요.
환자뿐만 아니라 가족에 대해서도
간호를 제공해야 하는군요.

그렇지.
집에 돌아가서 오히려 부인이 간호에 지쳐
쓰러진다면 홍인화 씨도 슬프겠지?
요양서비스 등을 잘 활용하면서
가족의 부담을 조금이라도 덜어주도록
정보를 제공하는 것도
의료인의 중요한 역할이야.

맞아요. 역시 정든 집에서
가족과 보낼 수 있는 게 최고죠.

병원 내에서는 의사, 간호사, 다른 의료인 등으로
완화의료팀이 구성되어 있다고
아까 설명했지?(p.291 참조)

네~에.

가정요양에서는 병원 내 직원뿐만 아니라
요양보호사를 비롯한 도우미, 방문간호사,
가정재활치료사(PT, OT), 약사 등
다양한 직종의 완화의료팀이 증상 완화는 물론,
가족과 함께 유익한 시간을 보내는 데 중점을 두고
관리를 진행하게 되지.

우와~! 든든한데요?

다만, 방문하는 시간에는 아무래도 제한이 있으니까
가족이 중심이 되어 간호하게 되는 경우가 많지.
그래서 가족을 '제2의 환자'로 생각하고
신경을 써야 해.

▼ 가정요양에서의 완화의료팀

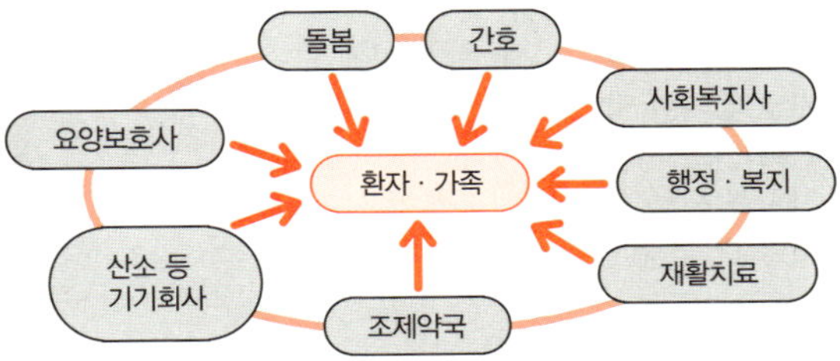

다양한 직종에 걸친 의료인으로 구성되어 있다.

이제 알겠어요.

마지막으로 가족간호에 대해 강의를 들어 보자.

Lecture

가족간호

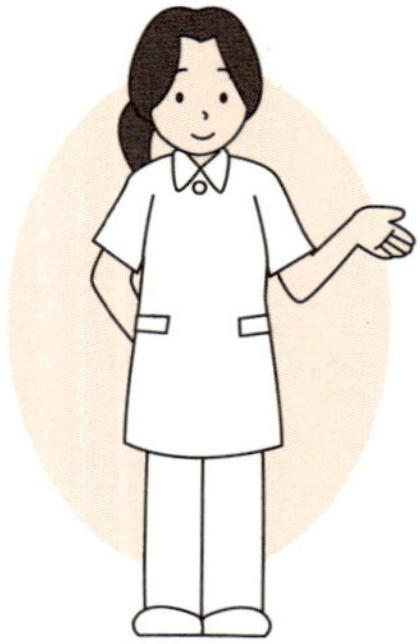

호스피스 전문간호사

각각의 가족 구성원은 개인으로서 발달과제는 물론, 가족 전체로서 가족의 발달과제도 안고 있으며, 항상 성장 및 발달하고 있다. 현재 이 가족에는 어떤 발달과제가 있으며, 어떤 문제를 안고 있는지를 평가하고 이해하는 것이 의료 방향성을 찾는 데 매우 중요하다.

현대는 가족의 형태도 다양화하여 이에 대해 이해하면서 가족간호를 진행할 필요가 있다. 가족 구성원이 많은 경우에는 그 역할 분담 등의 조정이 비교적 가능하지만, 적은 경우에는 간병 역할이 집중되는 가족 구성원의 심리적인 부담도 고려하여 때로는 떨어져 사는 가족의 협력을 얻을 필요도 있다.

▼ 가족간호의 핵심

① 환자의 통합통증 완화
② 예기애도(p.309 참조)에 대한 지원
③ 간호를 위한 의사결정 지원
④ 가족 간의 유대 강화
⑤ 가족의 신체적 · 정신적 스트레스 경감
⑥ 사별 후 슬픔에 대한 지원

▶ 예기애도(anticipatory grief)

예기애도란 장래에 찾아올 상실을 예상해서 사전에 슬퍼하는 것을 말한다. 이에 따라 현실의 상실체험에 대해 미리 마음의 준비를 할 수 있다.

예기애도란?
ANTICIPATORY GRIEF

홍인화 씨,
드디어 내일 퇴원해요.

상태는 어떠셔?

이전보다 좀 말랐어도
웃는 일이 많아지셨어요.
몸 상태도 좋아 보이고
"상태가 좋을 때 고향에 한번 가보고 싶다."라고
말씀하셨어요.

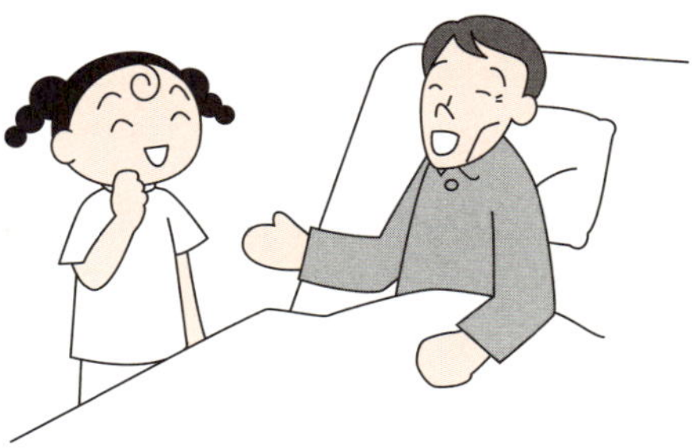

웃음을 되찾았다.

그거 잘됐구나.
가능할지 현재로서는 잘 모르겠지만
실현되면 좋겠네.

일단은 하반신이 약해져 있으니까
집으로 돌아오면
조금씩 보행운동을 시작하도록
권하는 게 좋을까요?

그러네.
자신이 점차 움직일 수 없게 되는 걸
느끼는 것은 매우 힘든 일이니까
조금이라도 신체기능을 회복할 수 있거나
현 상태를 유지할 수 있으면 좋겠지.

그렇군요.
그럼 빨리 가서….

잠깐 기다려!
홍인화 씨는 말기암환자라는 걸 잊지 마.
너무 힘든 재활훈련은 피해야 해.
본인의 속도로 무리하지 않고 천천히 하는 거야.
퇴원 전에 재활치료사와 면담해서
앞으로의 계획을
논의하는 것도 좋을 거야.

네. 빨리 연락해 볼게요.

Comment

예를 들어 관절가동영역훈련으로 잠을 잘 때 뒤척이거나 이동이 편해졌다고 기뻐하는 환자도 있다. 또, 무리 없는 재활치료를 함으로써 기분전환이 가능해지고 생활에 활력이 생기는 효과도 있다. 말기의 재활훈련은 급성기나 만성기의 재활훈련과 달리 많은 시간을 들여서 시행한다. 할 수 없는 동작에 대해 재활훈련을 하는 것이 아니라, 할 수 있는 동작을 이끌어내는 재활훈련이어야 하는 점을 명심하자.

그리고 부인이
홍인화 씨 앞에서는 웃고 있었지만,
간호사 선생님 앞에서는 우시더라고요.

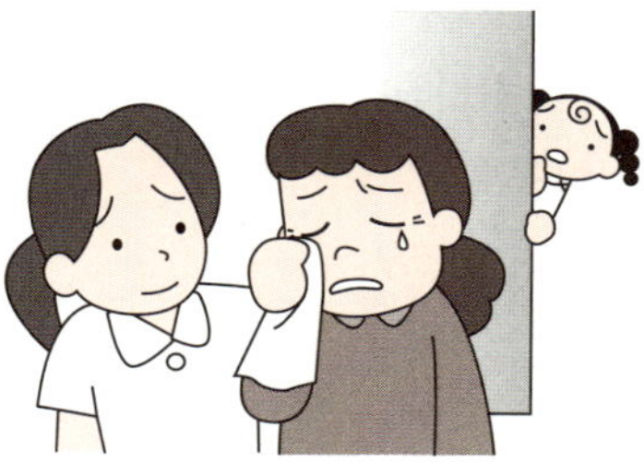

그걸 **예기애도**(anticipatory grief)라고 해. ◀ RB-852

예기애도요?

예기애도란 사랑하는 사람의 죽음을 예상하여
미리 한탄하고 슬퍼하는 걸 말해.
괴롭지만 **충분히 슬퍼하는 건 중요**하단다.

왜 죽기 전부터
그런 슬픈 일을 상상해야 하죠?
더 괴로워질 것 같은데….

가족은 예기애도 과정을 거치면
사별의 충격을 견디는 힘이 강해져서
슬픔을 조금이라도 완화하여
마음의 준비를 할 수 있거든.
그러니까 갑자기 찾아오는 죽음보다
그 충격이나 비탄이 조금은 가벼워지기도 하고
충격에서 빨리 회복된다고도 해.

그럼, 부인이 슬퍼하는 것도
필요한 과정이군요.
그런데 어떡하면 좋죠?

부인에 대해
간호사는 어떻게 대했지?

이야기를 듣고 지금까지 있었던
일을 위로하던데요?

예비된 슬픔에 빠진 가족들에게는
이야기를 잠자코 들어주고
곧 다가올 환자와의 이별 앞에서
충분히 슬픔을 표현할 수 있도록 돕는 게 필요하지.
홍인화 씨와 함께 추억을 이야기하는 것도 좋아.
죽은 후에는 물론이지만
말기 단계부터 이렇게 가족의 마음을
간호해 가는 것이 중요해.

point! 예기애도

① 사랑하는 사람의 죽음을 예상하여 미리 슬퍼하는 것이다.
② 사별의 충격을 견디기 위한 마음의 준비가 필요하다.
③ 이야기를 경청하고 슬픔을 표현할 수 있도록 지원한다.

간호국시 예상문제

말기 요양자 가족의 예기애도에 대한 지원으로 적절한 것은?

① 혼란스러울 때는 적극적으로 격려한다.
② 예상되는 신체적 변화는 설명하지 않는다.
③ 감정을 표출하는 것이 좋다고 설명한다.
④ 마지막 이별에는 대면하지 않도록 한다.
⑤ 가족의 마음이 상하지 않도록 최대한 감정을 숨기도록 한다.

정답 : ③

그리고 부인이
"아무것도 해줄 게 없어요.
뭐라고 말을 해줘야 할지 모르겠어요."라고 하며
울고 있으니까 간호사 선생님이
"**옆에 있어주는 것만으로도 충분해요**."라고 하셨어요.

가족은 무력감에 사로잡혀서
괴로워하는 경우도 많으니까
'옆에 있는 것만으로 충분하다'고
전해주는 것도 중요해.

간호국시 예상문제

58세 남성. 회사 임원. 부인과 자녀와 살고 있으며 출근 중 지하철 안에서 의식을 잃고 쓰러져 경련발작을 일으켜 이송되었다. 검사 결과 뇌종양이 의심되어 입원하였다.

6개월 후 남아 있던 종양이 커지면서 의식수준이 떨어지고 꾸벅꾸벅 조는 일이 많아졌다. 의사는 부인에게 이제 남은 수명은 2~3주라는 설명을 들었다. 아내는 매일 병문안 오고 있다. 간호사에게 "말을 걸어도 대답이 없고 아무것도 해줄 수 없어 괴로워요."라며 눈물을 흘렸다. 간호사의 대응으로 가장 적절한 것은?

① "병문안은 매일 안 오셔도 됩니다."
② "옆에 있어 주는 것만으로도 충분해요."
③ "돌보는 건 간호사에게 맡겨 주세요."
④ "지금 상태에서는 말을 걸지 않는 게 좋아요."
⑤ "대답할 때까지 계속해서 말을 걸어 주세요."

정답 : ②

Comment

시실리 선더스(Cicely Saunders)의 말에 'Not doing, but being'(무엇인가를 하는 것이 아니라, 환자 옆에 있는 것)이 있다. 이것은 '병태가 진행되어 아무것도 해줄 수 없게 되었을 때에도 환자 옆에서 함께 지내는 간호가 아직 남아 있다.'라고 하는 것을 의미한다.

게다가 간병에 지쳐 있을 수도 있으니까
가족의 **노력을 치하해 주는** 것도 중요해.

알겠어요.
가족의 생각에 귀를 기울여서
만족할 수 있는 간호를 하도록 힘쓸게요.

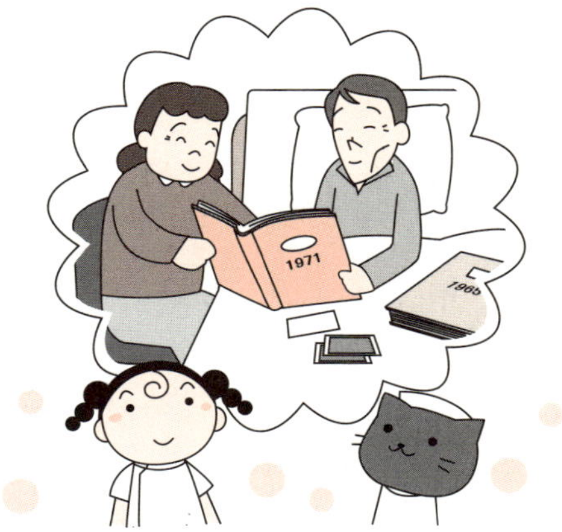

Plus…

애도와 임종간호

애도

애도(grief)란 소중한 대상(사람, 사물, 관계성)을 잃었을 때 체험하는 심신의 반응을 말한다. 특히, 사별은 대상과의 절대적인 이별이기 때문에 자신의 불운을 한탄하고 소외감이나 초조감, 자책감을 맛보게 된다. 복잡한 애도로 진행하지 않도록 가족의 언동이나 행동에 관심을 기울여 거기에 있는 감정을 이해하도록 노력하는 것이 중요하다.

애도작업(grief work)이란 상실로 인해 생기는 슬픔이나 분노, 죄책감과 자책, 불안, 고독감, 피로감, 무력감 등의 애도 상황으로부터 상실한 사실을 인정하고 다양한 감정을 해방하여 심리적으로 회복해가는 내적 과정을 말한다.

애도작업은 사별을 경험한 인간의 정상적인 반응이지만, 개인차가 심하고 사람에 따라서는 종교심 등으로 극복하는 사람도 있으므로 일방적인 강요는 하지 않도록 주의한다.

애도작업이 정상적으로 이루어지지 않으면 만성적으로 슬픔이 지속되거나 몇 년 후에 위기적 상황에 빠지는 등 병적 애도로 진행되는 경우가 있다. 그러한 병적 애도를 예방하고 애도작업이 정상적으로 진행되도록 지원하는 것을 슬픔치유(grief care)라고 한다.

임종간호

임종간호를 나타내는 영어에 'terminal care', 'bereavement care' 등이 있다.

소중한 사람과의 사별은 남겨진 사람에게 참을 수 없는 고통이 되며 심리적으로 큰 스트레스를 준다. 따라서 유족이 병적 애도에 빠지지 않도록 지원하는 것도 중요한 간호라고 할 수 있다.

간호하는 사람의 말이나 태도가 유족에게 상처를 주지 않도록 세심한 주의를 기울이고 배려심을 가지고 보살필 필요가 있다. 또, 유족은 아무리 열심히 간병해도 "이게 최선일까? 다른 방법은 없었을까?"라고 후회하며 괴로워한다. 안일하게 격려하거나 조언하기보다는 상대방 마음의 목소리에 가만히 귀를 기울여주는 것이 중요하다.

호스피스 완화의료병동에서는 편지를 보내거나 애도모임을 갖는 등 다양한 시도가 이루어지는 곳이 많지만, 일반병동에서는 좀처럼 어려운 것이 현실이다. 그러나 유족의 심정을 헤아려서 유족의 건강을 생각해 주는 것도 중요한 간호 중 하나이다.

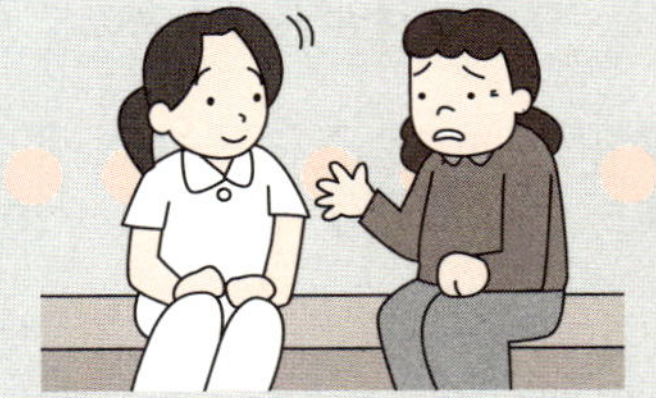

▶ 슬픔치유(grief care)의 목적

슬픔치유는 환자의 죽음을 현실에서 체험한 가족이 그 슬픔을 이겨내고 새로운 생활을 보낼 수 있도록 지원하기 위해 이루어진다. 슬픔치유 시에는 가족의 이야기를 잘 들어주고 수용 및 공감하는 태도로 임하는 것이 중요하며, 환자가 요양 중일 때부터 시작하여 사별한 이후까지 배려할 필요가 있다.

Chapter Review

완화간호

☐ 완화간호는 생명을 위협하는 질환에 따른 문제에 직면한 환자나 가족에 대한 진단과 함께 시작된다(p.260).

☐ 완화간호에서는 환자의 의사나 가치관을 존중하고 삶의 질을 높이는 간호를 한다(p.267).

☐ 삶의 질이란 '현재 생활의 만족도나 행복감'을 가리킨다(p.267).

☐ 말기란 일반적으로 치료를 해도 치유될 가망이 없어 전인적으로 보아 환자에게 치료 행위를 하기 어렵다고 판단되는 시기를 가리킨다(p.271).

☐ 퀴블러-로스는 죽어가는 사람의 심리과정이 부정, 분노, 협상, 우울, 수용이라는 5단계를 거친다고 보았다(p.279, 280).

☐ 바흐만의 3단계 모델은 질병으로 죽을 가능성에 직면한 초기단계, 회복을 기대할 수 없는 상태인 중기단계, 죽음을 수용하는 최종단계로 나누고 있다(p.281).

☐ 스티븐 핑커의 위기모델은 위기상태에 빠졌을 때의 경과를 충격, 방어적 퇴행, 승인, 적응의 4단계로 나누고 있다(p.282, 283).

☐ 통합통증이란 신체적 고통, 정신적 고통, 사회적 고통, 영적 고통이 상호 관련되어 있는 통증을 말한다(p.285).

☐ 완화간호는 완화의료팀에 의해 이루어지며 호스피스 완화의료병동이나 가정에서도 받을 수 있다(p.291).

☐ 호스피스 완화의료병동은 말기암환자나 후천면역결핍증후군(AIDS) 환자 등의 완화간호가 이루어지는 장소이다(p.293).

☐ 건강할 때 미리 서면으로 의사를 밝혀두는 것을 사전의사결정서라고 한다(p.298).

☐ 생존유서는 '불치 또는 말기 상태가 된 경우의 죽음을 맞이하는 방법에 대한 의향'으로, 미리 서면으로 의사를 밝혀두는 것이다(p.298).

☐ 예기애도란 사랑하는 사람의 죽음을 예상하고 죽은 후의 일을 상상해서 한탄하거나 슬퍼하는 것을 말하며, 사별의 충격에 대비하기 위한 중요한 과정이다(p.307, 308).

☐ 애도란 소중한 대상을 잃었을 때 체험하는 심신의 반응을 가리킨다(p.312).

☐ 애도작업이란 상실로 인해 생기는 슬픔이나 분노, 죄책감, 자책, 불안, 고독감, 피로감, 무력감 등의 애도 상황으로부터 상실한 사실을 인정하고 다양한 감정을 해방하여 심리적으로 회복해가는 내적 과정을 가리킨다(p.312).

☐ 애도작업이 정상적으로 이루어지지 않으면 만성적으로 슬픔이 지속되거나 몇 년 후에 위기적 상황에 빠지는 등 병적 애도로 진행되는 경우가 있는데, 이러한 병적 애도를 예방하고 애도작업이 정상적으로 진행되도록 지원하는 것을 슬픔치유라고 한다(p.312).

☐ 임종간호를 하는 사람의 말이나 태도가 유족에게 상처를 주지 않도록 세심한 주의를 기울이고 배려심을 가지고 보살필 필요가 있다(p.313).

제 8 장 가정간호 지원

RB-1104

입안관리, 식사지원, 배설간호 등 방문간호 시 필요한 기본적인 간호기술에 대해 학습하고, 또 옴의 병태 특징을 파악하여 감염 예방이나 간호 요점을 기억하도록 하자.

핵심어 뇌경색증, 위루, 입안관리, 흡인폐렴, 설태, 의치, 자동채뇨기, 주간보호서비스, 옴, 각화옴, 이버멕틴

위루와 입안관리
PEG & ORAL CARE

선생님,
방금 방문간호 실습에 다녀왔는데….
음, 잘 모르는 게 있었어요.

어떤 이용자였는데?

노요양 씨라는 90세 남성이에요.
3주일 전에 **두 번째 뇌경색증**을 발병해서 ◀ RB–531
입원했다가 5일 전에 퇴원했거든요.

Profile

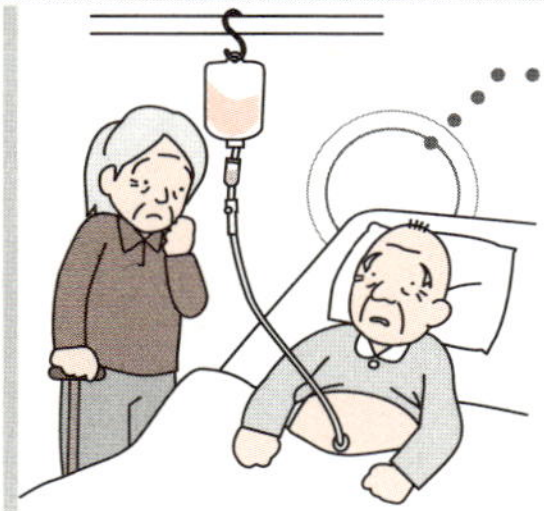

노요양 씨 90세

- 86세에 뇌경색증을 발병하였다.
- 가벼운 왼쪽 반신마비가 남아 있었지만, 일상생활은 가능한 상태였다.
- 3주일 전에 두 번째 뇌경색증을 발병하여 입원하였다.
- 삼킴장애로 위루(vol.7 p.236 참조)를 설치하고 5일 전에 퇴원한 후부터 가정요양 중이다.
- 자력보행은 할 수 없고 거의 누워 지내는 상태이다.
- 입원 전에는 장기요양인정을 신청하여 그 결과를 기다리고 있다.
- 87세 부인과 함께 생활하고 있다.
- 부인은 변형성 무릎관절증(vol.5 p.222 참조) 때문에 무릎에 통증이 있어 지팡이보행을 하고 있다.

노요양 씨 **위루**(gastric fistula)**로 경관영양**을 하는데 ◀ RB-758
오늘 방문간호에서는 **입안관리**를 ◀ RB-1007
중점적으로 하고 왔어요.
입으로 먹지 않으니까 입안관리는 필요 없을 것 같은데….

뭐? 입안관리가 필요 없다고?

네.

…**입으로 먹지 않기 때문에 입안관리가 더 필요**하거든!
그러고 보니 너 입안관리에 대해 배웠던 내용
완전히 잊은 모양이구나.

아….

앞으로의 실습을 위해서라도
이번에 제대로 복습해 둬.

네엣!

입안관리가 필요한 이유
FOR ORAL FOOD INTAKE

위루 등 경관영양인 경우는
음식을 **씹지 않으니까 침 분비가 감소**하잖아?

네~!

그러면 입안 청결을 유지하기 어려워지고
입안이 **건조해져 상처를 잘 입으니까**
입안점막은 염증을 잘 일으키게 되지.
그러면 **세균이 번식하기 쉬워**서
흡인폐렴(aspiration pneumonia, vol.4 p.388 참조) ◀ RB-471
을 잘 일으켜.
그래서 입안관리를 통해 폐렴을 예방하는 거야.

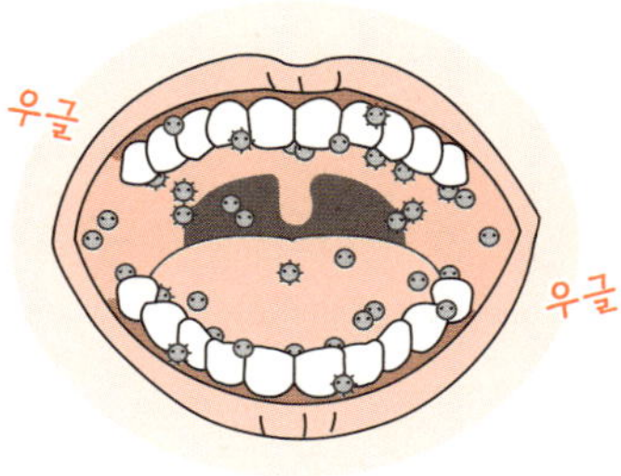

point! 경관영양과 입안관리

① 침 분비가 감소함으로써 입안 청결을 유지하기 어려워져 입안점막이 건조해지고 상처를 입기 쉬워진다.
② 입안점막은 염증이 잘 생기고 그곳에 세균이 번식하기 쉬워진다.
③ 세균에 의해 흡인폐렴을 일으키기 쉽다.

맞아요….
그래서 경구섭취 때보다도 오히려
더 입안관리가 중요했어요(vol.7 p.248 참조).
잊고 있었어요….

Mini Memo

입안을 자극하면 뇌의 활성화와 일상생활동작(ADL)의 향상으로도 이어진다.

게다가 아무리 틀니를 하고 있더라도
입안점막에 세균이 머무르니까
틀니를 뺀 다음 입안관리를 해주는 게 중요해.

그렇군요!

그런데 오늘 왜 노요양 씨의 입안관리를 중점적으로 하게 되었지?

노요양 씨는 이번 뇌경색증으로 삼킴장애가 나타나서 퇴원 후 영양관리를 안전하게 할 수 있도록 위루(gastric fistula)를 시술했거든요.
그런데 퇴원한 후 계속 회를 **먹고 싶다**고 말했대요.

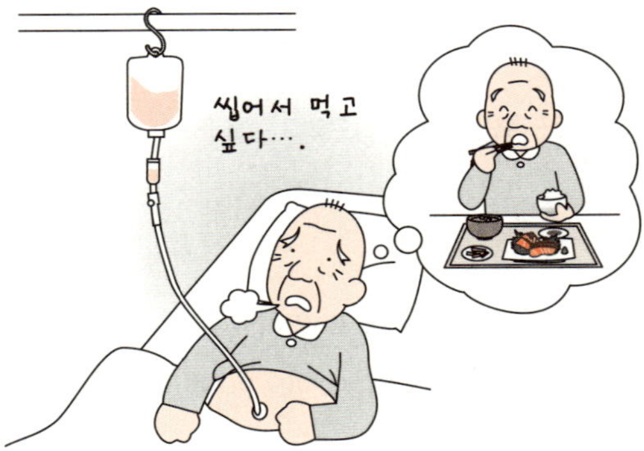

간호국시 예상문제

입안관리에 대한 설명으로 적절한 것은?

① 잇몸출혈이 있어도 시행한다.
② 입안을 헹굴 수 없는 환자에게는 금기이다.
③ 틀니를 사용하는 경우에는 틀니만 씻으면 된다.
④ 경구섭취를 하지 않는 환자에게는 불필요하다.
⑤ 삼킴장애가 있을 경우에는 시행하지 않는다.

정답 : ①

부인도 그렇게 해 주고 싶어서
한번 시도해 봤다가 사레들려서
'방문간호사가 오면 상담해 보자.'라고 생각하고 있었대요.

그렇군.

방문간호사가 우선 노요양 씨 부인이 위루로
영양제를 올바르게 주입할 수 있는지 확인한 후에
청진기로 호흡상태를 평가했어요. ◀ RB-455

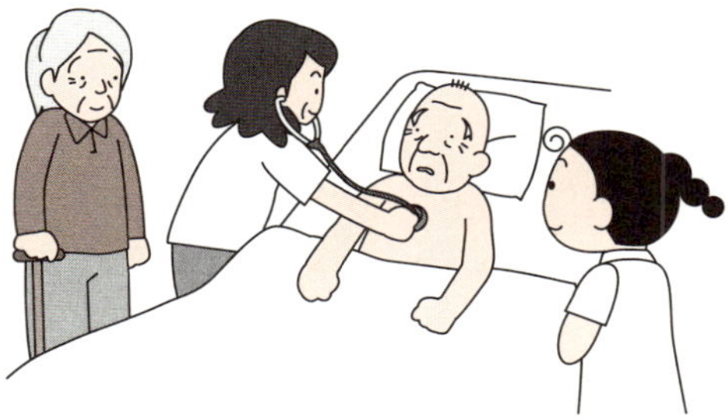

호흡음은 양호해서
이번에는 입안 상태를 확인했죠.
그랬더니 **허가 완전히 하얘져 있는** 거예요!

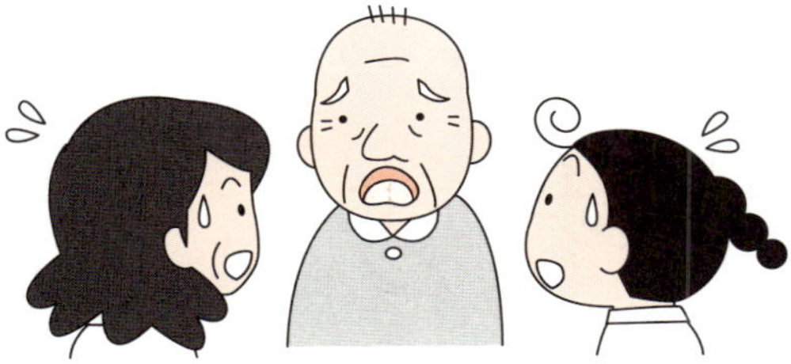

설태(tongue coating)구나. ◀ RB-1007

Mini Memo

설태란 혀에 생기는 이끼상 물질로 혀의 상피에 음식물 찌꺼기나 세균 등이 부착해서 생기는 것이다. 몸 상태에 따라 색이나 상태가 변하기 때문에 건강상태를 보는 지표가 되기도 한다. 수분이 적으면 입안 청결을 유지하기 어려워 설태가 잘 생긴다. 세균의 번식은 입냄새의 원인이 되기도 한다.

네. 게다가 틀니(의치)를 빼니까 ◀ RB-667
입안염(구내염)이 크게 발생해 있더라고요.
그래서 우선 혀용 브러시로 설태를 제거한 다음에
부인이 입안관리(vol.7 p.248 참조)를 할 수 있도록
지도했어요.

어떻게 지도하든?

그게 그러니까….
상체를 30도 정도 올려서
우선 틀니를 뺐어요.
노요양 씨는 입안을 헹구지 못하니까
전용 면봉과 거즈로
입안을 닦더라고요.

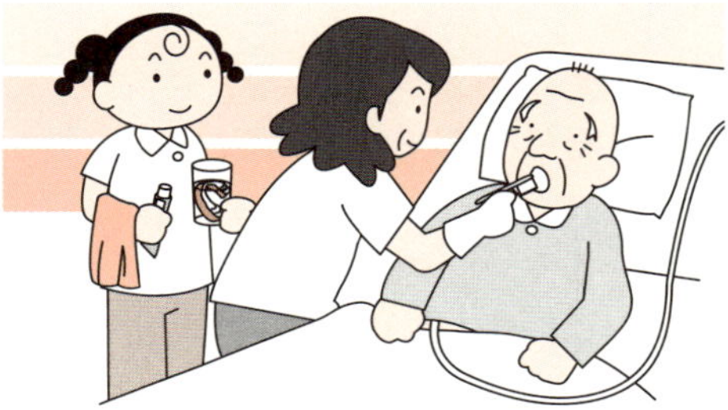

상체를 30도 올려서 틀니를 뺀 다음 혀용 브러시로 관리한다.

Mini Memo

삼킴장애가 있는 이용자의 경우 입을 헹굴 수 있는지를 사전에 확인할 필요가 있다. 잘 할 수 없는 경우는 폐흡인의 가능성이 있어서 위험하다. 입을 헹구지 못하는 경우에는 입안청소용 면봉이나 거즈 등을 사용해서 입안을 닦거나 가글액을 섞은 미지근한 물을 주사기에 준비해서 주입하면서 흡인기로 흡인한다(vol.7 p.252 참조). 또 반신마비 이용자는 병터(병변) 쪽을 밑으로 하면 폐흡인을 일으키기 쉬우므로 건강한 쪽을 아래로 한다.

▶ 입안염(stomatitis, 구내염)

입안에 발생하는 통증을 동반하는 염증성 질환을 통틀어 입안염이라고 한다. 그러나 입안점막에 발생하는 질환들은 다양하면서도 병터(병변)의 모양이 서로 비슷하여 감별진단에 어려움이 있기 때문에 세심한 병력청취와 관찰이 필요하다. 입안염은 증상별 · 발생 부위별 · 원인별 · 이학적 검사 소견에 따른 여러 가지 분류법들이 있으나, 각 질환에 대한 일률적인 처치는 곤란하다. 따라서 대부분 이들의 여러 분류법들을 혼합하여 분류하는 경우가 많고, 일반적으로 입안염은 궤양입안염, 물집입안염, 미란성 입안염으로 나뉜다.

그런 다음 틀니는 다른 칫솔로
흐르는 물에 닦아서 어떤 액체에 담갔어요.

세정제구나. **칫솔**, **세정제 모두**
틀니 전용을 사용해야 하지.

왜 전용이어야 하죠?
자기 치아와 함께 닦으면 편할 텐데.

일반 칫솔과 치약을 사용하면
틀니에 상처를 입히기 때문에
그곳에 이물질이 고여서 잡균이 번식하게 되거든.

그렇구나! 무서워라~.

Comment

틀니의 관리 부족이 폐렴이나 입냄새의 원인이 되기도 한다. 하루에 한 번은 씻는 것이 바람직하다.

▶ 삼킴장애

삼킴장애는 입에서 위창자로 음식물, 침 등이 통과하는 데 장애를 받는 느낌을 말하는 것이다. 이런 삼킴장애는 여러 가지 원인에 의해서 생길 수 있으나 이들 중 대부분은 일시적이며 위험하지 않다. 다만 드물게 종양이나 진행성의 신경학적인 질환들과 같은 심각한 질환이 원인인 경우가 있으므로 삼킴장애의 증상이 짧은 기간 내에 호전되지 않고 지속된다면 반드시 이비인후과를 방문하여 진찰과 필요한 검사를 해야 한다.

입안관리 후에는 어떻게 하든?

삼키기훈련을 했어요.
우선 **얼음마사지**(vol.7 p.217 참조)를 하고….
그러고 보니 '**삼키기체조**'라는 것도 했는데,
그건 어떤 효과가 있는 거죠?

▼ 삼키기체조

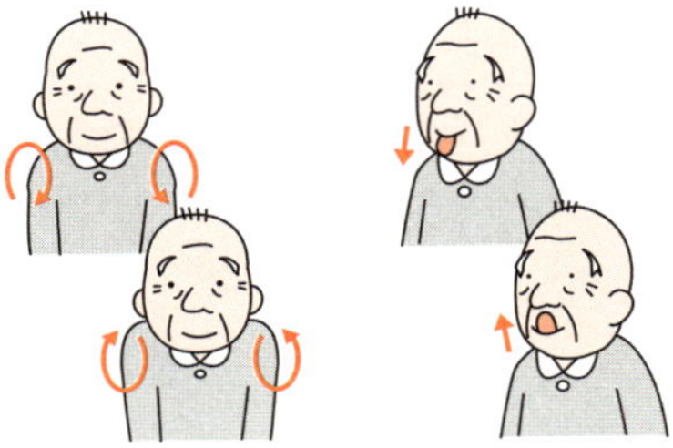

어깨나 목을 돌리거나 혀를 위아래로 움직인다.

식전 준비체조와 같은 거야.
입술이나 혀뿐만 아니라 목이나 어깨를 움직여 두면
사레들지 않고 삼키기 쉬워져.
자주 사레드는 환자는 **식전에 매번 시행**하면 좋아.

Mini Memo

'타타타', '카카카', '라라라' 등 발성연습을 하는 것도 효과적이다(vol.7 p.216 참조).

네에~. 삼키기체조를 하고 나서 푸딩을 먹었더니 잘 삼킬 수 있었어요. 그래서 앞으로는 조금씩이라도 입으로 식사를 해 보기로 했어요.

그거 잘됐구나.

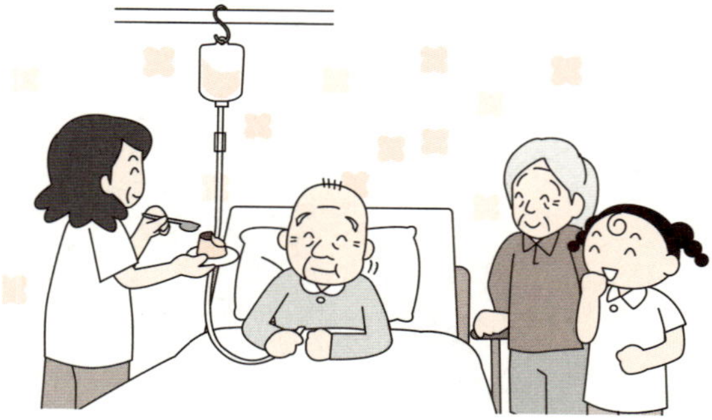

Mini Memo

삼킴장애가 있는 사람이라도 삼키기 쉬운 두부, 푸딩, 요구르트, 젤리 등 반고형 음식이나 카레나 스튜를 밥에 얹은 음식 등을 먹을 수 있다. 액체라도 점도조절제를 이용하면 쉽게 삼킬 수 있다.

간호국시 예상문제

의식수준이 떨어진 반신마비 환자의 입안관리를 가정에서 시행하는 가족에게 해 줄 설명으로 옳은 것은?

① "설태에 닿지 않도록 하세요."
② "입안관리를 하면 폐렴을 예방할 수 있습니다."
③ "입안관리는 틀니를 낀 채로 하면 됩니다."
④ "마비 쪽을 아래로 해서 옆누운자세에서 관리하세요."
⑤ "삼킴장애가 있으면 우선 입안부터 헹구도록 하세요."

정답 : ②

요의 표현과 배설용구
HAVING A DESIRE TO URINATE

그리고 노요양 씨의 부인이 또 다른
상담도 하셨어요.

무슨 내용이었지?

노요양 씨가 퇴원 때는 기저귀를 찬 상태였어요.
그래서 지금도 매일 기저귀를 차고 있는데, 부인이
"**화장실 가고 싶다고 말하는** 데도
기저귀를 차고 있으니 딱해 보여요.
어떻게 해줄 수 없나요?"라고 하셨어요.

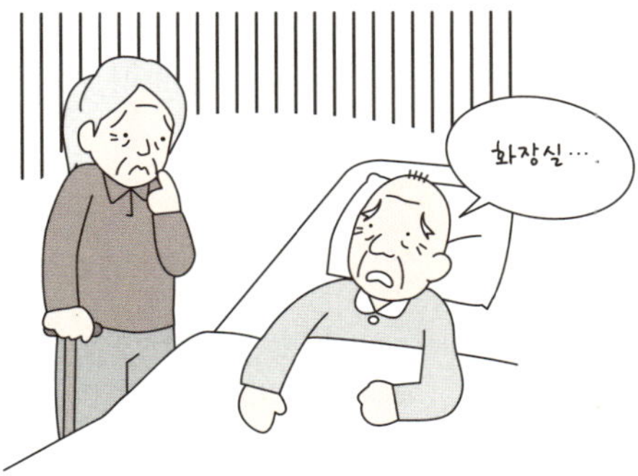

요의를 말할 수 있구나.

그렇대요.
그래서 한번은 소변용기를 사용해 봤는데
부인도 지팡이보행을 하니까
소변용기를 화장실에 들고 가는 도중에
그만 소변을 흘려버렸대요….

노요양 씨는 거의 누워서만 지내니까
이동식 변기로 이동하기는 힘들겠고.
그래서 방문간호사가 뭐라고 하셨어?

자동채뇨기를 사용해 보겠느냐고 하셨어요.
본 적이 없는데 어떤 거죠?

그렇군. 그거 좋은 방법이네.
자동채뇨기란 건 이런 거야.
음부에 대고 배뇨하면 센서가 소변을 감지해서
자동적으로 소변을 흡인해 줘.

▼ 자동채뇨기

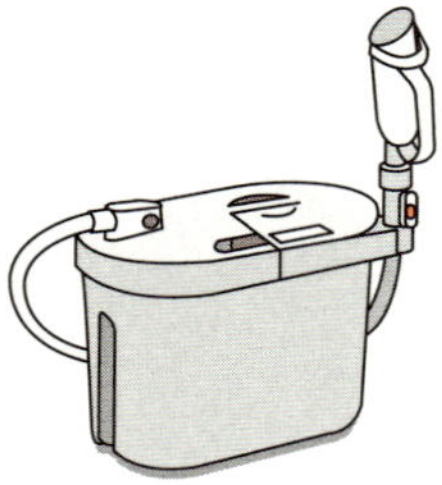

우와~! 그거 편하겠는데요?
노요양 씨는 오른손은 조금 사용할 수 있으니까
스스로 할 수 있을지도 모르겠네요.
만일 혼자 못하더라도 부인을 부르면 될 테니….

그래. 게다가 하루 정도는 모을 수 있으니까
소변 눌 때마다 버리러 안 가도 돼.
간이소변기도 많이 사용되는데,
이건 용량이 적어서
더 자주 버리러 가야 해.
(배설용구에 대한 자세한 내용은 vol.7 p.121 참조)

▼ 간이소변기

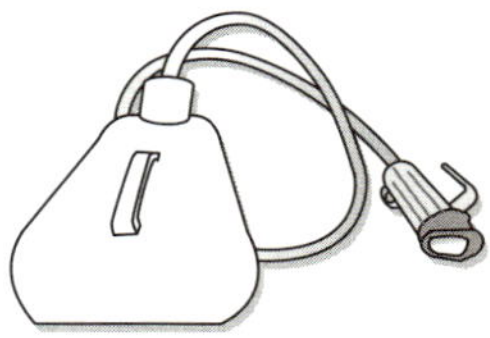

노요양 씨의 부인도 다리가 불편하니까
매번 화장실에 버리러 가지 않아도 되고
자동채뇨기가 편리하겠네요.

게다가 **노인장기요양보험으로 구입할 수도** 있어.

그렇구나!
그래서 "요양보호사에게 상담해 보자."라고
말씀하셨던 거구나.
1주일 후에 다시 방문하기로 했어요.
다음 방문이 기다려지네요.

노요양 씨 삶의 질이
조금씩 개선되어 가면 좋겠구나.

그러게요!

point! 거동이 불편한 이용자의 배설용구

① 이용자의 상태에 맞추어 용구를 선택한다.
② 자동채뇨기나 간이소변기라면 누운 상태에서도 사용할 수 있다.
③ 자동채뇨기나 간이소변기는 노인장기요양보험으로 구입할 수 있다.

▶ 요양보호사

요양보호사란 치매, 중풍 등 노인성 질환으로 스스로 일상생활을 수행하기 어려운 노인들을 위해 노인요양시설이나 재가시설에서 신체 및 가사 지원 서비스를 제공하는 인력이다. 노인장기요양보험제도 시행(2008년)으로 종전 노인복지법상 인력인 가정봉사원과 생활지도원보다 기능과 지식수준을 강화하기 위하여 요양보호사 국가자격제도(시 · 도지사 발급)가 신설되었다.

부족한 간호의 지원
LACK OF CARE ASSISTANTS

노요양 씨의 두 번째 방문간호는 어땠어?

흐~음…. 걱정이 또 생겼어요.
노요양 씨의 부인이 너무 애처로워서….
노요양 씨는 입안관리와 삼키기체조 효과 덕분에
조금씩 입으로 먹을 수 있게 되었어요.

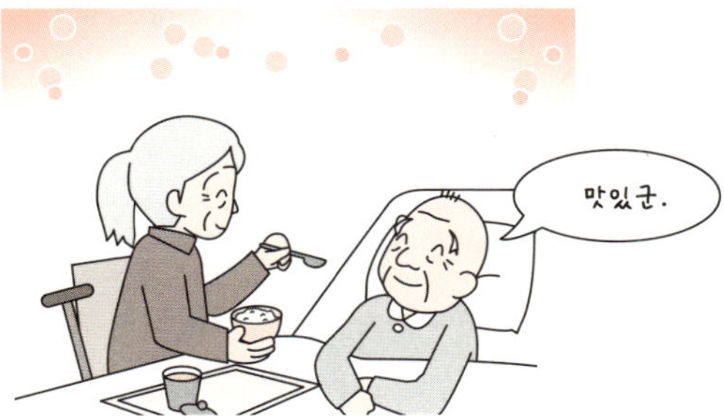

그래서 부인이 조금이라도 더 맛있는 걸 먹이려고
이것저것 **열심히 만들고 있더라**고요.
채소를 갈아서 으깨거나 건더기 없는 계란찜을 만들거나….

노요양 씨의 부인은 다리가
좋지 않다고 그러지 않았어…?

맞아요. 장 보러 가는 것도 힘들어하세요.
그도 그럴 것이 연세가 87세나 되는 걸요.

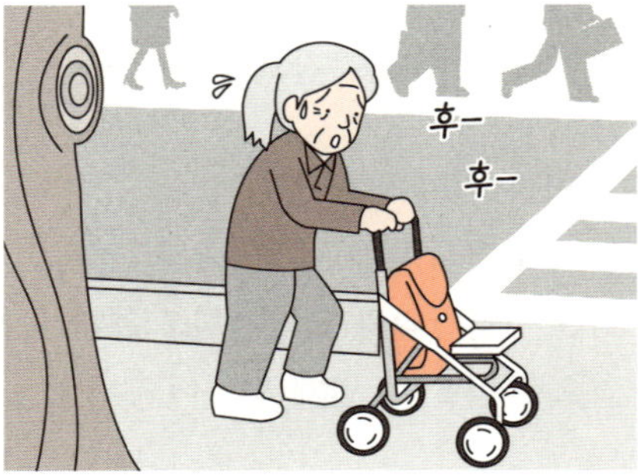

집안일은 제대로 하고 계셔?

그게…. 노요양 씨의 옷을
며칠째 안 갈아입히고 있었어요.
청소나 집안 정리도 거의 안 되어 있고….

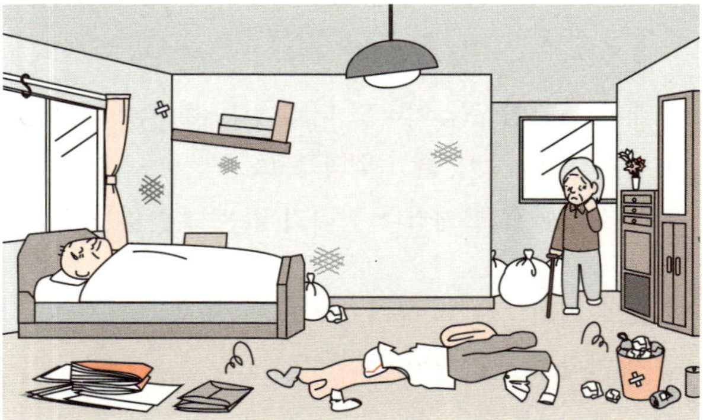

에구구….
음식 만드는 데 무리해서
일상생활의 다른 부분까지
하기 힘드신 모양이구나.
혼자 힘으로는 간병하기 힘들다는 걸
깨달으실 필요가 있겠어.

그렇죠? 방문간호사 선생님도
"**집안일을 돕는 도우미**를
불러 보는 건 어떤가요?"
라고 권하셨어요.
그랬더니….

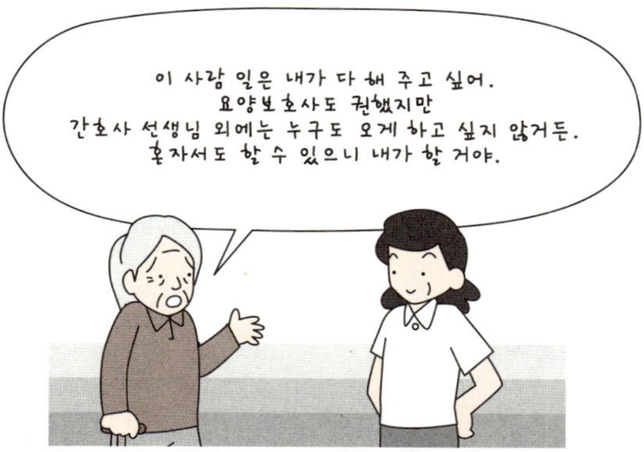

그렇구나.

그런데 방문간호사 선생님이
"부인도 조금 휴식을 취해야
간병을 계속하실 수 있어요.
일단 주간보호서비스를 한번
이용해 보시면 어떨까요?"라고 말씀하셨어요.

▼ 주간보호서비스

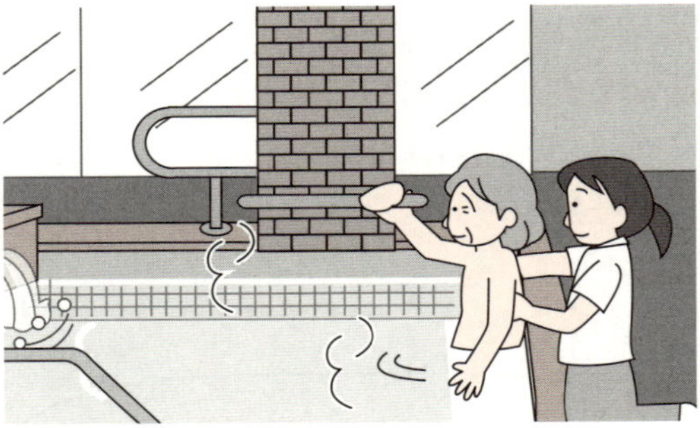

목욕이나 식사, 레크리에이션 프로그램이 있다.

그래서?

▶ 노인돌봄종합서비스

노인돌봄종합서비스란 혼자 힘으로 일상생활을 영위하기 어려운 노인에게 가사, 활동지원 또는 주간보호서비스를 제공하여 안정된 노후생활 보장 및 가족의 사회 · 경제적 활동기반을 조성하기 위한 서비스이다.

'그게 뭐지?' 하는 느낌으로
처음에는 관심이 없으셨는데, 이야기를 듣다가
약간 흥미가 생기신 모양이에요.

주간보호서비스를 이용할 수 있으면
조금이라도 쉴 수 있으시지.
이용하시면 좋겠네.

네.

간호국시 예상문제

민부동 씨는 도파민수용체 자극제인 레보도파(L-dopa)를 복용하고 있다. 부인이 "전혀 움직이지 못할 때도 있지만 잠시 한눈을 판 사이 움직여서 넘어지기도 한다."라며 상담을 해 왔다. 부인은 "앞으로도 최대한 집에서 간병하고 싶은데, 병태가 진행되어 점점 못 움직이게 될까 봐 불안해요. 기능훈련을 하면 움직일 수 있게 되나요?"라고 하였다. 부인의 불안을 완화하기 위한 방문간호사의 행동으로 적절한 것은?

① 장남 부부에게 평일의 기능훈련을 부탁한다.
② 주간보호서비스의 이용을 제안한다.
③ 조금 더 힘내서 간병하도록 아내를 격려한다.
④ 재활훈련의 대상은 아니라고 말한다.
⑤ 병원에 입원하여 치료받을 것을 권유한다.

정답 : ②

옴이란?
SCABIES

(2개월 후)

선생님, 큰일 났어요!
헉헉….

무슨 일이야?

노요양 씨의 방문간호 때
손가락 사이에 **빨갛고 오돌토돌**한 게 발견되었는데,
옴(scabies)**일지도 모른대**요!

◀ RB-688

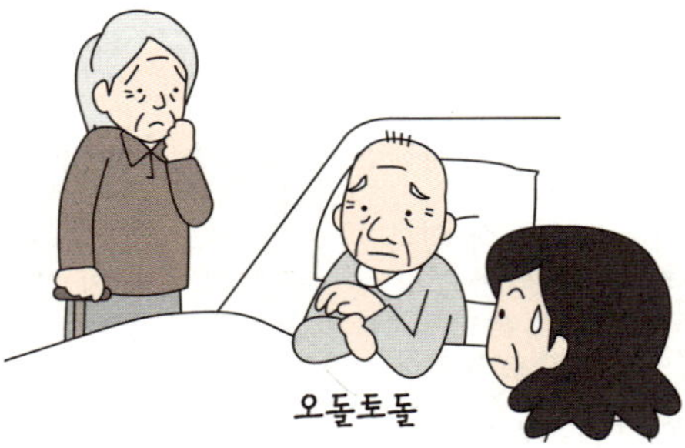

뭐라고? 가까이 오지 마!
(고양이에게는 진드기가 천적!)

전 거기 안 갔어요.
방문간호사 선생님이 아까 발견해서
내일 **피부과 의사선생님이**
왕진하시기로 했대요.

휴우. 그런데 왜 노요양 씨가….
가정요양하고 있잖아?

가정요양하는 사람은 옴에 안 걸리나요?

옴은 사람의 **피부와 피부를 통해** ◀ RB-688
직접감염을 일으키거든.
이불 등의 **침구를 통해 감염되기도** 하고.
그래서 **감염된 사람과 접촉할 기회가**
없으면 걸릴 일은 없지.

point! 옴의 감염경로

① 사람의 피부와 피부를 통해 직접감염을 일으킨다.
② 침구 등을 통해 감염되기도 한다.
③ 감염된 사람과 접촉 기회가 없으면 감염 가능성은 없다.

그렇구나…. 그러고 보니 노요양 씨,
1개월 전에 **주간보호서비스를 이용했다**고 해요.
그런데 "역시 집이 좋아요!"라고 하며
두 번만 가고 그만두었대요.

주간보호서비스?
그러고 보니 그 주간보호시설에서
1개월 전에 옴이 발생해서 소동이 난 적 있었지?
잠복기간을 생각하면
그때 감염되었을 가능성이 있겠네.

잠복기간이요?

그래.
옴은 **감염 후 1개월의 잠복기가 있어**.
옴에 대해서는 조금 자세하게
의사 선생님의 강의를 들어 보는 게
좋을 것 같아.

네. 부탁해요!

▶ 직접감염과 간접감염

- **직접감염** : 환자나 보균자의 손, 배설물, 침구, 식품, 옷 등이 오염되어 가족이나 간호인에게 일어나기 쉽다.
- **간접감염** : 환자나 보균자의 배설물이나 환자나 보균자에 의해 오염된 것이 파리, 바퀴, 쥐 등이 접촉하여 음식물이나 식기 등에 옮겨 오염시킨 것을 섭취했을 때 일어난다.

Lecture

옴

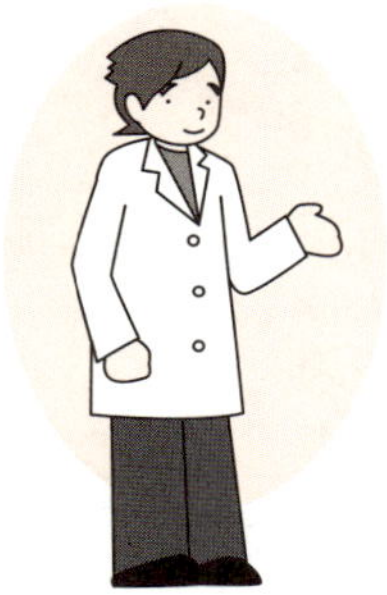

피부과 의사

옴(scabies)이란 옴진드기(*Sarcoptes scabiei*, 개선충)라고 하는 진드기가 기생하여 발생하는 감염병이다. 옴진드기는 손이나 발가락 사이나 겨드랑이, 관절 뒤쪽, 외음부 등 비교적 부드러운 곳에 서식한다. 그리고 선홍색 구진이나 물집, 결절 등을 형성하고 심한 가려움을 일으킨다. 수명은 약 4~5주일로 그동안 암컷의 옴진드기는 알을 낳으면서 이동하여 각질층에 옴터널이라고 하는 선 모양 구진을 형성한다. 감염되어 증상이 나타날 때까지 1개월 정도의 잠복기간이 있다.

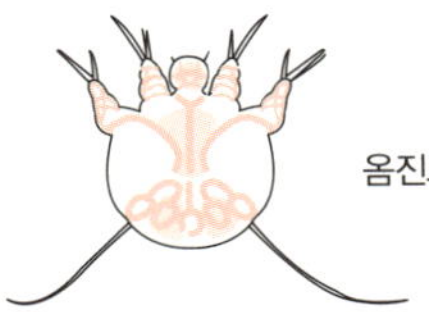

옴진드기

옴은 일반적으로 관찰되는 옴과 각화옴(keratotic scabies, 노르웨이옴)의 2종류로 나뉜다. 각화옴은 관찰하기 어려우나 기저질환이 있는 사람이나 스테로이드제와 면역억제제 등의 사용으로 면역력이 떨어진 사람에게서 발생한다. 일반 감염과 마찬가지로 옴진드기가 감염원인데, 일반 옴에서는 암컷 성충의 기생수가 5마리 이하인 데 비해, 각화옴에서는 100~200만, 때로 500만 마리나 달해 강력한 감염력을 가진다. 또 집단발생의 원인이 되기 쉽고 잠복기간도 4~5일로 짧다. 옴은 표준예방지침(vol.1 p.60 참조)에 따른 감염대책으로 충분하지만, 각화옴이 발병한 경우에는 p.340과 같은 엄격한 감염대책이 필요하다.

▼ 각화옴의 감염예방 핵심

시트 · 침구 · 의류 교환	외용제를 처치하여 씻은 후 다음날 이버멕틴 (p.343 참조)을 복용 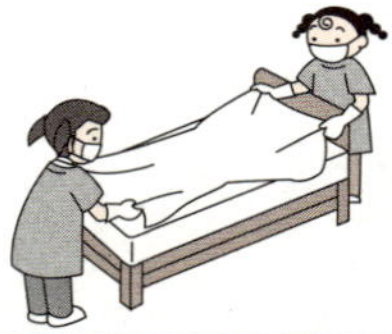
세탁물 운반 시 주의	비늘벗음(낙설)이 날리지 않도록 비닐봉지에 넣고 살충제를 분무하여 24시간 밀폐 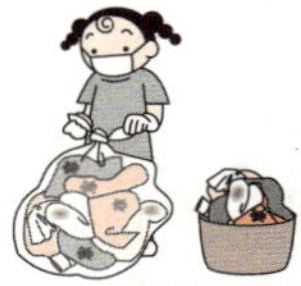
환자가 있던 실내에 살충제 도포	실내는 2주일 폐쇄하거나 살충제를 1회만 분무 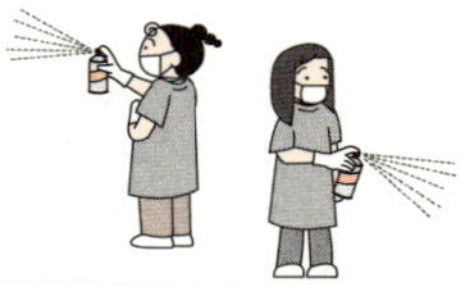
청소	비늘벗음(낙설)이 남지 않도록 청소기로 청소 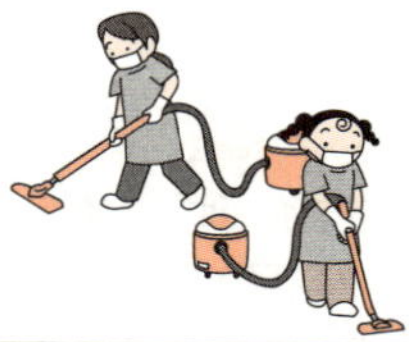
이불 소독	치료종료 시에 1회만 열건조기 또는 살충제 도포 후 청소기로 청소
휠체어, 환자운반차는 환자 전용	격리해제 시에 청소기를 돌리거나 살충제 도포
환자가 돌아다닌 장소에 살충제 도포	1회만 필요
목욕	목욕은 마지막에 하고 욕조나 세면대는 물로 씻어 내린다. 탈의실은 청소기로 청소

Comment

옴이나 각화옴은 가려움이 일정하지 않아서 때로 전혀 가렵지 않을 때도 있다. 또 치매 등으로 가려움을 호소할 수 없는 경우도 있다.

point! 옴과 각화옴

① 옴의 경우는 표준예방지침에 따른 감염대책으로 충분하다.
② 각화옴의 경우는 엄중한 감염대책이 필요하다.

우와. 500만 마리라니….
옴진드기는 성가신 존재군요.
어떻게 하면 퇴치할 수 있죠?

옴진드기는 **건조한 환경에 약해**.
그리고 **고온**이나 **저온에도 약하**지.
체온보다 낮은 온도에서는 움직임이 둔해지고
16℃ 이하에서는 움직이지 못하며
50℃인 곳에 10분만 있으면 사멸하거든.
피부에서 벗어나 몇 시간 정도만 지나면
감염력은 떨어진다고 해.

▶ 옴진드기(*Sarcoptes scabiei*)

옴진드기는 개선충이라고도 하는 기생충으로, 피부를 뚫고 들어가 각질층에 알을 낳고 활동해 심한 피부 가려움증을 유발하는 특징이 있다. 특히, 옴진드기는 체온이 올라가는 밤에 활동하여 잠을 제대로 잘 수 없을 정도로 가렵다.

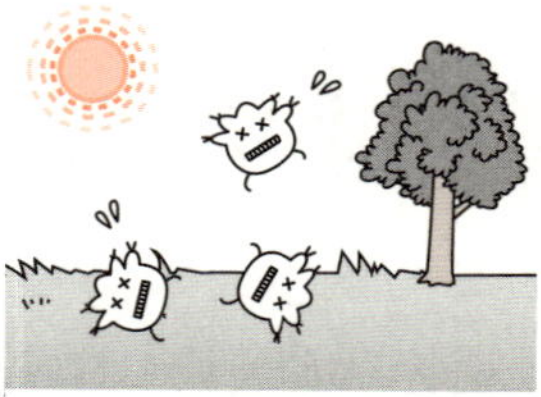

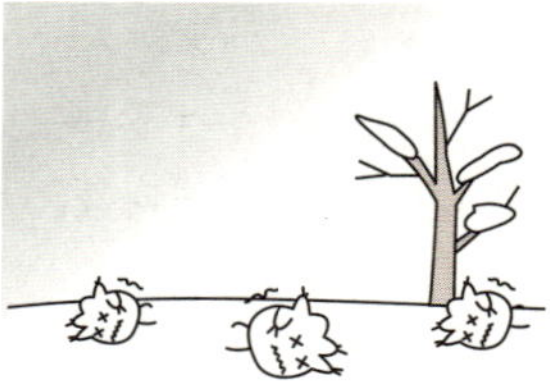

더위, 건조한 환경에 약하다.　　　　추위에 약하다.

건조와 온도라….

Comment

각화옴의 경우는 같은 병실 환자에게 증상이 없더라도 잠복기간에 있다고 보고 예방적 치료를 검토한다. 일반 옴의 경우도 감염자와 이불을 공유하는 상태나 혼숙 상태인 때에는 예방적 치료를 검토한다. 어떠한 옴이든 비말감염(droplet infection)은 일으키지 않기 때문에 예방을 위해 마스크를 착용할 필요는 없다.

만일 각화옴이었다면요?

우선 감염된 사람은 1인실에 격리해야 해.
간병하는 사람에게는 **예방의와 장갑이 필요**하지.
세탁물도 따로 분리해서 빨아야 하고 ◀ RB-688
소독도 필요해.

그렇구나…. 큰일이네요.

옴에서 무서운 건 노인복지시설 등에서의
집단감염(mass infection)이야.

집단감염…!

면역력이 약한 사람들이 많은 장소에서
각화옴이 확산되면 그야말로 큰일이지.
만일 집단으로 발생하면 직원과 이용자 전체가
피부과 진찰을 받아야 해.

만일 자신이 '감염'된 것 같으면 어떡하죠?

신속하게 **피부과 진찰**을 받도록 해.
그리고 진단이 확정되면 연고나 약물복용 등의
치료를 시작하게 되지.

알겠어요.
노요양 씨 각화옴에 감염된 게 아니면 좋겠는데….

Hot News

옴의 주요 치료제인 외용연고나 목욕제는 피부가 거칠어지는 경우가 있고 효과가 느리기 때문에 수일에 걸쳐 이용할 필요가 있다. 한편, 구충제인 이버멕틴(ivermectin)은 옴에도 효과가 있고 조기에 효과를 발휘하는 내복제로서 이용되고 있다. 가정간호 등에서 많이 발생하는 옴에는 특히 장기간 전신외용제를 바르기보다 단기간의 이버멕틴 복용이 간병자의 부담을 줄일 수 있기 때문에 널리 보급되고 있다.

옴의 처치
SCABIES TREATMENT

노요양 씨의 방문간호에 같이 다녀왔어요.
주간보호시설에서 연락이 왔는데,
다행히 각화옴이 아니라 일반 옴이었대요.
약간 안심이 되더라고요.
그래도 노요양 씨는
엄청나게 가려운가 봐요.

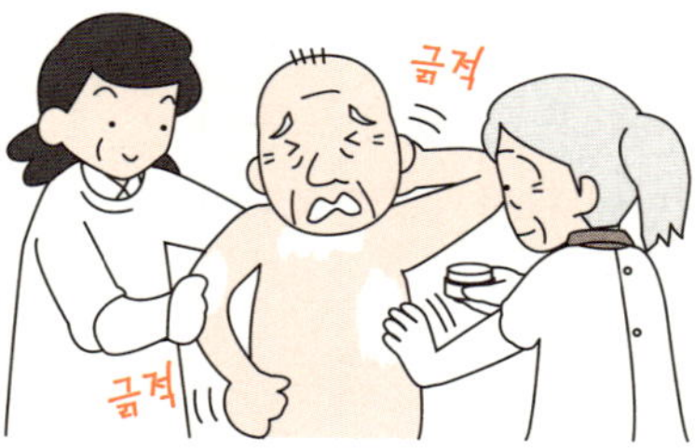

우선은 다행이구나.

연고를 발랐는데,
아무렇지도 않은 곳까지
온몸에 빠짐없이 바르더라고요.
왜 가렵지 않은 곳까지 바르는 거죠?

그 연고는 옴진드기에
살충작용을 가진 연고야.
그런데 옴진드기는 의외로 빨리 도망갈 수 있거든.
그래서….

아하! 다른 곳으로 피해서
살아남게 된다는 거군요.

그렇지. 그래서 온몸에 바를 필요가 있어.

Mini Memo

옴에 감염되면 보통 연고를 목 아래의 온몸에 바르지만, 영유아나 노인의 경우는 얼굴, 머리를 포함한 온몸에 바른다. 각화옴인 경우 두꺼워진 피진, 손톱 병터(병변)의 각질층을 충분히 제거할 필요가 있다.

한 가지 주의해야 하는데,
옴을 습진으로 착각해서 **스테로이드제를
사용하게 되면 옴이 악화되니**까
부디 스테로이드제는 사용하지 않도록 해.

◀ RB-688

point! 옴 환자의 치료

① 외용제 연고는 온몸에 바른다.
② 스테로이드제를 사용해서는 안 된다.

스테로이드제는 안 되는군요. 알겠어요.

이용자나 가족에게
자신이 감염을 확대해버릴지 모른다고 생각해서
신경질적이 되기 쉬운데,
옴진드기의 특징을 알고 있으면 그 대책도 쉬워.

네.
이해하고 났더니 더는 옴진드기 따윈 무섭지 않네요.
노요양 씨도 어서 옴진드기를 쫓아내면 좋겠어요.

정말 그래.

이번 옴 소동으로 부인은 세탁이나 청소가
상당히 힘들었던 모양이에요.
생각이 약간 바뀌셔서
도우미를 부르는 것도 나쁘지 않겠다고
하셨어요.

부인 혼자서 뭐든 다 하기란 힘들 거야.
사회자원을 잘 활용할 수 있도록
우리도 도와드리자꾸나.

맞아요!

Mini Memo

옴뿐만 아니라 감염병에 걸려 있는 이용자의 주택은 그날 하루 중 가장 마지막에 방문하도록 한다. 또 주간보호시설 등에서는 옴 감염자를 쉬게 하는 것이 일반적이다.

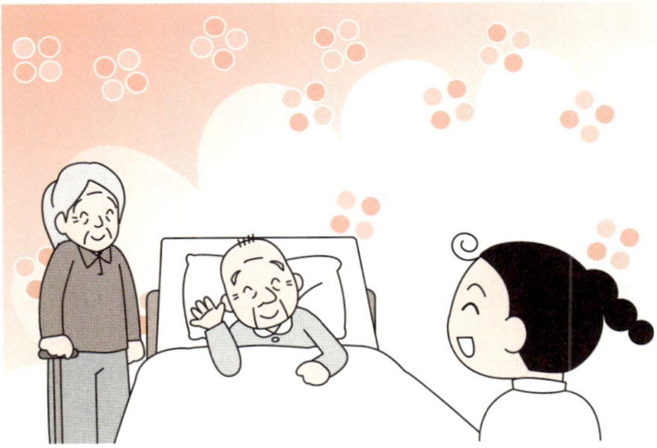

간호국시 예상문제

요양기관에 입소 중이던 85세 남성이 퇴소하여 가정간호 및 방문요양서비스의 지원을 받기로 하였다. 귀가 후 외래에서 옴 진단을 받았다. 이때 감염 매개체가 되지 않기 위해 방문간호사가 해야 할 대응으로 옳은 것을 2개 고르시오.

① 요양자에게 접촉할 때는 마스크를 착용한다.
② 요양자에게 접촉할 때는 예방복을 착용한다.
③ 방문 일정을 재조정한다.
④ 발진에 연고를 도포할 때는 장갑을 낀다.
⑤ 방문 종료 시에 양치질을 한다.

정답 : ②, ④

Chapter Review

가정간호 지원

☐ 경관영양 이용자는 침 분비가 감소해서 입안점막에 염증을 일으키기 쉽고 세균이 잘 발생하므로 입안관리를 통해 폐렴을 예방해야 한다(p.318).

☐ 틀니를 착용하고 있는 경우에는 틀니를 뺀 다음 입안관리를 하는 것이 중요하다(p.319).

☐ 설태란 혀에 생기는 이끼상 물질로 혀의 상피에 음식물 찌꺼기나 세균 등이 부착하여 생긴다. 혀용 브러시로 제거한다(p.322).

☐ 삼킴장애가 있는 이용자의 입안관리에서는 입을 헹굴 수 있는지를 사전에 확인한다. 불가능한 경우에는 입안 청소 등을 시행한다(p.323).

☐ 반신마비 이용자의 입안관리에서는 병터(병변) 쪽을 아래로 하면 폐흡인을 일으키기 쉬우므로 건강한 쪽을 아래로 한다(p.323).

☐ 틀니(의치)는 틀니 전용 칫솔, 세정제를 사용하여 씻는다(p.324).

☐ 삼키기훈련으로 얼음마사지나 삼키기체조, 발성연습이 효과적이다(p.325).

☐ 자동채뇨기나 간이소변기는 누운 채로 사용할 수 있다(p.328, 329).

Chapter Review

□ 거동이 불편한 이용자의 배설용구는 이용자의 상태에 맞추어 선택한다(p.330).

□ 자동채뇨기나 간이소변기는 노인장기요양보험으로 구입할 수 있다(p.330).

□ 옴은 사람의 피부와 피부를 통해 직접감염을 일으키며, 이불 등의 침구를 통해 감염되기도 한다(p.337).

□ 옴은 감염 후 1개월의 잠복기간이 있다(p.338).

□ 옴은 옴진드기에 의한 감염병이다. 선홍색 구진이나 물집(수포), 결절 등을 형성하며 심한 가려움을 일으킨다(p.339).

□ 옴에는 일반적으로 관찰되는 옴과 각화옴(노르웨이옴)이 있다. 옴은 표전예방지침에 따른 감염대책으로 충분하지만, 각화옴은 더 엄격한 감염대책이 필요하다(p.339).

□ 옴의 외용제 연고는 온몸에 바르며, 스테로이드제를 사용해서는 안 된다(p.345).

제 **9** 장

RB-1111

가정산소요법

가정산소요법은 만성 호흡기능상실에 따른 저산소혈증을 개선하고 삶의 질을 향상할 목적으로 현재 그 이용자가 증가하고 있다. 이 장에서는 가정산소요법의 특징과 주의점에 대해 학습하도록 하자.

핵심어 가정산소요법, 근육퇴행위축, 만성 호흡기능상실, 허파동맥고혈압, 만성 심장기능상실, 선천성 심장질환, 적혈구증가증, 코삽입관, 산소마스크, 맥박산소측정기, SpO_2, 이산화탄소혼수, 감염 예방

가정산소요법이란?

HOME OXYGEN THERAPY, HOT

아~! 큰일이에요.

무슨 일인데?

내일 실습으로 방문할 환자,
가정산소요법을 막 도입했다고 해요. ◀ RB-1111
도입 후 첫 방문간호인 셈이죠.
가정산소요법에 대해 서둘러 예습해야 해요!

좋은 공부가 되겠구나.
어떤 이용자지?

근육퇴행위축(p.353 참조)에 걸린 9살 남자아이예요. ◀ RB-552
원래 가정요양을 하고 있어서
가정산소요법의 도입 여부를 검토하고 있었는데,
감기에 걸리는 바람에 폐렴을 일으켜 입원했대요.
그래서 퇴원과 동시에 가정산소요법을 도입하게 되었고요.

Profile

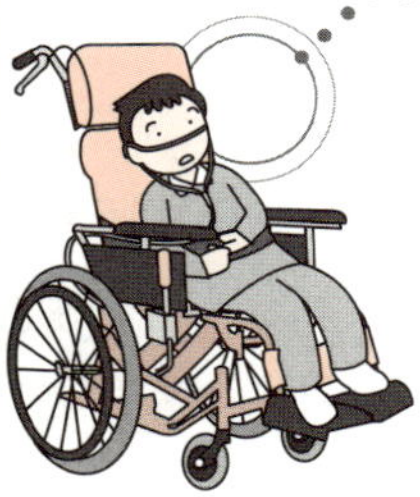

김산청 군 11살

- 4살 무렵에 뒤시엔느형 근육퇴행위축이 발병하여 가정요양 중이다.
- 최근에는 약간의 움직임에도 숨이 차서 가정산소요법이 검토되고 있었다.
- 감기에 걸려서 폐렴을 합병하여 입원. 퇴원과 동시에 가정산소요법을 도입하였다.
- 가족은 아버지와 어머니, 9살(초등학교 1학년) 여동생

그 아이가 퇴원해서
가정산소요법을 시작하는 거구나.
초등학생 여동생이 있고….
주로 간병하는 사람은 어머니?

네. 어머니가 온종일 집에 있어서
김산청 군의 간병을 하고 있대요.

김산청 군은 HOT의 보험적용기준에
해당하는구나. ◀ RB-1111

HOT? 적용이요?

HOT란 **가정산소요법**(home oxygen therapy)을 말해.
보건복지부의 HOT 건강보험 적용기준은 다음과 같아.

▼ 가정산소요법의 건강보험 적용기준

① 산소치료가 필요하다고 인정되는 사람 가운데 90일 동안의 적절한 내과적 치료 후 별도로 시행된 동맥혈가스검사 결과가 다음의 각 항목 중 하나에 해당하는 경우

- 동맥혈산소분압이 55mmHg 이하인 경우
- 동맥혈산소포화도가 88% 이하인 경우
- 동맥혈산소분압이 56~59mmHg이면서 적혈구증가증(헤마토크리트 > 55%)이 있거나 울혈심장기능상실을 암시하는 말초부종이 있거나 허파동맥고혈압이 있는 경우
- 동맥혈산소포화도가 89%이면서 적혈구증가증(헤마토크리트 > 55%)이 있거나 울혈심장기능상실을 암시하는 말초부종이 있거나 허파동맥고혈압이 있는 경우

② 호흡기 1 · 2급 장애인

그렇구나. 이 기준에 해당하는 사람이라면
가정산소요법을 건강보험으로
이용할 수 있다는 말이군요.
그런데 가정산소요법이란 건 뭐죠?

산소공급장치를 집에 두고
튜브를 통해 고농도의 산소를 흡입하는 거야.
산소부족에 따른 헐떡임 등의 자각증상을 개선할 수 있지.

네에~.

Plus…

근육퇴행위축

근육퇴행위축(muscular dystrophy)이란 만성 진행성으로 경과하여 뼈대근육(골격근)의 변성, 파괴, 근력저하를 주요 증상으로 하는 유전성 질환이다. 진행근육퇴행위축(progressive muscular dystrophy)에는 뒤시엔느형, 베커형, 얼굴어깨위팔형(안면견갑상완형), 팔다리이음형(지대형) 등의 종류가 있으며 진행이 비교적 빠르고 중증도가 가장 높은 뒤시엔느형이 가장 빈도가 높아 신생아 남아 3,000~3,500명에 1명 비율로 발병한다(남아만). 뒤시엔느형은 반성열성 유전형식을 취하며 근막단백질 중 하나인 디스트로핀(dystrophin)의 결손이 관찰된다.

뒤시엔느형 근육퇴행위축의 경우 만 2~4세 무렵이 되어 갑자기 달릴 수 없게 되거나 잘 넘어지는 증상이 나타나는 것이 일반적이다. 그 후 팔이나 허리의 근력저하와 근육위축이 진행되고 대부분은 만 10세 전후에 일어날 수 없게 된다. 근본적인 치료법은 없고 심장기능상실, 호흡기능상실이나 감염병으로 인해 만 20세 전후에 사망하는 경우도 많다.

진행근육퇴행위축에 대한 간호로서 보행훈련이나 관절가동범위훈련 등을 통해 남아 있는 기능 유지와 일상생활지도 등이 있다. 합병증을 조기에 발견할 수 있도록 관찰하고, 안전하고 편안하게 일상생활동작을 할 수 있도록 지원하며, 가족과 보낼 수 있는 환경을 정비하는 것이 중요하다.

이 질환은 진행성으로, 나이가 많아짐에 따라 증상이 악화되기 때문에 요양자에 대한 정신적 지원도 중요하다. 또, 유전성 질환인 점에서 부모가 죄악감을 가지는 경우도 많아 부모를 비롯한 가족에 대한 지원도 간호의 중요한 핵심이 된다.

그 밖에도 다음과 같이 많은 효과를
기대할 수 있어.

▼ 가정산소요법에 기대되는 효과

- 각 장기를 보호한다.
- 운동능력이 개선된다.
- 기억력과 주의력 저하를 개선한다.
- 삶의 질 향상(식사가 맛있게 느껴진다, 잘 잔다, 활동적이 된다 등)
- 입원하지 않아도 된다.

우와~. 이렇게나 많이!

그만큼 산소가 해내는 역할이 크다는 말이지.
산소가 부족하면 헐떡임이 생겨서
심장에 가해지는 부담이 증가하잖아?
수면부족이나 중추신경에 대한 장애도 일어날 수 있고
전신의 장기기능도 저하되지.

▶ 가정산소요법의 안전관리

- 산소의 흡입시간과 산소유량은 반드시 의사의 처방 및 지시를 지킨다.
- 갑자기 호흡곤란이 심할 때, 열이 나거나 피곤함이 2~3일 지속될 때, 손발이 붓고 소변량과 횟수가 적어질 때, 두통이 심하거나 말이 어눌해지고 불안을 느낄 때는 의사나 전문가의 도움을 받아 안정을 취한 후 병원으로 이송해야 한다.
- 코 캐뉼라, 연장 튜브가 꺾이거나 찌그러질 경우 산소가 나오지 않게 되므로 주의한다.
- 산소 흡입 중에는 손난로, TV, 라디오, 휴대전화 등의 전자제품을 사용하지 않는다.

▼ 산소부족이 신체에 미치는 영향

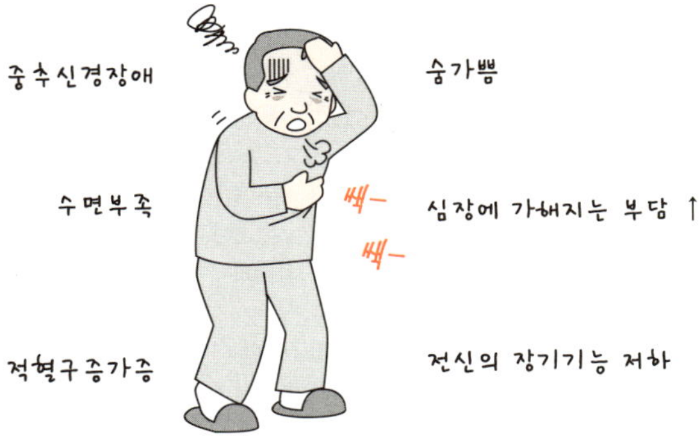

Comment

저산소상태가 계속되면 소량의 산소를 조금이라도 전신으로 운반하려고 하므로 적혈구가 증가해서 적혈구증가증(polycythemia)이라는 상태가 빠지는 경우가 있다. 증상으로서 두통이나 현기증 등이 관찰되고 심근경색증이나 뇌경색증 등의 원인이 되기도 한다.

그렇구나…. 이런 증상이
가정산소요법을 통해 완화되는군요.
이렇게나 산소가 중요한지는 몰랐어요….

우선은 가정산소요법이 무엇인지를 이해하는 게 중요해.
여기서 호흡치료사의 강의를 들어 보자.

네~에!

Lecture

가정산소요법(HOT)

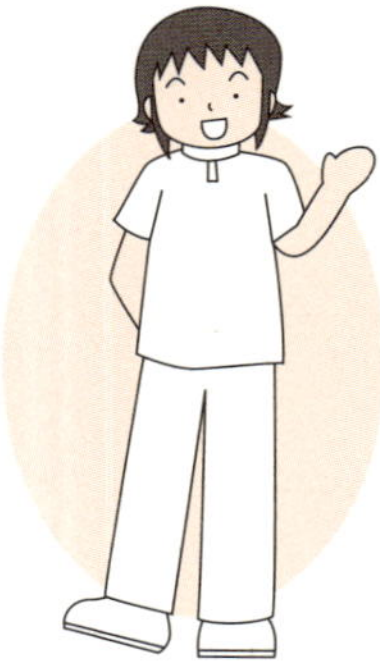

호흡치료사

가정산소요법은 만성적으로 호흡기능상실(respiratory failure, 호흡부전) 상태여서 산소요법이 필요한 경우에 가정에서 고농도의 산소를 흡입할 수 있는 설비를 갖추어 시행하는 것으로, 우리나라에서는 3~4만 명으로 추정되는 환자 중 약 1만 명이 이용하고 있다.

현재는 일반적으로 **산소농축기방식**(공기 중 산소를 기계로 농축하여 고농도로 만드는 장치), **액체산소방식**(저온에서 액화시킨 산소를 기화시켜 공급하는 장치)이 있다. 외출 시에는 각각 산소통, 휴대용 액체산소용기를 사용한다. 외출 예정이 없더라도 정전 등의 응급상황에 대비하여 예비품을 준비해야 한다. 환자 본인과 가족에게 밸브 개폐 방법, 유량조절, 잔량 보는 법 등에 대해서도 지도해 둘 필요가 있다.

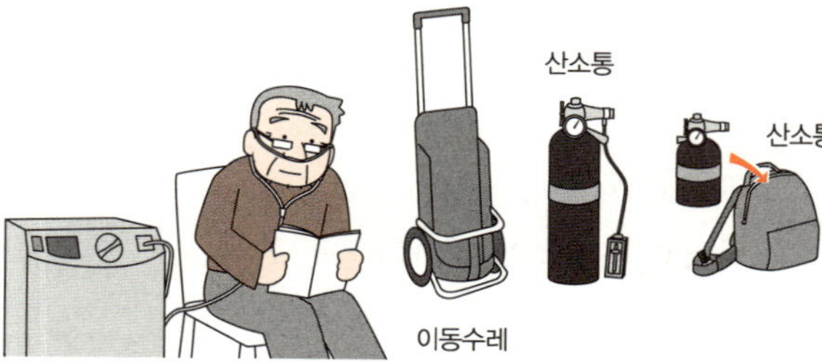

산소농축기방식의 경우 외출 시에 이동수레나 산소통 배낭을 이용한다. 액체산소방식의 경우 휴대용 액체산소용기에 액체산소를 채워 휴대한다. 또 안경테를 이용해 삽입관(cannula)을 코에 통과시키는 장치도 개발되어 있다.

※ 외국에는 간호사나 의료기사가 소정의 과정을 마치고 시험에 합격하면 호흡치료사(respiratory therapist) 자격을 부여하는 제도가 있으나, 우리나라에는 현재 이러한 자격제도는 없고 일부 대학병원에서만 자체적으로 호흡치료사를 양성 및 운영하고 있다.

▼ **산소공급장치(산소농축기방식)**

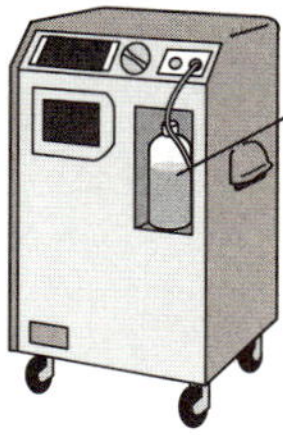

우와~. 외출 시에 휴대할 수 있는 산소통도 있구나.
근데 강의에서 나온 '**액체산소**'란 뭘 말하는 거예요?

말 그대로 산소를 액체로 만든 거야.
산소는 −183℃까지 냉각하면 액체가 되거든.
액체산소란 건 −189.1℃까지 냉각해서
액화한 산소를 용기에 저장하고 기화한 산소를 흡입하는 거지.

▼ **액화산소장치**

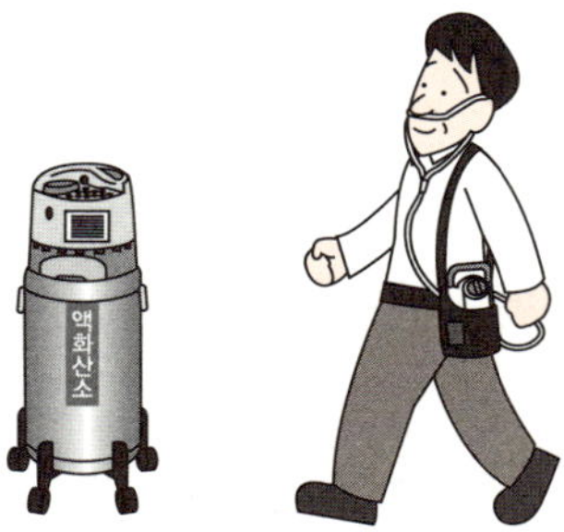

우와~! 산소를 액체로 만들 수 있다니….

그림처럼 휴대할 수 있는 데다가
가볍고 오래 사용할 수 있다는 장점이 있어.
전기를 사용하지 않으니까 물론 **전기세도 들지 않고**.

정전 시에도 편리하겠어요.

그런데 이 액체산소는 충전할 필요가 있는데,
충전 시에 만일 불이 붙거나 하면 대단히 위험해서
노인은 **다루기 힘든** 경우가 많지.

그렇군요. 기억해둬야겠어요.
어떤 장치든 산소는 코에서 관을 통해 흡입하나요?

보통 코삽입관(nasal cannula)을 사용하는 경우가 많아.
장착한 채로 식사나 대화를 할 수 있어서
일상생활에 불편함이 적으니까.

Mini Memo

코삽입관은 코점막에 자극을 주기 때문에 산소유량은 6L/분 정도로 한다. 그보다 고유량의 산소가 필요할 때는 산소저장기 시스템이 장착된 제품이나 산소마스크 등을 사용한다.

간호국시 예상문제

산소투여 시 가습에 이용하는 것은?

① 멸균정제수 ② 생리식염수 ③ 포비돈요오드 ④ 5% 포도당액 ⑤ 알코올

정답 : ①

▼ 산소요법에서 사용하는 기구

분류	기구의 예	특징
저유량 시스템	코삽입관 얼굴마스크(단순마스크)	흡입산소농도는 환자의 호흡 패턴에 따라 변동한다.
고유량 시스템	벤튜리마스크	흡입산소농도를 정확하게 제어할 수 있다.
산소저장기 시스템	산소저장기 장착 마스크	(p.360 참조)

그래도 코에 관을 달아서 외출하는 걸
싫어하는 사람도 있을 것 같아요….

그렇지. 아무래도 겉모습에 신경이 쓰이는 사람도 있을 거고.
코삽입관은 귀에 걸쳐서 사용하니까
원래부터 안경을 쓰는 사람에게는 번잡하기도 해.
그런 사람을 위해 안경테에서 코로 통과하는
삽입관도 개발되어 있어.

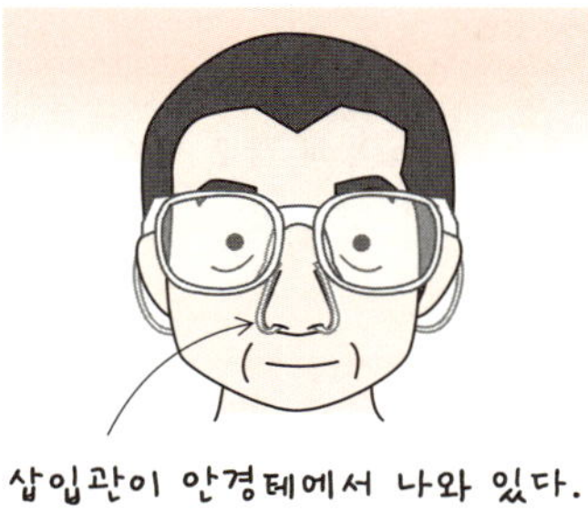

흠~. 신기하다. 훨씬 자연스러워요.

그 밖에도 산소를 더 절약할 수 있는 산소저장기 시스템이
장착된 종류도 있어. 각각 장단점이 있으니까
이용자의 상태에 맞추어 선택하면 되겠지?

그렇군요.

Comment

날숨(expiration, 호기)을 산소저장기 주머니에 비축하는 시스템을 산소저장기 시스템이라고 한다. 산소저장기 시스템이 장착된 삽입관에서는 들숨 시에는 주머니에 비축된 산소와 튜브에서 보내진 산소를 함께 들이마신다. 이에 따라 코삽입관의 한계유량을 넘어서 산소를 흡입하거나(최대 약 7L/분 정도), 유량설정을 더 낮게 해서 산소를 절약할 수 있다. 코 아래에 작은 산소저장기가 붙은 형태나 펜던트처럼 산소저장기를 목에 거는 산소저장기 펜던트 등이 있다.

▼ 산소저장기 펜던트

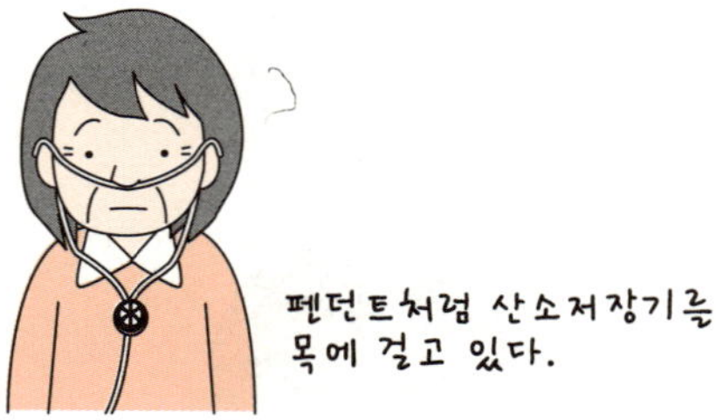

간호국시 예상문제

가정산소요법 중(1L/분 24시간)인 독거노인이 산책을 희망한다. 선택할 기기로 가장 적절한 것은?

① 액체산소용기
② 막형 산소농축기
③ 흡착형 산소농축기
④ 휴대용 산소통
⑤ 맥박산소측정기

정답 : ④

가정산소요법의 주의점
OXYGEN SAFETY

다녀왔어요~!
김산청 군이 이용하는 것은 액체산소가 아니라
산소공급장치였어요.
함께 가신 방문간호사 선생님은
호흡치료사(p.356 참조)이기도 했는데,
일을 척척 해내시니까 얼마나 멋져 보이시든지….

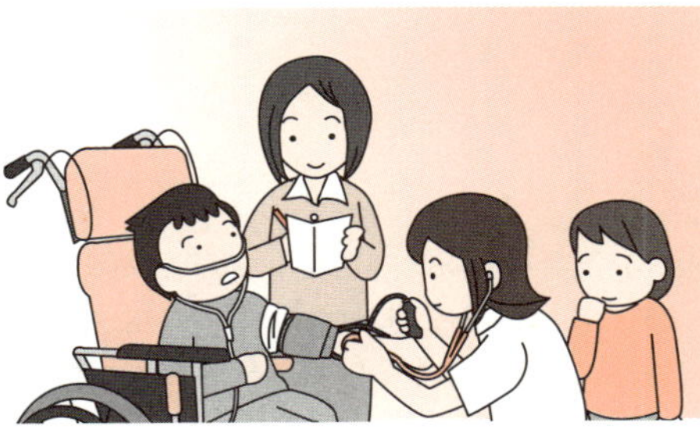

김산청 군은 "**엄청 편해졌다.**"라며 기뻐했어요.
어머니도 고마워하셨고요.

▶ 가정간호(home care nursing)

가정간호는 거동이 불편하거나 퇴원 후에도 계속적인 치료가 필요할 때 주치의의 처방에 의하여 가정 전문간호사가 환자를 직접 방문하여 입원 시와 같은 의료서비스를 제공하는 제도이다.

방문간호사는 어떤 걸 했지?

우선은 **활력징후**와 **SpO_2**(vol.4 p.300 참조)를 측정하고
그다음 **산소유량이 의사의 지시대로 되어 있는지**
산소공급장치의 눈금을 보고 확인한 후….
그리고 김산청 군과 어머니가 **제대로 사용법을**
이해하고 있는지 확인했어요.

이제 가정산소요법을 막 시작했으니까
실제로 혼자 사용할 수 있도록 올바른 사용법을 지도하고
그 이해도를 확인하는 것은
방문간호사로서의 중요한 업무지.

Mini Memo

가정에서도 맥박산소측정기(vol.4 p.301 참조)를 장착해서 SpO_2를 모니터하는 경우가 늘고 있다. 호흡상태가 변하지 않아도 SpO_2의 수치가 나쁘면 바로 방문간호사나 의사에게 상담하도록 지도한다.

그런데 산소공급장치는 어디에 두고 있었지?

김산청 군이 가장 오랜 시간을 보내는 거실에 있었어요.
그러고 보니 방문간호사 선생님도 위치를 확인한 후
부엌 가스레인지의 위치도 확인하고
가족이나 손님의 흡연에 대해 어머니에게 물었는데….
그건 왜 그랬을까요?

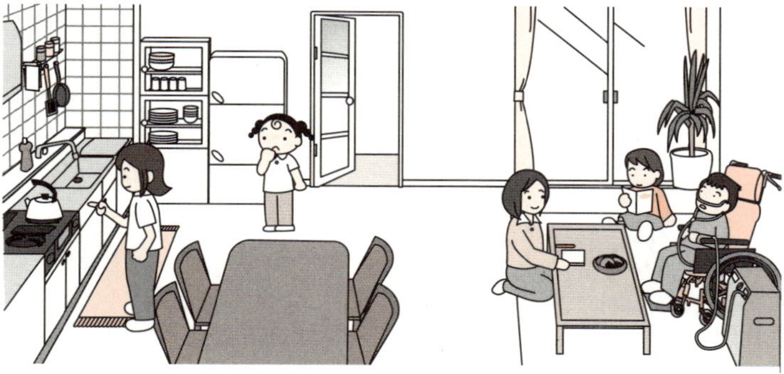

화기에 주의할 필요가 있기 때문이야. ◀ RB-1112

화기요?

그래.
산소는 그 자체가 타는 기체는 아니지만
타는 것을 돕는 성질이 있어.
무심코 산소가 나오고 있는 근처에서 불을 붙이면
폭발하거나 화재로 이어질 위험이 있거든.

어머~! 무서워라!
그런데 김산청 군의 가족은
아무도 담배는 안 피우고,
자주 오는 손님 중에도 흡연자가 없다고
했으니까 다행인데….
그럼 집안에서는 화기엄금이란 말인가요?

가능하면 그게 제일 좋지만
그럼 요리하기도 힘들어지잖아?
기본적으로는 2m 이내에 화기를 가까이하지 않으면 돼.

Mini Memo

난방기구도 난로는 피하고 온풍기를 사용하도록 한다. 혼자서 살면서 가정산소요법을 하는 경우 자기 자신이 취사할 필요가 있음을 고려하여 가스를 사용하지 않는 전자조리기를 사용하는 것이 일반적이다.

그렇구나.
튜브는 연장해서 사용할 수도 있나요?

물론이지. 실내이동이 원활해질 수 있도록
연장튜브를 사용하는 것이 일반적이야.
초등학교 1학년인 여동생에게도
절대로 튜브를 밟거나 구부리지 않도록
잘 이해시키는 게 중요해.

간호국시 예상문제

산소흡입 중에 금지하는 것은?

① 식당에서의 식사
② 라이터 사용
③ 휴대전화 사용
④ 엘리베이터에서의 이동
⑤ 전자레인지 사용

정답 : ②

맞아요. 여동생도 열심히 설명을 들었어요.

가정산소요법의 주요 목적은
환자 삶의 질을 향상시키는 데 있어.
가정산소요법을 이용함으로써 취미를 즐기거나
사회생활에 참가하여 충실한 생활을 보낼 수 있게 돕도록 하자.

네. 그렇군요.

그리고 간호사 선생님이 확인했을 텐데 화기 말고
매우 중요한 것 하나가 더 있었을 거야. 떠올려 봐.

중요한 것이라…. 뭐였지?

Comment

가정산소요법에서 사용하는 코삽입관과 마스크는 대부분 염화비닐로 되어 있는데, 이것들은 매우 타기 쉽다는 사실도 기억해 두자. 튜브가 지나가는 곳에 위험 요인이 없는지 항상 주의하도록 말해 두자.

간호국시 예상문제

가정산소요법을 하는 독거노인에게 방문간호사가 하는 지원은?

① 최대한 안정을 취하도록 지도한다.
② 산소공급기기의 취급은 방문간호사가 한다.
③ 가옥 구조에 따라 연장튜브를 사용하도록 지도한다.
④ 전자조리기 사용 시에는 코삽입관을 벗도록 지도한다.
⑤ 화재 방지를 위해 난방기구를 사용해서는 안 된다고 지도한다.

정답 : ③

응급 시 대응
IF THERE IS AN ELECTRICITY POWER CUT

응급 시 대응이잖아!

아! 맞다.
정전 등 응급상황을 위한 **예비 산소통**은
어디에 있느냐고 물어서
산소통의 위치와 산소잔량을 확인했어요.

▼ **산소통**

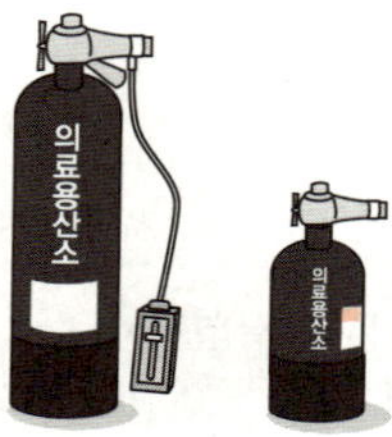

그건 매우 중요한 거야.
예를 들어 정전이 일어나거나 해서
전원이 꺼져 산소공급장치를 사용하지 못하면
최악의 경우 **죽음과 직결되는 위험까지 있거든.**

죽음이요?

그래. 그러니
산소통을 올바르게 사용할 수 있도록 ◀ RB-1111
가족에게 잘 지도해 두어야 해.
설명뿐만 아니라 실제로 사용할 수 있는지를
직접 해 보게 하면서 확인하면 좋겠지.

그렇구나~.
아직 그런 의식이 부족했어요.

확인한 후 방문간호사는 뭘 했어?

활력징후는 안정되어 있고
호흡상태도 양호하니까
목욕을 해 보자고 했어요.

산소요법을 시작한 후 첫 목욕이지?

네. 저도 처음 목욕을 도와 봤는데,
조금 긴장했죠.

Mini Memo

재해로 인한 정전을 대비하여 비상용 전원이 있는 경우에도 가족과 본인이 그 사용방법을 제대로 이해하고 있는지 확인할 필요가 있다. 또, 산소통 내의 산소잔량도 확인할 수 있도록 해두자.

가정산소요법 중의 목욕
TAKING A BATH

목욕할 때는 튜브를 뺄 거라고 생각했는데,
그대로 들어가서 좀 놀랐어요.
방해되진 않는가 싶어서….

목욕할 때는 평소보다 운동량이 많아서
몸에 큰 부담이 가해져.
그래서 오히려 목욕 때가 더 필요하지.

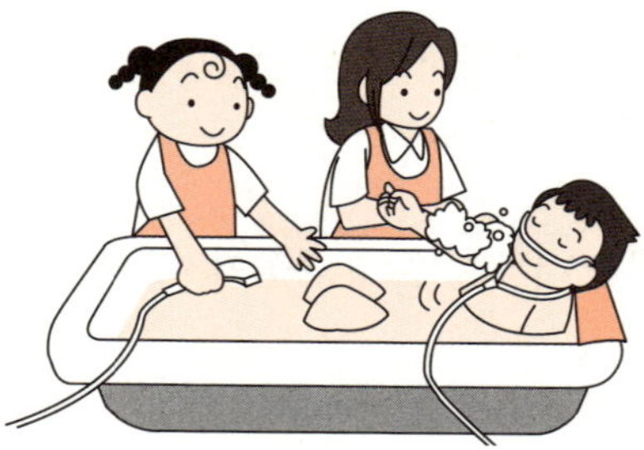

그렇구나! 방문간호사 선생님이
'목욕시간은 **짧게**, 온도는 **낮게**' 하라고 하셨는데….

◀ RB-1111

Mini Memo

목욕시간을 단축하기 위해 머리감기는 다른 날에 침대 위에서 하는 것도 좋다.

그래. 물이 뜨겁거나 오래 목욕하면
부담이 더 커지거든.
헐떡임이 있을 때는 휴식을 취해서
안정된 다음에 하는 게 좋고,
열이 있을 때 등 활력징후에 이상이 있을 때도
목욕을 피하는 게 좋아.

point! 가정산소요법 중의 목욕 주의점

① 목욕시간은 짧게, 온도는 낮게 한다.
② 헐떡임이 있을 때는 휴식을 취해서 안정된 다음에 한다.
③ 열이 있을 때 등 활력징후에 이상이 있을 때는 목욕을 피한다.

그렇구나….

게다가 욕조에 물이 너무 가득 차지 않게 하고.

그건 왜요?

수압으로 가슴이 압박되면
호흡이 힘들어지니까(정수압 작용, vol.7 p.40 참조).

그래도 모처럼 산소요법을 하고 있으니
힘들어질 경우 산소유량을 증가시키면
편해지지 않나요?

그럼 안 돼! 산소유량을
마음대로 늘리거나 줄이면 절대 안 돼!
"목욕 시 산소유량을 늘린다."라고 하는
의사의 지시가 있다면 상황은 다르지만,
이건 가족과 본인에게도 절대로 지키도록 해야 해.

왜요? 산소를 줄이면 안 된다는 건 알겠는데,
산소를 늘리면 뭔가 좋지 않은 일이 일어나나요?

COPD 수업에서 이산화탄소혼수(carbon dioxide narcosis,
vol.4 p.310 참조)에 대해 배웠잖아! ◀ RB-494

앗! 배운 것 같기도 하고….

어이구, 제대로 기억해 두라고!
혈액 중 CO_2가 너무 증가해서 호흡이 멈춰버리는 위험한 병태로,
호흡요법 합병증 중에서 가장 무서운 것 중 하나야.
심각한 경우에는 죽음의 위험까지 있으니까!

Comment

산소요법 중인 환자가 의식장애를 일으킨 경우 항상 이산화탄소혼수를 염두에 두고 동맥혈가스분석을 시행할 필요가 있다.

point! 산소유량을 마음대로 바꾸지 않는다.

① 산소유량은 의사의 지시를 반드시 지킨다.
② 마음대로 유량을 바꾸어서는 안 된다.

또 죽음의 위험? 무서워….

그 정도의 긴장감을 갖는 게 중요하다는 말이야.
그런데 이러한 주의사항을 잘 지키면
안전하게 사용할 수 있고, 익숙한 집에서 쾌적하게
지낼 수 있는 매우 편리한 요법이지.

그렇네요. 방문간호사로서
제대로 지도할 수 있도록 공부해야겠어요.
그리고 마지막에 감염예방에 대한 지도를 하셨어요.

김산청 군의 경우 **감염 예방**은 매우 중요해.

왜요?

간호국시 예상문제

70세 여성으로 혼자 생활. 폐공기증(폐기종)으로 방문간호서비스를 이용하며 가정요양을 하고 있었다. 남편과는 사별하고 장녀는 가까운 곳에서 살고 있다. 기침과 가래 증상에 더해 호흡곤란감이 심해져서 입원했다. 앞으로도 가정에서 요양하기를 희망하고 있다. 병동간호사가 행하는 가정산소요법 지도로 옳은 것은?

① 목욕 시에도 산소흡입을 계속한다.
② 부엌에서 화기를 사용하는 경우는 환기를 한다.
③ 호흡곤란감이 심해지면 산소유량을 늘린다.
④ 가습기의 증류수 보충은 방문간호사에게 맡긴다.
⑤ 숨참과 열이 있을 때는 목욕을 통해 안정을 취한다.

정답 : ①

가정에서의 감염 예방
PREVENTING THE FLU

김산청 군처럼 호흡기능상실(호흡부전)이 있는
이용자는 **감기에 걸리면 단숨에 상태가 나빠지는** 경우가 있어.
그래서 감기 예방이 매우 중요하지.
지금 인플루엔자도 유행하고 있고…. ◀ RB-469

인플루엔자….
그러고 보니 김산청 군 얼마 전에도 감기에 걸려서
입원했었어요.

특히 김산청 군의 여동생은 초등학교에
다니고 있잖아? **학교에서 감염되거나
병원균 등을 집으로 가지고 올 위험**이 있지.

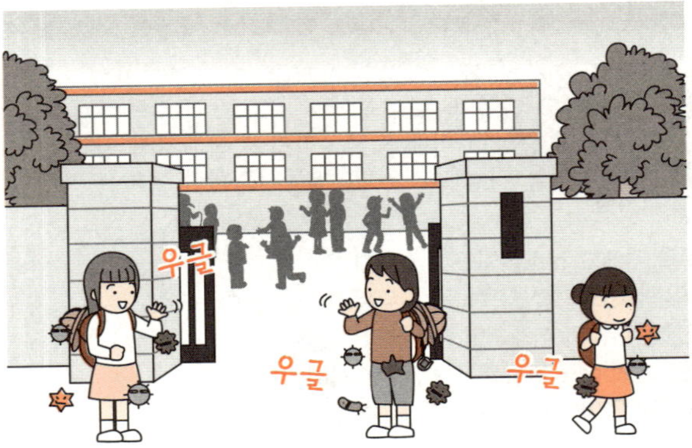

아! 그렇구나.
이걸 어째!

방문간호사는 어떤 지도를 했지?

손 씻기, 입 헹구기, 기침예절(vol.1 p.64 참조)은
물론이고 만일
가족이 감염되면 어떻게 하는지에 대해
여러 가지 설명했어요.

너도 잘 들었겠지?

뭐, 대충은요.
그러니까…, 그게….

어쩔 수 없군.
방문간호사 선생님의 강의를 들어 보자.

네~에!

Comment

호흡기능상실이 있는 이용자는 호흡운동에 열량을 소비하기 때문에 열량을 보충하는 영양요법이 필요하다. 영양부족에 따른 감염성 증가상태를 개선하기 위해서라도 열량 섭취를 충분히 하도록 한다(영양요법 및 운동요법 등에 대해서는 vol.4 p.320 참조).

Lecture

가정에서의 감염대책

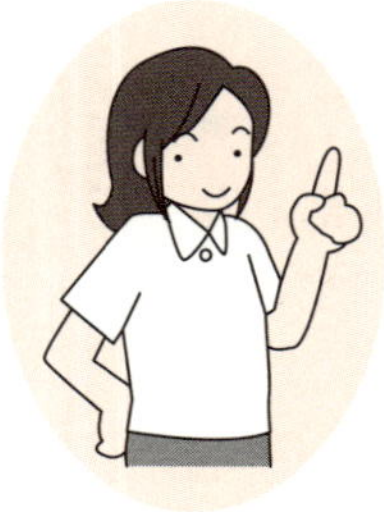

방문간호사

가정에 요양자가 있는 경우에는 특히 가족들이 감염 예방에 주의해야 한다. 외출에서 돌아온 후에는 요양자와 접촉하기 전에 반드시 손 씻기와 입 헹구기를 하도록 한다. 인플루엔자 유행시기에는 사람들의 출입도 최대한 줄이는 것이 좋다. 또, 본인뿐만 아니라 가족이나 간호에 관여하는 모든 사람에게 인플루엔자백신을 접종하게 한다.

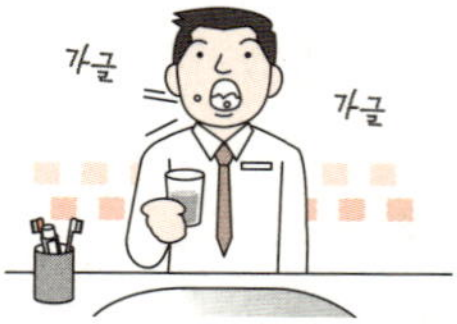

계절성 인플루엔자는 기침이나 발열 등의 증상이 나타나기 하루 전부터 주위 사람에게 감염시킬 가능성이 있다고 한다. 비말감염(vol.1 p.66 참조)이기 때문에 가까운 사람에게 감염될 확률이 높고, 자택 내에서도 충분한 감염예방대책이 필요하다. 감염될 경우 혹은 감염 가능성이 있는 경우에는 자택 내에서도 마스크를 착용하고 최대한 요양자와의 접촉을 줄인다. 또 바이러스는 비교적 습도에 약하기 때문에 가습하는 것이 좋으며 공기청정기를 이용하는 것도 효과적이다.

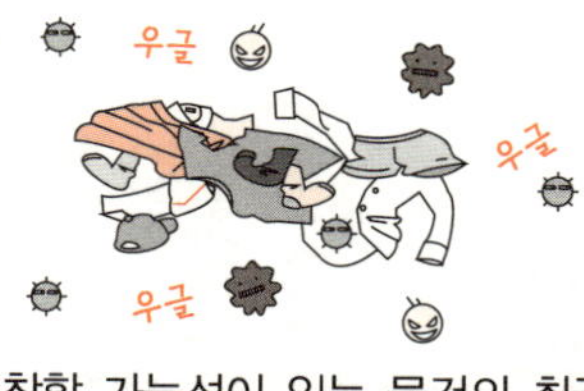

또 바이러스가 부착할 가능성이 있는 물건의 취급방법도 중요하다. 콧물이 묻은 티슈 등은 비닐봉지에 밀봉한 상태로 처리하고, 입고 있던 옷이나 손수건 등도 방치하지 말고 밀폐할 수 있는 장소에 두도록 한다.

그렇구나….
산소요법 중인 이용자가 있는 가정에서는
감염대책이 특히 중요하구나.

point! 가족의 감염 예방

① 산소요법 중인 이용자는 감기 등으로 증상이 악화되기 쉽다.
② 산소요법 중인 이용자가 있는 가정에서 감염 예방은 특히 중요하다.

Comment

산소요법 중인 이용자는 변비 때문에 호흡상태가 악화되는 경우도 있다. 창자에 가스가 고여서 가로막(diaphragm, 횡격막)을 밀어 올려 허파를 압박하거나 변을 배설하려고 힘주기(아랫배에 힘을 넣는 것)를 하여 숨이 힘들어지는 것 등이 원인이다. 입오므리기호흡(vol.4 p.308 참조)을 연습하면 개선되는 경우가 있다.

휴~. 복습해야 할 내용이 산더미같이 많네요.
열심히 해야겠어요.

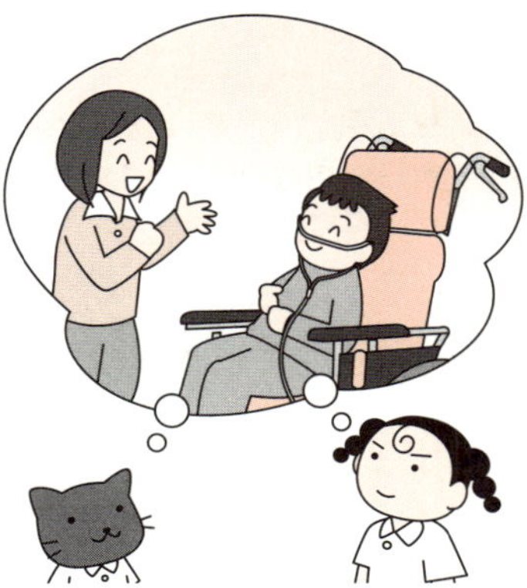

Chapter Review

가정산소요법

- □ 가정산소요법이란 산소공급장치를 집에 두고 튜브를 통해 고농도의 산소를 흡입하는 것이다(p.352).

- □ 근육퇴행위축이란 만성 진행성으로 경과하며 뼈대근육(골격근)의 변성 및 괴사와 근력저하를 주요 증상으로 하는 유전성 질환이다. 가장 많은 뒤시엔느형은 반성열성 유전형식을 취하며 남아에게만 발병한다(p.353).

- □ 가정산소요법을 통해 헐떡임, 심장에 가해지는 부담 증가, 전신의 장기기능 저하, 수면부족, 중추신경장애, 적혈구증가증 등의 산소부족에 따른 증상을 개선할 수 있다(p.354).

- □ 산소공급장치에는 산소농축기방식과 액체산소방식이 있다. 외출 시에는 각각 산소통, 휴대용 액체산소용기를 사용한다(p.356).

- □ 환자 본인과 가족에게 산소통(또는 액체산소용기)의 밸브 개폐 방법, 유량조절, 잔량 보는 방법 등에 대해 지도해 둘 필요가 있다(p.356).

- □ 산소공급장치에서는 산소를 가습하기 위해 멸균정제수(가정에서는 끓인 물을 식힌 것)를 넣어 둔다(p.357).

- □ 액체산소는 가볍고 오랫동안 사용할 수 있으며 전기세가 들지 않는 장점이 있지만, 충전할 필요가 있어 인화 위험이 있다(p.358).

Chapter Review

□ 코삽입관은 장착한 채 식사나 대화를 할 수 있어 일상생활에 지장이 적다. 코점막에 자극이 가해지므로 산소유량은 6L/분 정도까지로 한다(p.358).

□ 날숨(호기)을 산소저장기 주머니에 비축하는 시스템을 산소저장기 시스템이라고 하며, 코삽입관의 한계유량을 넘어서 산소를 흡입하거나 유량설정을 더 낮게 해서 산소를 절약할 수 있다(p.360).

□ 방문간호사의 업무로서 이용자 본인이나 간병인에게 산소공급장치의 올바른 사용법을 지도하거나 이해도를 확인하는 것이 중요하다. 예비 산소통의 위치나 잔량, 비상용 전원 사용방법의 이해도 확인도 필요하다(p.362, 366).

□ 기본적으로 산소공급장치 주위 2m 이내에 화기를 가까이해서는 안 된다. 또 연장튜브를 사용하는 것이 일반적이므로 튜브를 밟거나 구부리지 않도록 지도할 필요가 있다(p.364).

□ 산소유량을 변경하면 이산화탄소혼수의 위험이 있으므로 반드시 의사의 지시를 따른다(p.370).

□ 호흡기능상실이 있는 이용자는 감염 예방이 중요하다(p.371).

왜? 어떻게?
Why & how

요점정리

Chapter 1

기본소생술

clause 1 의식수준의 확인 (p.5)

의식이 없는 환자를 발견한 경우 세게 흔들지 말고 빗장뼈 부근을 두드리면서 말을 걸어 본다.

목소리가 나온다. : 기도가 열려 있다.

말을 할 수 있다. : 의식이 있다. → 혈압이 어느 정도 유지되고 있다.

GSC (p.8)

◀ RB-514

- 우리나라에 가장 많이 보급되어 있는 의식장애를 나타내는 척도이다.
- 의식수준을 개안반응(E), 언어반응(V), 운동반응(M)의 3영역으로 나누어 합계점으로 평가한다(3~15점. 낮을수록 중증).

▼ 개안반응 (p.9)

4점 : 자발적으로 눈을 뜬다.

3점 : 부르면 눈을 뜬다.

2점 : 통증자극을 주면 눈을 뜬다.

1점 : 전혀 눈을 뜨지 않는다.

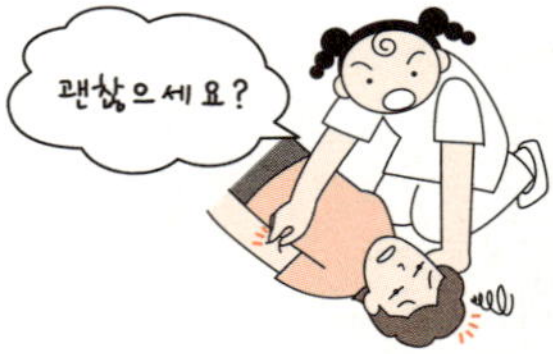

통증자극에 겨우 눈을 뜬다(2점).

▼ 언어반응 (p.10)

5점 : 방향감이 있다.

4점 : 의미 없는 이야기를 한다.

3점 : 의미 없는 단어를 말한다.

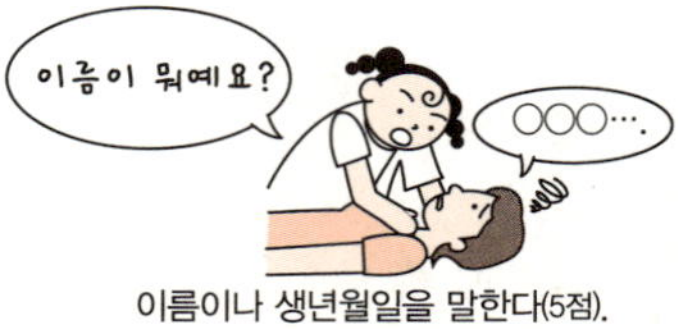

이름이나 생년월일을 말한다(5점).

2점 : 단어가 되지 않는 소리를 낸다.
1점 : 반응이 없다.

▼ 운동반응 (p.10)

6점 : 명령에 따른다.
5점 : 통증부위를 움직인다.
4점 : 자극을 피한다.
3점 : 병적으로 굽힌다.
2점 : 비정상적으로 편다.
1점 : 반응이 없다.

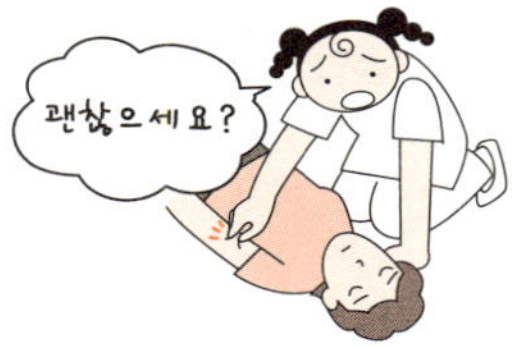

통증자극에 전혀 반응하지 않는다(1점).

clasue 2 기본소생술의 순서 (p.13, 19) ◀ RB-809

- 의식이 없는 환자를 발견하면 우선 그 자리를 벗어나지 말고 사람을 불러 필요한 물품을 모은다. 병동인 경우는 의사를 부르고, 응급카트나 AED(외부형 자동잔떨림제거기, p.16 참조)를 준비한다.
- 가장 먼저 발견한 사람은 마지막까지 환자의 곁을 떠나지 말고 계속 관찰한다.
- 기본소생술 순서는 C → A → B
  C (Circulation = 순환확보)
  A (Airway = 기도확보)
  B (Breathing = 인공호흡)의 순서로 시행한다.
- 심폐정지 후 3~5분에 뇌의 괴사가 시작되며 5분이 지나면 살릴 수 있는 확률이 격감한다.

advice
2010년 AHA 지침 개정에 따라 기도확보보다도 순환확보를 시행해야 한다는 견해가 제시되면서 이에 따라 A → B → C에서 C → A → B가 되었다.

순환확보(circulation) (p.23)

◀ RB-811

▼ 가슴압박(심장마사지) (p.23)

- 좌우 유두 사이를 잇는 선의 복장뼈(흉골) 중앙을 팔꿈치를 펴고 누른다.
- 1분간 100회 이상의 속도
- 가슴압박 30회에 인공호흡 2회를 1세트로 하며 그동안의 상태 평가는 불필요
- 영아의 경우는 복장뼈 하반부를 손가락 2개로, 소아는 한손으로 압박한다.

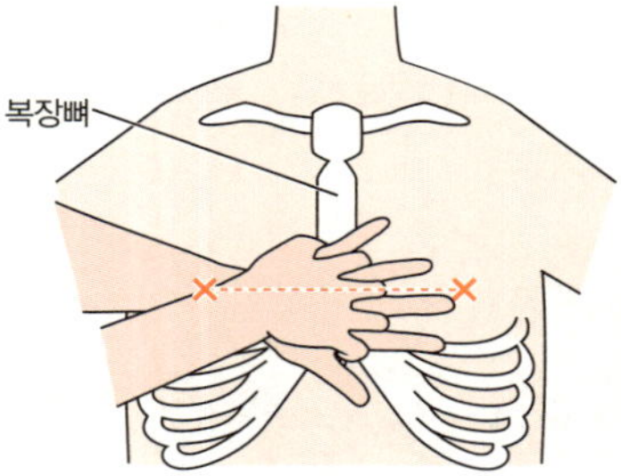

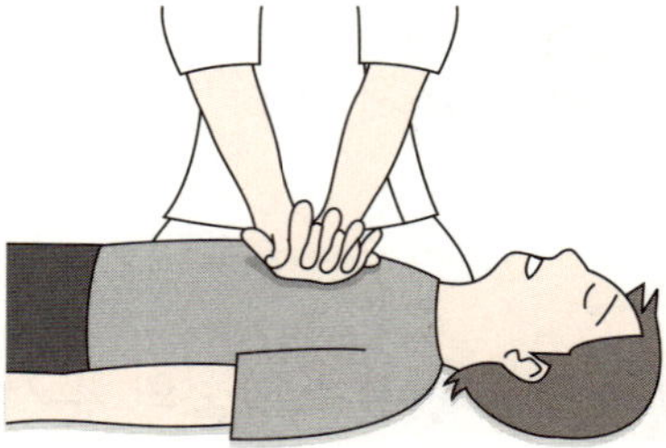

좌우 유두를 잇는 선의 중앙(복장뼈 위)을 압박한다.

advice

압박부위가 너무 위이면 복장뼈(흉골) 자체의 골절로 이어지고 너무 밑이면 명치부위(상복부)의 내장손상이나 위 내용물의 역류 등도 일으킬 수 있으므로 올바른 위치를 알 필요가 있다.

기도확보(airway) (p.26)

1. 혀가 목 안으로 막혀 있거나 기도에 이물질이 있어서 질식할 우려가 있는 경우는 제거한다.
2. 머리를 뒤로 젖히고 턱을 올린 상태에서 기도확보를 한다.

※목손상이 의심되는 경우에는 머리를 뒤로 젖히지 않고 양손으로 좌우에서 아래턱을 들어 올린다.

▼ 기도확보 (p.26)

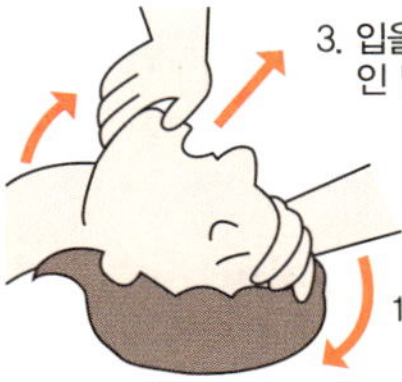

인공호흡(breating) (p.27)

1. 기도를 확보한 채로 환자의 코를 잡고 입에서 공기가 새지 않도록 1초에 걸쳐 숨을 불어넣는다(가슴이 부푸는 것을 확인한다).
2. 가슴압박 30회 후에 2회 시행한다.

▼ 인공호흡 (p.27)

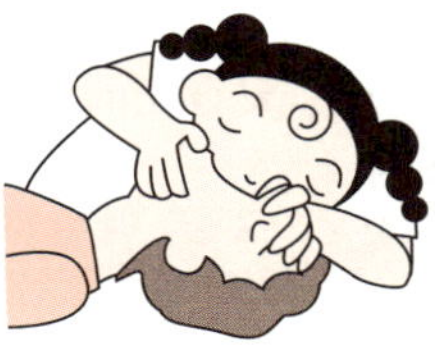

▼ 기본소생술의 정리 (p.33)

1. 주위 안전을 확인
2. 말을 걸고 빗장뼈를 두드려 의식 확인
3. 의식이 없으면 사람과 장비를 모은다.
4. 가슴압박
5. 기도확보 → 인공호흡
6. AED가 도착하면 바로 장착

AED(외부형 자동잔떨림제거기) (p.16, 30)

◀ RB-811

- AED(automatic external defibrillator)란 **심전도**를 자동으로 해석하여 **심실잔떨림**(심실세동) 등이 있는 환자에게 잔떨림제거를 시행하는 기기이다.
- AED는 **의식**이 없고 정상적인 **호흡**(**맥박**)도 없는 환자에게 사용한다.
- 1세 이상 8세 미만의 소아에게는 **소아용 패드**를 사용한다. 1세 미만의 영아에게 AED를 사용해서는 안 된다.

▼ AED 사용 시의 주의점 (p.31)

1. **귀금속류**(손목시계, 목걸이 등)를 벗긴다.
2. 피부에 붙이는 패치(소염진통제, 천식제, 강압제, 마약성 진통제 등)가 붙어 있는 경우는 떼어 낸다.
3. 이식형 잔떨림제거기나 **인공박동조율기**를 사용하고 있는 경우에는 그곳에서 2.5cm 정도 떨어뜨려 패드를 붙인다.
4. **가슴에 털**이 많아 패드를 피부에 밀착시켜 붙이기 어려운 경우에는 예비 패드를 사용하거나 가위, 면도기로 제모한다.
5. 패드를 붙이는 장소가 **젖어 있으면** 수건 등으로 물기를 확실히 닦아 낸다.
6. 가슴의 면적이 좁아서 2장의 패드를 붙일 공간이 없는 경우는 2장째는 **등**에 붙인다.
7. 시행 버튼을 누르기 전에 반드시 아무도 **환자**에게 접촉하지 않도록 주의한다.

Chapter 2

다양한 응급질환 (중독, 열중증, 화상)

clause 1 중독 발생 시 대응 (p.36)

- 중독에서는 조기의 정보수집[중독물질, 노출량(중독물질이 몸속에 어느 정도 들어갔는가), 노출방법, 노출 후 경과시간 등]이 중요하다.
- 응급진찰 시에는 중독물질의 빈 봉투나 빈 병도 가지고 오게 한다.
- 기본소생술을 최우선하면서 원인 물질을 찾는다.

▼ 중독의 종류

금속중독	아연, 수은, 비소, 카드뮴 등
가스중독	일산화탄소, 이산화탄소, 황화수소 등
약물중독	의약품, 농약 등
식중독	세균, 복어독 등
유기용제중독	벤젠, 톨루엔, 트리클로로에틸렌 등

clause 2 일산화탄소중독 (p.42) ◀ RB-820

- 일산화탄소는 환기가 충분하지 않은 장소에서 난방기구가 불완전연소되면 발생한다.
- 일산화탄소는 산소의 250배나 헤모글로빈과 결합하기 쉽기 때문에 조직으로의 산소 운반이 어려워진다.
- 일산화탄소의 공기 중 농도가 0.1% 정도라도 혼수, 호흡기능 상실(호흡부전), 죽음에 이르기도 한다.
- 일산화탄소중독에서는 피부가 헤모글로빈이 일산화탄소와 결합했을 때의 색상인 선홍색을 띤다.

일산화탄소중독 치료 (p.46)

- 2~3기압의 산소를 투여하는 고압산소요법을 시행한다.
- 산소요법 중에는 화기에 주의한다.

clause 3 식중독 (p.48) ◀ RB-413

식중독은 구토, 설사, 복통 등의 급성 위창자염 증상을 일으킨다. 식중독 유사 증상을 호소할 때에는 문진을 통해 원인 음식이나 원인균을 추정한다.

▼ 식중독의 종류와 특징

감염형 세균성 식중독 : 발열 있음, 항균제 유효
독소형 세균성 식중독 : 발열 없음, 항균제 무효

식중독의 종류 (p.54) ◀ RB-413

▼ 감염형 세균성 식중독과 독소형 세균성 식중독 (p.54)

	원인균	원인음식	잠복기	발열	신경증상
감염형	살모넬라	날달걀, 육류	6~48시간	38℃ 이상	−
감염형	장출혈성 대장균(베로독소 생산 대장균)	육류(소), 미살균 우유 등	4~8일	38℃ 이상이 되는 경우는 드묾	+ [경련, 용혈요독증후군(HUS)]
감염형	캄필로박터	육류, 생우유	2~7일	38~39℃ 때로 40℃에 이르기도 함	+ (경련)
감염형	장염비브리오균	생 어패류(회, 초밥)	6~20시간		−
독소형	황색포도알균	주먹밥, 도시락	1~6시간	평열~미열	−
독소형	보툴리누스균	진공팩 식품, 통조림류	12~36시간		+ (눈증상, 호흡근마비)

- 식중독에는 세균에 의한 것 외에 바이러스에 의한 것(생굴에 의한 노로바이러스 중독 등), 자연독에 의한 것(복어독인 테트로도톡신 등)이 있다.
- 노로바이러스는 12~3월에 가장 많이 유행하며, 설사, 발열, 구토 등이 관찰된다. 생굴 등의 어패류가 원인으로 알려졌으며 잠복기간은 1~2일이다.

식중독 치료 (p.52)

- 수액 등 대증요법이 중심이다.
- 창자에서의 균 증식을 촉진하기 때문에 지사제는 원칙적으로 사용을 금한다.

clause 4 열중증 (p.55) ◀ RB-830

열중증은 고열 · 고온 환경하에 장시간 노출되어 발생한다. 갑작스러운 운동에 의한 체온상승이나 탈수 등도 원인이 된다.

▼ 열중증 (p.55)

<table>
<tr><th rowspan="2">분류</th><th colspan="2">Ⅰ도</th><th>Ⅱ도</th><th>Ⅲ도</th></tr>
<tr><td colspan="2">열경련 · 열실신</td><td>열피로</td><td>열사병</td></tr>
<tr><td>중등도</td><td colspan="2">경도</td><td>중증도</td><td>중도</td></tr>
<tr><td>증상</td><td>근육
경련</td><td>현기증, 실신</td><td>빠른맥, 혈압저하,
경도의 의식장애</td><td>빠른맥, 의식장애,
전신경련, 혼수</td></tr>
<tr><td>체온</td><td colspan="2">정상 또는 경도 상승</td><td>평열 이상~41℃</td><td>41℃ 이상</td></tr>
<tr><td>치료</td><td colspan="2">수분 · 염분의
경구섭취 또는 수액</td><td>국소냉각, 수액</td><td>전신냉각, 수액</td></tr>
</table>

열중증 치료 (p.57)

◀ RB-831

의식이 있음 : 시원한 곳에서 **수분**(이온음료 등)과 **전해질**의 경구투여

의식이 없음 : 기본소생술 시행 후 정맥경로를 확보하여 **수액**과 **체온 강하**요법

※**굵은 혈관**이 지나는 곳(목, 겨드랑이, 넓적다리)에 얼음주머니를 대어 체온을 낮춘다. 얼음 등을 이용한 **전신냉각**은 체표의 혈관이 수축해서 몸에 열이 고이기 때문에 오히려 역효과가 나타난다.

clause 5 화상 (p.60)

화상의 분류와 중증도 판정 (p.61)

◀ RB-827

▼ 화상의 분류 (p.61)

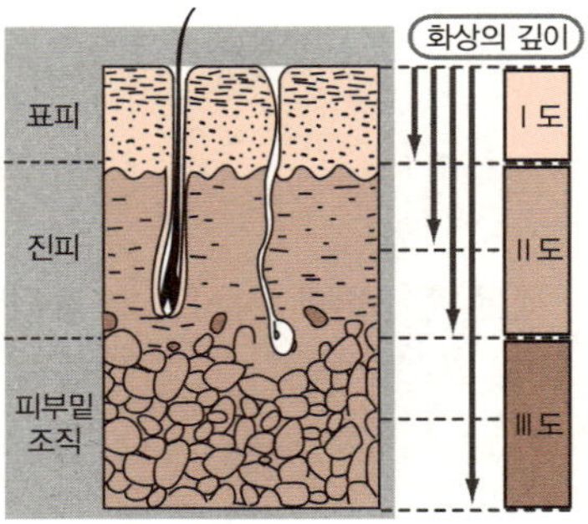

도수		통증	흉터형성	기타
I 도		(++)	(−)	발적 · 열감 (+)
II 도	표층	(++)	(±)	부기 · 수포 (+) 수포가 터져 심층에 도달하면 흉터가 남는다.
	심층	(+)	(+)	수포를 형성하지 않는 경우도 있다.
III 도		(−)	(+)	피부이식이 필요한 경우도 있다.

▼ 화상지수 (p.62)

II도 화상면적 (%) × 1/2 + III도 화상면적 (%)

※ 10~15 이상은 중증으로 보고 전신관리가 필요하다고 판단한다.

화상 초기대응 (p.60, 67)

- 옷은 가위로 잘라서 벌린다.
  … 옷을 벗기면 상처 확대와 수포 파열로 이어지므로
- 얼굴에 화상이 있거나 코털이 탄 경우 기도화상을 의심하고 기관삽관을 하여 최우선으로 기도를 확보한다.
  … 수 시간 후에 부종에 의한 기도폐쇄의 위험성이 있으므로

보온 (p.70)

- 화상 환자는 피부를 상실하여 체온조절을 할 수 없기 때문에 저체온이 되기 쉽다.
- 실온조절이나 공기유동 침대에서 보온한다.
- 수액도 데운다.

수액 (p.69, 70)

- 중증 화상에서는 혈관투과성 항진, 삼출액 유출로 인해 혈장이 누출되므로 순환혈장량 감소에 의한 쇼크에 빠질 위험이 있다.
- 대량수혈을 시행한다.

감염예방 (p.64)

◀ RB-830

- 상처 처치 시에는 가운 테크닉과 청결조작을 시행한다.
- 항균제를 투여한다.
- Ⅱ도 심층 화상은 감염 등으로 인해 Ⅲ도로 진행될 위험이 있으므로 경과관찰을 하여 감염예방에 유의한다.
- 지름 5cm 이상의 Ⅲ도 화상에서는 조기에 죽은조직절제술이나 피부이식수술이 필요하다.

advice

화상 상처가 치유된 후에는 흉터구축에 의한 재활훈련이나 신체상 변화에 따른 정신적 간호가 필요하다.

Chapter 3 주술기 ①

clause 1 수술 전 준비

◀ RB-833

수술 전 호흡훈련 (p.79)

- 전신마취, 수술부위 통증, 전신상태의 불량 등으로 수술 후에는 호흡기능이 약해지기 때문에 수술 전부터 훈련하는 것이 중요하다.
- 무기폐나 폐렴 등 호흡기 합병증의 예방에 효과적이다.
- 특히 흡연자나 노인, 만성 폐쇄폐질환(COPD) 환자는 세심한 호흡훈련이 필요하다.

수술 중 · 후의 호흡관리가 중요한 이유 (p.78)

◀ RB-833, 835

1. 근이완제를 사용하기 때문에 자력호흡이 어려워진다.
2. 기관 내 튜브로 인한 자극으로 가래 등의 분비물이 많아진다. 또, 수술부위 통증으로 가래를 뱉기 어려워진다.
3. 인공호흡기를 뗀 후에는 폐렴이나 무기폐가 발생하기 쉽다.
4. 마취제의 영향으로 혈압이 저하되고, 말초로 공급되는 산소가 부족해지기도 한다.

수술 전 검사 (p.81)

◀ RB-833

▼ 수술 전 일반검사 (p.81)

순환계	표준심전도 등
호흡계	가슴 X선, 폐활량측정(폐활량, 1초율 등), 혈액가스분석 등
혈액검사	혈액형(ABO형, Rh형), 혈액 일반(적혈구 수, 혈소판 수, 적혈구용적률, TP, 알부민 수치 등), 출혈응고(출혈시간, 프로트롬빈시간 등), 간기능(AST, ALT), 콩팥기능(BUN, 크레아티닌), 내당능(BS, HbA1c 등), 혈청 전해질, 감염병 등
소변검사	요단백, 요당, 요잠혈 등

- 마취제를 사용하기 때문에 특히 간기능 검사가 중요하다.
- ICG 검사란 한쪽 팔에 ICG(인도시아닌그린)액을 정맥주사하고 15분 후에 다른 한쪽 팔에 채혈하여 혈중 ICG 수치를 관찰함으로써 간기능을 평가하는 검사이다.
- 저영양 상태, 부정맥, 호흡 · 콩팥 · 간기능장애, 내당능이상, 출혈경향 등은 수술 중 · 후 합병증의 위험인자가 된다.

clause 2 수술 직전 간호

수술 전에 소화관을 비우는 이유 (p.87)

1. 소화관에서 음식물을 없애면 수술 시 시야를 확보할 수 있다.
2. 소화관 내용물로 수술영역이 불결해지는 것을 방지한다.
3. 전신마취상태에서 소화관 내 음식물이 역류하여 발생하는 흡인폐렴을 예방한다.

예비투약 (p.90)

- 예비투약이란 마취의 원활한 도입을 목적으로 마취 도입 1~2시간 전에 투여하는 약이다.
- 투여 후에는 휘청거림 등이 나타날 수 있으므로 침상안정이 필요하다.

▼ 예비투약에서 투여되는 주요 약물과 그 효용 (p.90)

약물명	효용
바르비투르산염	진정
아트로핀	부교감신경반사차단, 침 · 기도 내 분비억제
마약계 진통제	진통, 최면

기관내삽관 (p.95)

- 마취로 근육이 이완한 것을 확인한 다음 기관 내에 튜브를 넣는다.
- 튜브가 어긋나거나 빠지지 않도록 커프에 공기를 주입하여 고정해 둔다.

▼ 커프 (p.96)

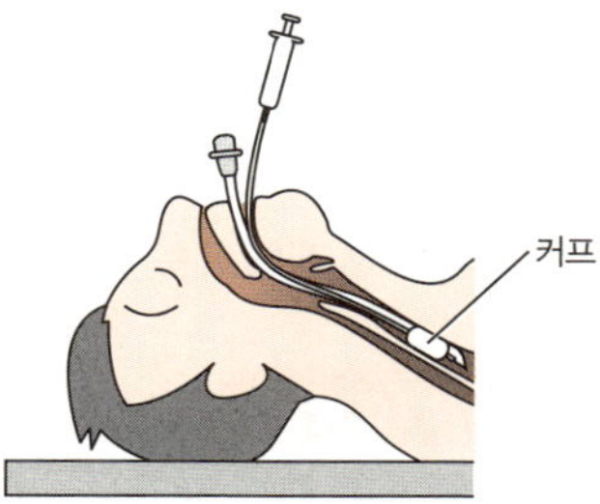

위관 (p.97)

◀ RB–759

- 치료적으로 이용되는 경우에는 위 내용물 흡인에 따른 감압, 위 안 세정, 약물이나 영양제 투여 등의 목적으로 삽입된다.
- 전신마취 하 수술에서 위 분비액으로 인한 흡인폐렴을 방지할 목적으로 널리 이용된다.
- 삽입 기준은 코안~들문 45cm 정도, 중앙부까지 55cm 정도이다.
- 감염을 예방하기 위해 입안을 청결히 한 다음 삽입한다.

- 확실하게 삽입되었는지는 주사기로 관에 공기를 넣은 다음 청진기로 배의 소리를 듣거나 관을 흡인해서 위액을 확인하면 알 수 있다.

clause 3 수술 중 간호 ◀ RB-834

혈전 예방 (p.100)

- 다리에 생긴 깊은정맥혈전이 허파동맥(폐동맥)을 막아 폐색전증을 일으키기도 한다.
- 폐색전증은 침상에서 일어난 수일 후에 발병하는 경우가 많다.
- 환자의 위험상황에 맞추어 수술 전부터 탄력스타킹 착용, 수술 중 간헐적 공기압박장치 사용 등의 노력이 이루어진다.

욕창 예방 (p.107)

수술 중에 고정기구가 닿는 부위나 팔꿈치, 발꿈치 등 침대와 접하는 부분에는 욕창 예방 매트나 젤매트를 이용하여 욕창을 예방한다.

인공호흡기 장착 중 관찰 (p.106) ◀ RB-466

▼ 기관내삽관을 통한 인공호흡기 장착 중의 관찰 핵심 (p.106)

문제 예	일어날 수 있는 상황과 그 대처법
기도내압 상승	가래가 막혀 있다. → 가래를 흡인한다.
가슴 움직임에 좌우차가 있다.	기관튜브가 깊이 들어가 있어 오른쪽 주기관지 안으로 삽입되지 않았을까 의심된다. → 가슴 X선으로 확인한다.
쌕색거림이 들린다.	기도계통의 연축이 시사된다.
호흡음 감소	회로의 공기누출이나 무기폐, 공기가슴증, 삽관튜브의 커프압력 저하에 따른 공기 누출 등이 의심된다.

- 기관 내 흡인 중에는 무호흡이 되기 때문에 저산소혈증을 일으킬 위험이 있다.

Chapter 4

주술기 ②

clause 1 수술 후 회복과정

▼ 무어 분류 (p.131)

◀ RB-835

분류	제1기 (손상기 또는 이화기)	제2기 (전환기)	제3기 (동화기)	제4기 (지방축적기)
시기	침습 후 약 48~72시간	손상기 후 약 1~3일간	전환기 후 약 2~5주간	동화기 후 수개월
상태	• 순환혈액량 감소 • 소변량 감소 • 외과적 고혈당 • 활동성 저하 • 정신적 흥분	• 소변량 상승 • 순환상태 및 정신상태 안정화	• 상처치유 • 근육량 · 활동성 · 식욕 회복 • 정상적인 생활을 영위하는 시기	• 지방축적에 따른 체중증가 • 체력회복 • 여성 : 월경, 배란 재시작

clause 2 수술 후 간호

◀ RB-835, 836

관제거 직후의 관찰 요점 (p.115)

- 호흡음, 호흡 깊이 및 횟수
- 가슴 움직임의 좌우 차이 유무
- 동맥혈가스나 맥박산소측정기 수치

수술 후 주요 관찰점 (p.117)

- **의식수준** : 이름, 날짜, 장소 등을 말할 수 있는가?
- **순환상태** : 혈압, 맥박, 중심정맥압(CVP), 청색증 여부, 팔다리 냉감각 유무 등

- **호흡상태** : 횟수, 호흡음, 호흡의 깊이, 가슴 움직임의 좌우 차이 등
- **수술부위 상태** : 상처(봉합상태), 삼출액(출혈 유무)
- 배액관에서 나오는 배액의 상태, 양
- 시간당 소변량

당뇨병 환자의 수술 후 관리 (p.132)

- 당뇨병 환자의 수술 후 관리에서는 혈당치가 안정될 때까지 2~6시간마다 혈당치를 측정한다.
- 감염성 증가 상태이기도 하므로 상처 감염에 특히 주의가 필요하다.

배액관 관리 (p.123)

◀ RB–837

- 배액술이란 체내의 혈액이나 삼출액, 공기 등을 몸 밖으로 배출시키는 것을 말한다.
- 배액을 확인하는 요점은 색, 상태(냄새 등), 양이다.
- 배액이 걸쭉하고 악취가 나는 경우에는 곪아 있을 수 있다.
- 배액이 점성인 경우에는 배액관이 막히기 쉬우므로 밀킹을 시행한다.
- 배액주머니의 수면은 항상 배액관 삽입부위보다 낮게 유지하며 배액주머니가 바닥에 닿지 않도록 한다.
- 가슴배액관의 수봉실에는 멸균정제수를 넣는다.
- 가슴배액관의 배액에 소화액이 섞여 있는 경우에는 봉합부전의 가능성이 있다(봉합부전은 수술 후 3일째 이후에 일어나기 쉽다).

무용공간 (p.127)

- 수술로 장기를 절제한 후의 공간을 무용공간(사강)이라고 한다.
- 무용공간에는 혈액이나 삼출액이 고이기 쉽고 감염을 일으키기 쉬우므로 상처를 닫을 때에 배액관을 넣어서 배액한다.

▼ 무용공간 (p.127)

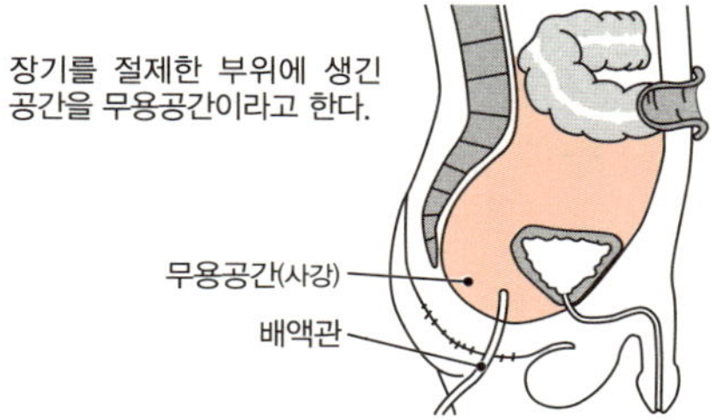

clause 3 수술 후 합병증과 그 예방

조기 활동의 장점 (p.137)

부위	장점
순환기	• 순환상태의 향상으로 **혈전증**을 예방하고 신체 제반 기능의 회복을 촉진한다.
소화기	• **창자꿈틀운동**을 돕고 **창자막힘증**을 예방한다. • 소화관운동의 촉진으로 **경구섭취**가 조기에 가능해진다.
호흡기	• 가슴 운동이 촉진되어 **무기폐**나 **폐렴** 등의 합병증을 예방한다. • **깊은정맥혈전**에 의한 폐색전증을 예방한다.
비뇨기	• 배압에 의해 자연배뇨 회복이 촉진된다. • 운동에 의해 방광 내에서의 **세균증식**을 억제한다(**요로감염병** 예방).
운동기 · 피부	• 관절구축이나 근력저하를 예방한다. • **욕창**을 예방한다.
수술부위	• 순환을 촉진하여 모세혈관의 혈류도 좋아지고 **상처 치유**가 촉진된다.
정신	• 자극의 증가로 **섬망** 등을 예방하여 스트레스 경감, 의욕 향상으로 이어진다.

- 수술 후 통증이 있어도 통증을 관리한 후에 활동하도록 유도하는 것이 바람직하다.
- 수분 섭취나 입 헹구기 등을 하여 가래의 점조도를 낮춘다. 또, 체위배액술 등을 통해 가래를 뱉기 쉽도록 돕는다.
- **수술 후 섬망** : 수술과 관련하여 일어나는 일과성의 정신장애이다.

창자막힘증 (p.141)

◀ RB-81

- 아랫배 수술 후에는 창자막힘증(장폐색증)이 일어나기 쉽다.
- 창자막힘증이란 창자의 통과장애로 다양한 증상이 나타나는 병태로, 복통, 구역질 등의 증상이나 가스 · 배변 정지 등의 증상이 관찰된다.

배뇨장애 · 성기능장애 (p.142)

- 수술 시에 자율신경이 영향을 받아서 배뇨장애나 성기능장애를 일으키기도 한다.
- 요의를 느끼는지를 시간의 경과에 따라 확인한다.

Chapter 5 암과 주요 치료법

clause 1 암이란? (p.146)

암의 생물학적 특징 (p.150)

- 암이란 유전자가 돌연변이를 일으켜 조직이 재생되지 않게 된 상태이다.
- 암의 생물학적 특징은 세포가 무한으로 증식하고 주위 조직으로 침윤 및 원격전이를 일으키는 것이다.
- 암세포는 계속해서 분열하기 때문에 세포의 DNA가 증식하는 장소인 핵도 커져 있다.
- 암과 관련이 있는 유전자 가운데 세포의 증식을 촉진하는 유전자를 종양유전자, 세포의 증식을 억제하는 유전자를 종양억제유전자라고 한다.
- 암의 증식에는 확대성 증식과 침윤성 증식이 있으며, 양성종양도 확대성 증식을 나타내지만 암은 여기에 더해 침윤성 증식도 나타낸다.
- **암세포의 특징 :**
  1. 핵/세포질(N/C) 비율이 높다.
  2. 분열속도가 빠르다.
  3. 이형성이 높다.
  4. 분화도가 낮다.
- 악성종양은 상피세포 유래 암종, 비상피세포 유래 육종, 조혈기에서 생기는 암으로 나뉜다.

  … '암'은 악성종양 전반을 가리킬 때 이용한다.

암의 위험인자 (p.157)

◀ RB-842

- 암에는 위험인자가 있으며 위험인자에는 세포의 **유전자**를 손상시키는 것이 많다.
- 위에 존재하는 **위나선**균은 위암 발생과 관계한다.
- B형(HBV) · C형(HCV) 간염바이러스는 간암의 위험인자가 된다.
- **사람유두종**바이러스(HPV)는 자궁목암(자궁경부암)의 위험인자가 된다.

▼ 암의 위험인자 (p.158)

암 부위	위험인자
식도암	흡연, 음주, 위산역류(바레트식도), 뜨거운 음식물
위암	짜고 매운 음식, 흡연, 위나선균 감염
대장암	저식이섬유식, 고지방식, 육식, 유전(가족성 샘종폴립증)
간암	HBV · HCV 감염, 간염, 간경화, 음주, 흡연, 아플라톡신
폐암	흡연, 대기오염, 석면
이자암	고지방식, 흡연
유방암	유방암 가족력, 비만, 저출산, 무수유, 지방 과잉섭취, 고령 초산, 저연령 초경, 고령 폐경
자궁목암	유두종바이러스 감염
자궁몸통암	비만, 에스트로겐 복용력, 저출산, 당뇨병, 고령 폐경
방광암	흡연, 진통제 남용, 주혈흡충 감염, 사카린, 방부제
피부암	일광(자외선), 비소
백혈병	방사선, 벤젠, 항암제 투여 과거력
갑상샘암	요오드 결핍 또는 과잉, 방사선

호르몬의존종양 (p.160)

◀ RB-19

성호르몬이 발암 요인이 되는 암을 호르몬의존종양이라고 한다.

- **남성 : 전립샘암** … **노인**에게 많이 발생. 노화에 따라 남성호르몬(**안드로겐**)의 균형이 무너져서 **혈중농도**가 감소하기 어려워지기 때문

- **여성** : 유방암, 자궁몸통암 … 저출산, 초경 연령이 빠른 사람, 폐경 연령이 느린 사람 등 여성호르몬(에스트로겐)에 노출되는 기간이 긴 경우에 일어나기 쉽다.
- 갱년기장애의 호르몬요법은 호르몬 작용의 보충을 목적으로 하지만, 암 치료의 호르몬요법은 호르몬 작용의 감소나 억제를 목적으로 한다.

clause 2 암 치료법 (p.164)

암 치료에는 외과적 수술요법 외에 방사선요법, 화학요법, 호르몬요법, 면역요법 등이 있다.

- 화학요법이나 방사선요법의 항암작용은 '세포 분열을 억제하는' 기전에 따른 것이다.
- 암의 종류나 개인차, 암의 발생장소나 세포주기의 시기 등에 따라 치료 효과에는 차이가 있으며 이를 '감수성'이라고 한다.

방사선요법 중의 간호 (p.169)

◀ RB-844

- 암세포는 분열기에 있는 세포가 많으며 이 세포에 방사선을 조사함으로써 암세포를 사멸시킨다.
- 방사선조사로 인해 피부장애가 관찰되는 경우가 있다. 발적이나 건조 등 가벼운 것에서부터 난치성 궤양까지 그 정도는 다양하다.
- 방사선조사 후 수시간부터 전신권태감, 식욕부진, 구역질, 구토, 설사 등의 증상이 나타나는 경우가 있는데, 이를 방사선병이라고 한다.

▼ 방사선요법에 의한 급성 유해반응과 만기성 유해반응 (p.169)

급성 유해반응	• 치료 시작 후 90일 이내에 일어난다. • 조사된 장기와 조직에 유래하는 국소성 유해반응(피부, 점막, 조혈기, 생식기 등의 기능장애)과 원인 불명의 전신성 유해반응(권태감, 방사선병 등)이 있다. • 치료를 중지하면 개선된다.
만기성 유해반응	• 치료 시작 후 90일 이후에 일어나며, 수개월 또는 연 단위의 시간이 경과하여 나타난다. • 조사된 장기에 기능장애, 이차암 등이 나타난다. • 비가역성으로 난치성인 경우가 많다.

- 방사선요법 중의 피부 간호에서는 청결과 보호를 기본으로 하여 비누나 옷에 의한 기계적 자극을 피한다.
- 조사 영역에 찜질을 하거나 연고를 바르지 않도록 한다.

화학요법 (p.174)

◀ RB-843

- 약물로 암세포의 분열을 억제하여 사멸시킨다.
- 알킬화제의 일종인 시스플라스틴은 백금 제제로, 구역질, 구토의 부작용이 심하다.
- 대사대항제(대사길항제)는 DNA의 원료와 유사한 물질이기 때문에 암세포에 흡수되면 세포 합성과 분열을 억제한다.
- 식사를 못 할 때에는 무리하게 먹지 않아도 된다고 설명해준다.

인터페론요법 (p.177)

◀ RB-109

- 간암, 콩팥암이나 혈액의 악성종양에 대해 시행한다.
- 면역기능의 활성화, 항암작용, 암세포의 증식억제작용이 있다.

clause 3 항암제의 부작용 (p.181)

◀ RB-844

- 골수억제란 항암제에 의한 골수의 조혈세포가 장애를 입어 혈구가 감소되는 것을 말한다. 백혈구(중성구)의 감소로 신체 면역이 약해져서 감염성 증가 상태가 된다. 또 혈소판이 감소되어 출혈경향, 적혈구가 감소되어 빈혈 상태가 된다.

▼ 항암제 투여에 따른 혈구의 감소시기와 증상 (p.184)

백혈구	**감소시기** : 최저치가 되는 것은 투여 시작 후 7~14일이 많다. **증상** : 감염성 증가 상태 **대책** : 1,000/μL 이하, 과립구 500/μL 이하에서는 감염병을 일으킬 위험이 있어 클린룸에 입실하거나 가열식을 섭취하는 등 감염예방대책이나 G-CSF 등의 백혈구 증가작용이 있는 약물 사용을 검토한다.
혈소판	**감소시기** : 항암제 투여 시작 후 1주일 무렵부터 감소하기 시작하여 2~3주일에 최저치가 되는 경우가 많다. **증상** : 출혈경향 **대책** : 출혈 예방을 위한 적절한 관리가 필요하다. 5만/μL 이하가 되면 출혈경향이 나타나므로 상황에 따라 혈소판 수혈을 하기도 한다.
적혈구	**감소시기** : 2~4개월 후가 많다. **증상** : 조혈줄기세포의 손상에 따른 적혈구 생산 감소 외에 혈소판 감소에 따른 출혈로 인해 빈혈이 발생하기도 한다. **대책** : 헤모글로빈 8g/dL 이상을 유지하도록 목표로 하여 저하되는 경우에는 농축적혈구나 적혈구형성인자 제제를 사용한다.

- 출혈경향이 있는 환자를 간호할 때에는 낙상사고에 주의하고 여성의 경우는 월경주기를 파악한다.
- 항암제를 사용하여 치료 중이라도 고통을 완화하기 위해 마약성 진통제를 사용하기도 한다.
- 항암제 대부분은 세포분열이 활발한 조직에 잘 작용하기 때문에 모발이나 손발톱, 피부나 점막의 세포 등은 영향을 받기 쉽다.

advice

골수억제가 관찰되는 환자의 간호는 손 씻기, 입 헹구기, 마스크 착용, 입안 청결유지(입안염 예방), 낙상사고 방지(출혈경향) 등을 치료 전 예방단계부터 시행하는 것이 중요하다.

▼ 항암제의 주요 부작용과 대처법 (p.188)

부작용	대처법
구역질 · 구토	진토제, 수액보충, 무리해서 식사를 하지 말고 먹을 수 있는 것을 섭취, 구역질과 구토를 유발하지 않는 환경을 조성, 이완요법 등
탈모	탈모 전 두발 처리, 가발 사용
골수억제	면역세포 자극인자 투여, 손 씻기, 양치질, 마스크착용 등의 **감염병** 예방, 1인실 격리, **낙상사고** 예방
입안염	식사형태 배려, 부드러운 칫솔모 사용, 적절한 양치제를 이용한 소독, **통증**완화
식욕부진 · 미각장애	식사메뉴 배려, 입안 간호, 입안 **보습**(침스프레이 등)
권태감	심리적인 지원, 안정
말초신경장애	약물요법, 장애부위 **보온**, 낙상, 화상 예방
변비 · 설사	약물요법, 배변습관 조절, 충분한 수분보충

혈관바깥유출 (p.190)

- 항암제의 **혈관바깥유출**(혈관외유출)이 일어나면 궤양이나 괴사가 생기기도 한다.
- 혈관바깥유출이 의심되는 경우에는 즉시 주입을 **중지**하고 의사에게 연락하여 염증을 억제하는 처치를 한다.

항암제의 유의점 (p.195)

- 항암제에는 **세포손상**작용이 있고 그중에는 **발암성**이 있는 경우도 있다. 건강한 세포를 손상시키기 때문에 취급에 주의한다.

▼ 항암제의 취급 (p.199)

1. 조제는 민감하고도 위험이 따르는 작업이므로 적절한 환경을 갖춘다.
2. 피부에 닿은 경우에는 **흐르는 물**에 **비누**로 씻어낸다.
3. 바닥에 흘렸을 때는 **주위**에서 **중심**을 향해 닦아낸다.

advice

수액의 누출과 휘발 등에도 주의해서 다루자. 조제 중인 사람에게는 말을 걸지 않는 등의 배려가 필요하다.

Chapter

6 암통증

clause 1 통증이란? (p.214)

통증이란 주관적인 것으로 의료인 위주의 선입견은 금물이다.

3단계 진통제 사다리 (p.206)

- WHO가 제시한 암통증 치료제의 단계적인 사용법을 나타낸 것에 '3단계 진통제 사다리'가 있다.
- 이 방식에 따라 통증의 강도에 맞추어 단계적으로 치료를 진행해간다.
- 이 방식에 따라 환자 통증의 80~90%를 제거할 수 있다고 한다.

▼ WHO의 3단계 진통제 사다리 (p.206)

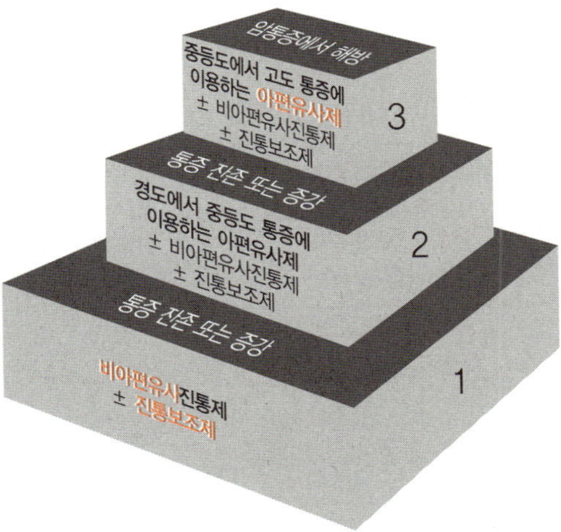

'암통증에서 해방'(세계보건기구편) 제2편 1996년에서 인용

비아편유사진통제	비스테로이드항염증제(NSAIDs), 아세트아미노펜
아편유사제 : 의료용 마약	모르핀, 옥시코돈, 펜타닐, 인산코데인
진통보조제	항우울제, 항경련제, 항부정맥제 등

WHO방식 암통증 완화치료법 (p.207)

- WHO방식 암통증 완화치료법에는 5가지 기본원칙이 있다.

① 경구로(by mouth)
② 시간을 정해서 규칙적으로(by the clock)
③ 진통제 사다리에 따라 효력순으로(by the ladder)
④ 환자마다 개별적인 양으로(for the individual)
⑤ 그런 다음 세심한 배려를 기울인다(attention to detail).

- 경구가 기본원칙인 이유는 가장 쉽게, 장소를 가리지 않고 복용할 수 있기 때문이다.
- 처음부터 통증을 전부 없애는 것을 목표로 하지 않고 WHO방식 암통증 완화치료법의 목표에 따라서 단계적으로 약을 조절해 간다.

▼ WHO방식 암통증 완화치료법의 목표 (p.208)

제1목표 : 통증에 방해받지 않고 야간 숙면을 확보할 수 있을 것
제2목표 : 낮 동안의 안정 시에 통증이 없는 상태로 지낼 수 있을 것
제3목표 : 기상 시나 활동 시에 통증이 없는 것으로, 최종적으로는 통증을 제거하여 평소 생활에 가깝게 하는 것

암통증 (p.213)

- 암통증의 원인에는 크게 나누어 **암**에 따른 통증, **암 치료**에 따른 통증, 암이나 암 치료와 **직접 관련이 없는** 통증 등이 있다.
- 정신적인 통증(**영적** 통증)은 **불안**이나 **불면**으로 증강한다.

▼ 암통증의 원인 (p.213)

암에 의한 통증	• 암의 **침윤**, 압박이나 폐쇄에 의한 통증 • 뼈전이에 의한 통증
암 치료에 의한 통증	• **화학요법**에 의한 신경장애의 통증 • 수술부위
암 · 암 치료와 직접 관련이 없는 통증	• **욕창** • 외상 후에 의한 통증

▼ 통증의 종류 (p.213)

	통증의 성질	특징
내장통	배종양의 통증 등 통증부위가 **명확하지 않은** 둔한 통증, 묵직한 통증	**아편유사제**(의료용 마약)가 효과적이다.
몸통증	뼈전이 등 통증부위가 **확실하고** 명확한 통증, 찌르는 듯한 통증	돌발통증에 대한 **응급약물**(임시추가제)의 사용이 중요하다.
신경병증성 통증	**신경얼기** 침윤 · **척추** 침윤 등 찌릿하게 전기가 지나가는 듯한 저리고 욱신거리는 통증	난치성이며 **진통보조제**를 필요로 하는 경우가 많다.

- 암통증에는 종류가 있고 각각에 **진통제** 효과가 다르다.

통증 평가 (p.216)

- 통증 평가에 이용하는 것에 **통증척도**가 있다.

NRS	통증지수
VAS	시각척도
표정척도	배열되어 있는 몇 가지 표정 중에서 고르게 한다. **아동**에게는 유용성이 확인되었다.

clause 2 진통제 (p.218)

비아편유사진통제 (p.218)

- 통증을 없애는 첫 단계로 이용하는 것은 NSAIDs(비스테로이드항염증제)이다.
- NSAIDs의 부작용에 위의 점막장애나 콩팥기능장애, 혈소판 응고기능 억제 등이 있다.
- 비아편유사진통제에는 NSAIDs 외에 아세트아미노펜이 포함된다.
- 아세트아미노펜에는 해열 및 진통작용은 있지만, 항염증작용은 상당히 낮다.
- 아세트아미노펜에는 NSAIDs와 같은 부작용은 없다.

진통보조제 (p.224)

- 원래는 진통제가 아니지만 통증을 완화하는 작용이 있는 약을 말한다.
- 좁은 의미에서는 항경련제, 항우울제, 항부정맥제 등이 포함되지만, 넓은 의미에서는 완하제, 진토제 등 부작용을 완화하기 위해 이용하는 약이 포함된다.
- 아편유사제로 진통 효과를 얻기 어려운 신경장애성 통증 등에는 스테로이드제나 항경련제 등을 진통보조제로서 사용하기도 한다.

마약성 진통제(아편유사제) (p.227)

◀ RB-849

- 뇌나 척수 등의 중추신경에 있는 아편유사제수용체와 결합함으로써 통증을 전달하기 어렵게 하는 진통제이다.
- 안전성이나 유효성이 확인되어서 국가가 승인한 의료용 마약을 말한다.
- 우리나라에서는 주로 모르핀, 옥시코돈, 펜타닐, 코데인(인산코데인) 등이 사용되고 있다.

모르핀	: 투여경로가 다양해서 임상에서 폭넓게 사용되고 있다.
옥시코돈	: 경구제와 주사제가 있다. 경구제에는 저용량으로 사용할 수 있는 정제가 있다.
펜타닐	: 주사제와 첩포제가 있으며 붙여서 투여할 수 있는 것이 특징이다.
인산코데인	: WHO의 진통제 사다리 제2단계의 약이다.

- 모르핀, 옥시코돈, 펜타닐에는 유효한계가 없어 통증 강도에 맞추어 투여량을 늘릴 수 있다.

advice

2010년 WHO의 3단계 진통제 사다리에서 제2단계 약으로서 트라마돌염산염이 승인을 받았다. 현재는 내복약과 주사제가 판매 중이며 유효한계가 있는 약이다.

펜타닐 첩포제 (p.249)

◀ RB-849

전신용 경피흡수제는 일정 수준의 혈중농도가 장시간 지속되는 특징이 있다.

- 펜타닐 첩포제는 전신용 첩포제인 아편유사제로 3일에 1번 혹은 하루에 1번 교체하는 것이 있다.
- 반나절 이상 걸려서 효과가 나타나고 떼어도 반나절 이상 지나야 효과가 사라지기 때문에 세밀하게 양을 조절할 때나 응급약물에는 부적합하다.
- 복용할 수 없는 환자나 가정요양 환자가 편리하게 사용할 수 있다.
- 피부에 가하는 자극을 피하기 위해 부착 장소를 매번 바꾼다.

서방제와 속방제 (p.229)

◀ RB-849

- 아편유사제에는 속방제와 서방제가 있다.
- 서방제는 장시간 효과가 나타나는 약물로, 정해진 시간에 규칙적으로 먹어야 한다.
- 속방제는 갑작스러운 통증(돌발통증)을 줄이기 위해 일시적으로 사용하는 약으로, 응급약물(임시추가제)이라고 불린다.
- 응급약물을 추가한 때에는 날짜와 시각을 기록한다.

▼ 서방제와 속방제 (p.229)

서방제	천천히 효과가 나타나기 시작하여 오래 지속되는 약	정시 투여	복용, 좌약, 첩포제
속방제	빨리 효과가 나타나서 빨리 사라지는 약	응급 투여	복용

아편유사제의 관리 (p.257)

- 아편유사제는 마약류 관리에 관한 법률에 따라 특별한 표시방법과 보관방법이 규정되어 있으며, 잠금장치가 된 철제금고에 보관하도록 의무화되어 있다.
- 마약은 장부를 비치하고 양도 및 양수, 사용상황, 폐기 등을 기록해야 한다.
- 마약사고(멸실, 도난, 소재 불명 등)에 대해서는 5일 이내에 그 사실을 증명하는 서류(전자문서를 포함)를 첨부하여 해당 허가관청에 보고해야 한다.

clause 3 아편유사제의 부작용 (p.231)

- 아편유사제에 의한 통증 관리와 동시에 부작용 대책을 마련한다.
- 변비는 거의 100%에게서 나타나며 아편유사제 투여 중 계속되기 때문에 항상 완하제를 함께 복용하게 한다.
- 구역질, 구토는 아편유사제 투여 시작 시에 일어나기 때문에 아편유사제 시작 시에 진토제를 함께 먹게 한다. 보통 1주일 정도면 자연적으로 사라진다.
- 졸음은 보통 2, 3일에 사라지지만, 그 이상 계속되는 경우에는 아편유사제 이외의 원인으로 졸음이 나타나는 것은 아닌지 의사와 상의한다.
- 통증에 비해 많은 양의 아편유사제가 투여된 경우 등에 호흡억제가 일어나기도 한다.

▼ 아편유사제의 주요 부작용 (p.231)

◀ RB-850

빈도가 높은 부작용	출현시기	출현빈도
변비	투여기간 중 계속	거의 100%
졸음	주로 투여 초기, 증량 시	25% 정도
구역질, 구토	주로 투여 초기	30~50%
기타 부작용		
휘청거림, 어지러움, 섬망, 가려움, 발한 이상, 호흡억제, 배뇨장애		

advice

전신상태가 좋지 않은 환자에게 아편유사제를 투여할 때는 1분당 호흡수를 측정하여 기록해 두면 좋다.

아편유사제 조절 (p.246)

- 통증에 맞게 아편유사제의 양을 조절하는 것을 **적정**이라고 한다.
- 투여 중인 아편유사제를 다른 아편유사제로 바꾸는 것을 **아편유사제 전환**이라고 한다.
- 아편유사제 전환에는 넓은 의미에서 **투여경로**의 변경도 포함된다.

clause 4 비약물적 간호 (p.252)

- 약이 아닌 것으로 통증을 제거하는 방법을 **비약물적 통증치료**라고 한다.
- 비약물적 통증치료의 대표적인 것에 방사선치료, 신경차단 등이 있는데, **간호**도 여기에 포함된다.
- 비약물적인 방법을 **함께 사용**함으로써 통증이 완화되는 경우가 많다.
- 일상적인 간호로는 **찜질**이나 **마사지**가 효과적이다.
- 온찜질의 효과로서 피부의 **혈류 촉진**, 조직으로의 **산소**나 **영양** 공급 촉진이 기대된다.
- 냉찜질의 효과로서 **염증**, **부기** 억제, 통증 완화 등이 기대된다.
- 통증이 경감되는 편안한 **체위** 조절도 효과적이다.

Chapter

7 완화간호

clause 1 완화간호 (p.260) ◀ RB-846

- WHO는 완화간호에 대해 다음과 같이 정의하였다.

완화간호란 생명을 위협하는 질환에 따른 문제에 직면한 환자와 그 가족에게 질환 초기부터 통증, 신체적 문제, 심리사회적 문제, 정신적 문제에 관해 제대로 평가하여 그것이 장애가 되지 않도록 예방하거나 대처함으로써 삶의 질을 개선하는 접근방법이다.

- 완화간호는 질환을 **진단**함과 동시에 시작하며, 질환의 치유 여부에 관계없이 시행한다.
- 단순한 생명 연장이 아니라 **삶의 질 향상**을 목표로 한다.
- 완화간호의 근본은 **참지** 않고 보통의 생활을 보낼 수 있도록 돕는 것에 있다.
- WHO의 정의에 따르면 '삶의 질이란 개인이 생활하는 문화나 가치관 속에서 목표나 기대 혹은 기준 및 관심에 관련한 자기 자신의 **인생에 대한 인식**이다.'라고 한다.

말기 (p.271) ◀ RB-851

- 말기란 치료해도 **치유**될 가망이 없어 전인적으로 보아 환자에게 **치료 행위**를 하기 어렵다고 판단되는 시기를 가리킨다.
- 말기의 시기에 따라 **간호** 내용이 달라진다.

증상 변화가 월 단위 : 생명 예후는 **수개월~1년** 정도

… 남은 시간을 어디서, 어떻게, 무엇을 소중히 여기며 보낼 것인가를 생각해서 결정하는 과정을 지원한다.

증상 변화가 주 단위 : 생명 예후는 1개월 전후

… 환자의 고통을 진정으로 경청하고 함께 헤아려주는 자세를 보이는 것이 필요하다.

증상 변화가 일 단위 : 생명 예후는 1주일 전후

… 가족들은 심신 모두 피로가 절정에 달한다. 말을 걸어주고 노고를 치하하며 환자와의 남은 시간을 소중히 보낼 수 있는 환경을 조성한다.

advice

최근 예후는 '증상 변화가 월(주 또는 일) 단위'라는 표현이 일반적으로 사용되고 있다. 1개월마다 병태에 변화가 나타나기 시작하면 생명 예후로서 많게는 수개월에서 1년 정도가 된다. 앞으로 ○개월이라는 표현에 비하면 여유를 가질 수 있다.

clause 2 말기 간호(p.274)

말기 환자의 심리적 과정 (p.278)

◀ RB-851

▼ 죽음을 맞이하는 사람의 심리과정 (p.282, 283)

퀴블러-로스의 5단계 모델

부정 → 분노 → 협상 → 우울 → 수용

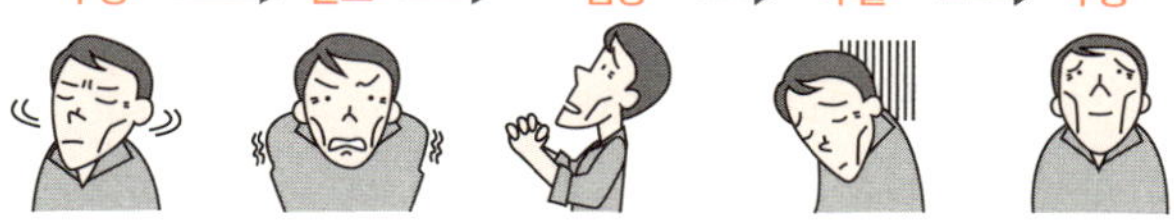

바흐만의 3단계 모델

초기단계 → 중기단계 → 최종단계

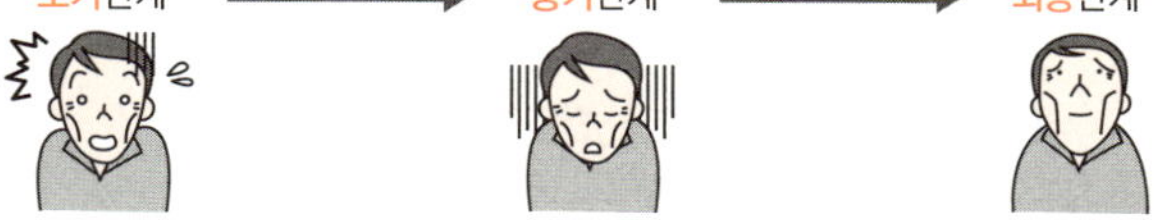

스티븐 핑커의 위기모델

충격 → 방어적 퇴행 → 승인 → 적응

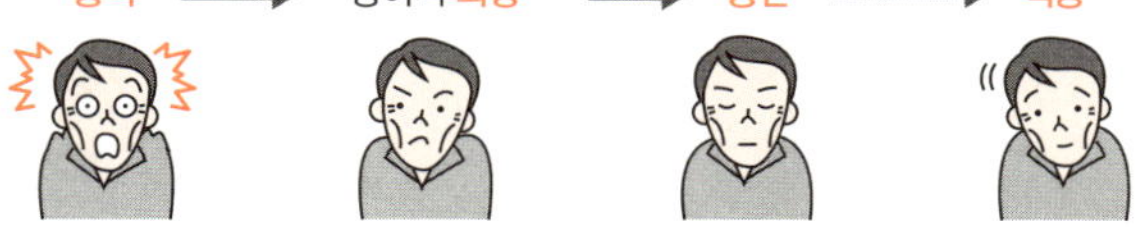

- 이들 단계를 오가거나 중복하거나 한다.
- 심한 고독감이나 절망감을 느끼는 경우가 많다.
- 환자의 심리상태에는 개별성이 있으며 변화하기 쉽고 복잡하다.

통합통증 (p.284)

◀ RB-847

말기 통증은 신체적인 것뿐만 아니라 정신적, 사회적, 영적인 고통이 서로 연관된 통합통증으로서 파악해야 한다.

▼ 통합통증 (p.286)

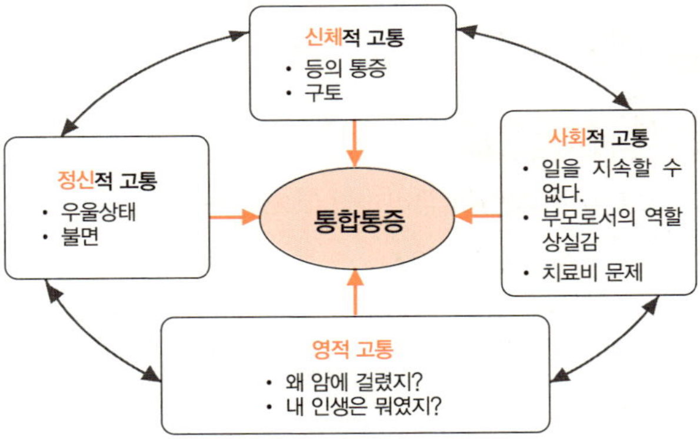

호스피스 완화의료병동 (p.293)

- 호스피스 완화의료병동이란 환자와 가족의 삶의 질을 최대한 높이는 것을 목적으로 하는 전문병동이다.
- 간호사나 의사 외에 종교 관련자, 음악치료사, 자원봉사자 등이 있어서 환자나 가족이 사회와의 연대를 느낄 수 있다.

clause 3 말기 의료의 결정과정 (p.297)

◀ RB-852

- 사전의사결정서란 건강한 시기에 서면으로 의사를 밝혀두는 것을 말한다.
- 생존유서란 사전의사결정서의 하나로, 불치 또는 말기 상태가 된 경우 죽음을 맞이하는 방법에 대한 의향이며, 생전부터 효력이 발생하는 서면이다.
- 환자의 의사를 확인할 수 있는 경우에는 환자가 의사결정을 한다.
- 확인할 수 없는 경우 가족이 환자의 의사를 추측할 수 있는 경우에는 그 추측 의사를 존중하고, 추측할 수 없는 경우에는 가족과 이야기하여 환자에게 최선의 치료방법을 취한다.

clause 4 가족간호 (p.300)

가족에 따라 어떠한 발달과제가 있고, 어떠한 문제를 안고 있는지를 평가하면서 가족간호를 시행한다.

▼ 가족간호의 핵심 (p.304)

① 환자의 통합통증 완화
② 예기애도에 대한 지원
③ 간호를 위한 의사결정 지원
④ 가족 간의 유대 강화
⑤ 가족의 신체적 · 정신적 스트레스 경감
⑥ 사별 후 슬픔에 대한 지원

예기애도 (p.307)

예기애도란 사랑하는 사람의 죽음을 예상하여 슬퍼하는 것이다.

- 가족이 마음의 준비를 할 수 있는 중요한 과정이다.
- 충분하게 슬픔을 표출할 수 있도록 지원한다.

Chapter

8 가정간호 지원

clause 1 영양섭취 (p.316)

경관영양과 입안관리 (p.319)

◀ RB-1105

- 경관영양의 경우 **침 분비**가 감소함으로써 입안의 청결을 유지하기 어려워진다. 입안점막이 **건조**하여 **상처를 입기 쉽고**, **염증**이 생기기 쉬워져 **세균**이 잘 증식하게 된다. 그것이 원인이 되어 세균에 의한 **흡인폐렴**을 일으키게 된다.
- 입안의 수분이 적으면 **설태**가 잘 생기기 때문에 **부드러운** 혀용 **브러시**로 제거한다.
- 틀니를 낀 경우 **틀니를 뺀 후** 입안관리를 할 필요가 있다.

경구섭취의 시작 (p.325)

- 경구섭취의 시작 여부를 판단하기 위해 **호흡상태**를 평가한다.
- 삼킴장애가 있는 경우 식사 **전**에 매번 입술이나 혀, 어깨나 목을 움직이는 등의 **삼키기체조**를 하면 사레에 들리지 않고 잘 삼킬 수 있다.
- 푸딩이나 젤리 등 **반고형** 음식이나 액체라도 점도조절제로 **걸쭉함**을 준 음식이 삼키기 쉽다.
- 반신마비가 있는 환자의 식사지원에서는 체위는 **건강한** 쪽이 아래로 가는 **옆누운**자세를 취한다.
  … **병터**(병변) 쪽이 아래로 가면 **폐흡인**하기 쉬우므로

clause 2 배설 (p.328) ◀ RB-1106

- 거동이 불편하여 일어설 수 없는 환자에게는 이동식 변기는 적합하지 않다.
- 자동채뇨기나 간이소변기는 누운 채로 사용할 수 있다.
- 간이소변기는 노인장기요양보험으로 구입할 수 있다.

clause 3 옴 (p.336) ◀ RB-688

- 옴은 옴진드기가 기생하여 발병한다.
- 발병까지의 잠복기간은 약 1개월이다.
- 생활을 함께하는 가족이나 주위 사람, 의료인에게도 쉽게 감염되므로 주의한다.

▼ 옴의 감염경로 (p.337)

- 사람의 피부와 피부를 통해 직접감염을 일으킨다(접촉감염).
- 침구 등을 통해 감염되기도 한다.
- 감염된 사람과 접촉 기회가 없으면 감염 가능성은 없다.

옴의 증상 (p.339) ◀ RB-688

- 손가락 사이나 겨드랑이, 관절 뒤, 외음부 등에 선 모양 구진(옴터널), 홍색구진, 물집, 결절이 관찰된다.
- 심한 가려움을 동반하는 경우가 많다.

옴의 감염예방 (p.340~343)

- 옴진드기는 16℃ 이하에서 움직이지 않게 되며 50℃인 곳에 10분 이상 있으면 사멸한다. 건조에 약하고 피부에서 벗어나 수 시간 정도에 감염력은 떨어진다.
- 일반 옴인 경우 표준예방지침에 따른 감염대책으로 대응할 수 있다. 1인실에서 관리할 필요는 없다.
- 각화옴(노르웨이옴)의 경우 감염자를 1인실에 격리한다.
- 각화옴의 경우 간병인은 예방복을 입고 장갑을 착용할 필요가 있으며 세탁물도 따로 관리한다.
- 시설 내에서 각화옴이 집단발생한 경우 모든 직원과 이용자의 피부과 검진이 필요하다.

advice

감염예방으로서 표준예방지침(vol.1 p.62 참조)을 준수한다. 시트 교환이나 목욕은 적어도 하루에 1번 시행하고 옷이나 침구를 청결하게 유지하는 것도 중요하다.

옴의 치료 (p.345)

◀ RB-688

- 살충작용을 가진 연고를 목 아래의 온몸에 바른다.
- 스테로이드제는 옴이 악화되므로 사용을 금한다.
- 옴 치료용 목욕제는 수일에 걸쳐 이용할 필요가 있다.
- 최근에는 이버멕틴(구충제)을 복용하는 방법이 널리 보급되고 있다.

Chapter

9 가정산소요법

clause 1 가정산소요법(HOT)이란? (p.356) ◀ RB-1111

가정산소요법이란 산소공급장치를 가정에 두고 고농도의 산소를 흡입하는 것이다. 우리나라에서는 약 1만 명이 이용하고 있다.

- 각 장기 보호, 운동능력이나 기명력 · 주의력 저하 개선, 삶의 질 향상, 입원 회피 등의 효과를 기대하여 시행된다.
- 가정산소요법을 통해 산소부족으로 인한 헐떡임, 심장에 가해지는 부담 증가, 온몸의 장기기능 저하, 수면부족, 중추신경장애, 적혈구증가증 등의 증상을 개선할 수 있다.
- 가정산소요법을 건강보험으로 이용하려면 적용기준이 있다.

▼ 가정산소요법의 건강보험 적용기준 (p.352) ◀ RB-1111

① 산소치료가 필요하다고 인정되는 사람 가운데 90일 동안의 적절한 내과적 치료 후 별도로 시행된 동맥혈가스검사 결과가 다음의 각 항목 중 하나에 해당하는 경우

- 동맥혈산소분압이 55mmHg 이하인 경우
- 동맥혈산소포화도가 88% 이하인 경우
- 동맥혈산소분압이 56~59mmHg이면서 적혈구증가증(헤마토크리트 > 55%)이 있거나 울혈심장기능상실을 암시하는 말초부종이 있거나 허파동맥고혈압이 있는 경우
- 동맥혈산소포화도가 89%이면서 적혈구증가증(헤마토크리트 > 55%)이 있거나 울혈심장기능상실을 암시하는 말초부종이 있거나 허파동맥고혈압이 있는 경우

② 호흡기 1 · 2급 장애인

산소공급장치 (p.357)

- 산소농축방식과 액화산소방식이 있다.
- 외출 시에는 각각 산소통, 휴대용 액화산소용기를 이용한다.
- 산소를 가습하기 위해 멸균정제수를 이용한다.
- 액체산소방식은 전기세가 들지 않고 휴대용은 가볍고 오래 사용할 수 있으나 노인 등은 다루기가 어렵다.

clause 2 가정산소요법 중의 간호 (p.361) ◀ RB-1112

생활상 주의점 (p.363) ◀ RB-1111~1112

- 산소흡입 중에는 화기에서 2m 이상 떨어진다.
- 실내 이동이 원활하도록 연장튜브를 사용한다.
- 사용방법에 대해 가족의 이해도를 확인한다.
- 정전 등의 긴급 시 대응을 지도하며 간호사 자신도 예비 산소통의 위치와 산소잔량을 확인한다.
- 목욕 시에도 산소흡입을 하며 시간을 짧게, 물 온도는 너무 뜨겁지 않게 한다. 또 헐떡임이 출현할 때에는 휴식을 취하도록 하고 활력징후에 이상이 있으면 목욕은 피한다.
- 산소요법 중에는 감기 등으로 증상이 악화되기 쉬우므로 감염예방이 중요해진다.
- 변비 예방에 힘쓴다. … 창자가스에 의한 가로막 들림, 힘주기가 원인이 되어 호흡상태를 악화시키는 경우가 있으므로
- 산소유량은 의사의 지시를 반드시 지키며 마음대로 조절하지 않도록 지도한다. … 고농도 산소를 투여하면 이산화탄소혼수를 합병할 위험이 있으므로

advice

고농도 산소를 장기간 투여할 때에는 산소중독(빗장뼈 밑의 불쾌감, 구역질, 기침, 호흡곤란을 호소하고 폐부종 등이 나타남)의 출현에 주의가 필요하다.

clause 3 근육퇴행위축 (p.353) ◀ RB-552

- 만성 진행성으로 경과하며 뼈대근육의 변성과 근력저하를 주요 증상으로 하는 유전성 질환이다.
- 뒤시엔느형은 반성열성 유전형식을 취하며 신생아 남아의 3,000~3,500명당 1명 비율로 발병한다.

:: 찾아보기 ::

한글

ㅂ

ㅅ

ㅇ

ㅈ

영어

A

B

C

D

E

≫≫≫ 감수자 ≪≪≪

김명희(부산대학교)
김향미(춘해보건대학교)
안혜정(선린대학교)
이순희(충주대학교)
최자윤(전남대학교)
김순옥(청암대학교)
김효정(영남외국어대학교)
양경미(전남과학대학교)
이은남(동아대학교)
한혜자(신성대학교)
김은경(수원과학대학교)
손행미(울산대학교)
연효정(국군간호사관학교)
조영임(동남보건대학교)

왜? 어떻게? Why & how

– ⑥ 성인간호 응급간호 · 수술간호 · 암간호 · 가정간호 –

2015년 3월 10일 초판 발행
2016년 8월 20일 2판 발행

편 역 도서출판 의학교육 편집부
발 행 인 최경희 · 이정은
발 행 처 도서출판 의학교육
등록번호 제2013-114호
주 소 서울시 영등포구 영중로 138-1, 901호(영등포동 8가 80-2, 드림프라자)
Tel. 02) 2637-4806, 4863 Fax. 02) 2637-4807
홈페이지 www.medipub.co.kr
E - mail okpress1208@naver.com

Authorized translation of the original Japanese edition
"What, why & how for nurse" Fifth Edition
Edited by Yutaka Okaniwa, M.D., Ph.D.